疾病の成り立ちと回復の促進 ❺ 疾病と治療 2
循環器

メヂカルフレンド社

まえがき

『疾病と治療』の目的

　教科書シリーズ「新体系看護学全書」の中の一角を占めることになった『疾病と治療』全10巻は，看護に必要な疾病と治療についての最新の知識を系統臓器別にまとめて，看護学生用の教材としたものである。看護基礎教育の位置づけで言えば，専門基礎分野の一つ「疾病の成り立ちと回復の促進」に含まれる。

なぜ疾病と治療を学ぶのか？

　医療者が相手にするのは，心をもち社会活動を行う多面的で複雑で興味尽きない「人間」であるが，人が医療の対象になるのは，主として身体に健康問題を生じたときである。

　人間の活動は，精神活動も社会活動もすべて身体を基礎としており，解剖生理学で学ぶ様々な身体の機能がなければ，いかなる活動も成り立たない。それだけに，疾病により身体の機能に異常が生じることは人間の生活に深刻な影響を及ぼす。そのような状態の人々が患者と呼ばれ，医療の対象となる。

　医療チームのメンバーは，医師，看護師，理学療法士など職種によって患者を見る角度は異なるが，共通して目指すのは，患者の希望に沿って，病気を治し，社会復帰を支援することである。

　疾病の治療という共通の目的のために最も重要なものが，「人体の構造と機能」についての理解と，その異常の理解，さらにその異常を克服して生命を維持し，生活を続けることを可能にするために，科学と試行錯誤によって人類が積み上げてきた，そして今も日進月歩で進歩している治療方法についての知識である。

　看護師は患者を「全人的にみる」職種であり，疾病と治療だけに目を向けるものではないが，疾病と治療についての知識は必須である。看護師が行う患者の療養上の世話，回復過程や異常の有無の観察，機能低下の予防，急変時の対応など多くの場面で，どのような行為，どのような見方が正しいのかを考える際に，人体，疾病，治療についての医学的知識こそが，確実な根拠を与え，看護師を助けるのである。

　このように人体，疾病，治療についての知識は，医療チームが共通の目的を果たすために共有していなければならない知識，いわば共通言語であるとともに，看護師が独自の業務を行っていくうえでも必要な知識なのである。

編集方針

　『疾病と治療』全10巻の編集において私たちが最も重要だと考えたのは，レベル感をどこに置くかであった。看護師に疾病と治療についての知識が必要な理由は述べたとおりであるが，ではどのレベルの医学的知識が看護師に求められるのか。

それは医療現場の変化とともに変化してきている。

　近年，看護師の活躍の場は多様化し，その役割は顕著に拡大し，これに伴い求められる知識・技能も高度専門的なものになってきた。特定行為研修が制度化されたこともその一環であり，この傾向はさらに強まっていくものと予想される。このような時代の看護基礎教育の教材に必要なことは，卒業後もさらにその上に積み上げていけるだけの，しっかりした基礎を据えることだけでなく，記述内容も臨床での傾向に合わせレベルアップすることである。そのため，卒業後のレファレンスとしての使用にもある程度耐えるレベル感を目指すこととした。

　なお，学生の一つの指針となるよう，また教育にあたる医師講師の便宜ともなるよう，各章末に当該章で学んだ事項がどのように看護師国家試験に出題されているかの実例を示すこととした。これは看護師として備えるべき最低限のレベルを示すものであり，その意味で参照されたい。

『疾病と治療』の構成

　『疾病と治療』各巻（各診療科）の基本的な構成は下記のとおりとした。また，診療科によっては，その特性に合わせて理解しやすい構成とした。

　第1章＝当該系統臓器の構造と機能のおさらいである。もちろんただのおさらいでなく，スムーズに以下の章の学習ができるよう，また以下の章の学習から戻って参照できるよう，根拠とつながりを意識してまとめた。

　第2章＝その症状が起こるメカニズムに焦点を当て当該疾患群の症状をまとめた。メカニズムを理解することは，看護を考えるうえでも大切である。

　第3章＝当該疾患群に関する今日の診断と治療についての共通事項をまとめた。

　第4章＝主な疾患の病態・診断・治療などについてまとめた。看護師国家試験出題基準で特に名指しされている疾患については，その疾患の記述箇所の冒頭で「疾患Digest」と称する要点まとめを掲載したので，お役立ていただきたい。

＊＊＊

　看護師として学ぶべきことは多い。求められる事項を求められるレベルで身につけることは，相応に困難を伴うであろう。しかし，困難の大きい学びは見返りも大きい。学んだ知識は必ずや，医療チームの一員としての活動の基礎として生き続けるはずである。本書『疾病と治療』が，そのための学習の一助になれば幸いである。

2018年11月
編者ら

執筆者一覧

編集

石坂　信和	大阪医科大学内科学Ⅲ教室循環器内科主任教授

執筆（執筆順）

宮下　　洋	自治医科大学健診センター センター長・准教授
倉林　正彦	群馬大学大学院医学系研究科循環器内科教授
和田　　浩	自治医科大学附属さいたま医療センター循環器内科准教授
藤田　英雄	自治医科大学附属さいたま医療センター循環器内科教授
渡邉　裕介	常陸大宮済生会病院内科
若林　靖史	自治医科大学附属さいたま医療センター循環器内科助教
伊部　達郎	自治医科大学附属さいたま医療センター循環器内科助教
山本　　慶	自治医科大学附属さいたま医療センター循環器内科助教
坂倉　建一	自治医科大学附属さいたま医療センター循環器内科准教授
宇賀田裕介	自治医科大学附属さいたま医療センター循環器内科助教
谷口　陽介	自治医科大学附属さいたま医療センター循環器内科助教
中村　牧子	富山大学大学院医学薬学研究部内科学第二講座
絹川弘一郎	富山大学大学院医学薬学研究部内科学第二講座教授
深原　一晃	富山大学大学院医学薬学研究部外科学第一講座（呼吸・循環・総合外科）准教授
城宝　秀司	富山大学大学院医学薬学研究部内科学第二講座講師
平井　忠和	富山大学大学院医学薬学研究部内科学第二講座講師
宮村　昌利	大阪医科大学内科学Ⅲ教室循環器内科講師
小野　　稔	東京大学大学院医学系研究科心臓外科教授
猪又　孝元	北里大学北里研究所病院循環器内科教授
星賀　正明	大阪医科大学内科学Ⅲ教室循環器内科専門教授
神吉佐智子	大阪医科大学胸部外科学教室助教
勝間田敬弘	大阪医科大学胸部外科学教室教授
小澤　英樹	大阪医科大学胸部外科学教室講師
大門　雅広	大阪医科大学胸部外科学教室診療准教授
宮入　　剛	聖マリアンナ医科大学心臓血管外科教授
苅尾　七臣	自治医科大学内科学講座循環器内科学部門主任教授
中野　真宏	新小山市民病院予防医学センターセンター長
中西　宣文	南大阪病院循環器内科

目次

第1章 循環器の構造と機能　宮下洋　001

I 循環器の役割　002
1. 生命活動全般にかかわる機能の維持　002
2. 体内の恒常性と体温の維持　002
3. 心血管系の安全機構　004
4. 臨床診療における重要性　004

II 心臓の構造と機能　004
A 心臓の構造　004
1. 肉眼的解剖　004
2. 心筋組織　008
3. 刺激伝導系　009

B 電気的活動と電解質イオンの役割　010
1. 電気的活動とは　010
2. 活動電位　010
3. 歩調とり電位と心臓の自動能　011
4. 興奮収縮連関とカルシウムイオンの役割　012
5. 電解質バランスの管理の重要性　013

C 心周期と心時相　014

D ポンプとしての機能　015
1. 心機能の指標　015
2. 収縮機能と前負荷・後負荷　015
3. 拡張機能　018

III 脈管系の構造と機能　019
A 血管とリンパ管のしくみ　019
1. 血管系　019
2. リンパ系　021

B 血管の構造　024
1. 血管の基本構造　024
2. 弾性動脈, 筋性動脈　026

C 血管の循環力学と機能分類　026
1. 血管の意義　026
2. 血管の性質を表す指標　027
3. 血管の機能分類　028

D 静脈血の還流　030

IV 血圧の基礎知識　031
A 血圧とは何か　031
1. 血流のもつエネルギー　032
2. 重力と灌流圧との関係　033

B 血圧波形と血圧の代表値　033

C 中心血圧と末梢血圧　034

V 循環調節機構　035
1. 心拍数と心機能の調節　035
2. 血管平滑筋の機能と調節　036
3. 血圧の調節　037

第2章 循環器の症状と病態生理　倉林正彦　041

I 胸痛　042
1. 定義　042
2. 病態生理　042
3. 原因疾患　042
4. 分類・程度　042
5. 治療・対処法　043

II 呼吸困難　043
1. 定義　043
2. 病態生理　043
3. 原因疾患　044
4. 分類・程度　044
5. 治療・対処法　045

III 動悸　046
1. 定義　046
2. 病態生理　046
3. 原因疾患　046
4. 分類・程度　047
5. 治療・対処法　047

IV 意識障害・失神　047
1. 定義　047
2. 病態生理　047
3. 原因疾患　048
4. 分類・程度　048
5. 治療・対処法　048

V ショック　050
1. 定義　050

- 2. 病態生理 050
- 3. 原因疾患 050
- 4. 分類・程度 051
- 5. 治療・対処法 051

VI 四肢の痛み，しびれ，皮膚の色調変化 052
- 1. 定義 052
- 2. 病態生理 053
- 3. 原因疾患 053
- 4. 分類・程度 053
- 5. 治療・対処法 054

VII 浮腫 054
- 1. 定義 054
- 2. 病態生理 054
- 3. 原因疾患 054
- 4. 分類・程度 055
- 5. 治療・対処法 055

VIII チアノーゼ 055
- 1. 定義 055
- 2. 病態生理 055
- 3. 原因疾患 056
- 4. 分類・程度 056
- 5. 治療・対処法 056

IX 頸静脈怒張 056
- 1. 定義 056
- 2. 病態生理 057
- 3. 原因疾患 057
- 4. 分類・程度 057
- 5. 治療・対処法 058

第3章 循環器疾患にかかわる診察・検査・治療 061

I 循環器疾患にかかわる診察 062

A 問診　和田浩, 藤田英雄 062
- 1. 胸部圧迫感, 胸痛 062
- 2. 呼吸困難 062
- 3. 浮腫 063
- 4. 動悸 063

B 視診 063
- 1. 全身状態 063
- 2. 胸郭変形 063
- 3. 心尖拍動 064

C 触診 064
D 打診 065
E 聴診 065
- 1. 心音 066
- 2. 心雑音 066

F 血圧測定 067

II 循環器疾患にかかわる検査 069

A 心電図　渡邉裕介, 若林靖史, 藤田英雄 069
- 1. 標準12誘導心電図 070
- 2. ホルター心電図 074
- 3. 負荷心電図 075
- 4. ベッドサイド心電図モニター 076

B 脈波検査 078

C 画像検査　伊部達郎, 和田浩, 藤田英雄 079
- 1. 胸部X線検査 079
- 2. 心臓超音波検査 081
- 3. 心音図 082
- 4. CT検査 083
- 5. MRI検査 084
- 6. 心臓核医学検査 084

D 心臓カテーテル検査　山本慶, 坂倉建一, 藤田英雄 085
- 1. 冠動脈造影法 085
- 2. 血管内超音波法 088
- 3. 光干渉断層法 089
- 4. 心臓電気生理学的検査 089
- 5. 心内膜心筋生検 090

E 血行動態モニタリング　宇賀田裕介, 和田浩, 藤田英雄 090
- 1. 右心カテーテル検査 090
- 2. 観血的動脈圧モニタリング 092
- 3. 動脈血液ガス分析 092
- 4. 酸素飽和度 093

III 循環器疾患にかかわる治療 093

A 薬物療法　谷口陽介, 坂倉建一, 藤田英雄 093
- 1. カルシウム拮抗薬 093

- 2. 硝酸薬　094
- 3. ACE阻害薬，ARB　095
- 4. 利尿薬　097
- 5. β遮断薬，$α_1$遮断薬　099
- 6. 強心薬・昇圧薬　100
- 7. 抗血小板薬，抗凝固薬，血栓溶解薬　101
- 8. 心房性ナトリウム利尿ペプチド（ANP）　103
- 9. 抗不整脈薬　103
- 10. 合剤　103

B 食事療法　104
- 1. 脂質の内容　106
- 2. 塩分制限　108
- 3. 食事・消化に伴う心血管系への影響　108

C 心臓カテーテル治療　108
- 1. 経皮的冠動脈インターベンション　109
- 2. カテーテルアブレーション　111
- 3. 大動脈弁狭窄症に対するカテーテル治療　114
- 4. 心臓カテーテル治療に伴う合併症　115

D ペースメーカー治療
宇賀田裕介，和田浩，藤田英雄　115
- 1. 体外式（一時的）ペーシング　115
- 2. 恒久型ペーシング（植込み型）　117
- 3. 特殊な恒久型ペースメーカーの種類と適応　117
- 4. 恒久型ペースメーカーの植込み方法　118
- 5. 恒久型ペースメーカーの合併症　119
- 6. 植込み後の指導・日常生活動作の注意　120
- 7. 最新の治療　120

E 補助循環療法　中村牧子，絹川弘一郎　120
- 1. 大動脈内バルーンパンピング（IABP）　121
- 2. 経皮的心肺補助装置（PCPS）　123
- 3. 体外循環用遠心ポンプ　125
- 4. 補助人工心臓　125

F 手術療法　深原一晃　128
- 1. 循環器疾患における手術療法　128
- 2. 循環器疾患手術のアプローチ　131
- 3. 循環器手術における補助手段　132
- 4. 循環器手術の管理　136
- 5. 循環器手術の合併症　142

G 各種手術法　146
- 1. 冠動脈バイパス術　146
- 2. 人工弁置換術　149
- 3. 人工血管置換術　153
- 4. ステントグラフト治療　155
- 5. 静脈瘤手術　156
- 6. 血栓除去術　156

H 心臓リハビリテーション
宇賀田裕介，和田浩，藤田英雄　157
- 1. 心臓リハビリテーションの概念　157
- 2. 心臓リハビリテーションの目的　158
- 3. 心臓リハビリテーションの実際　158

第4章　循環器の疾患と診療　163

I 心不全 Digest　164

A 定義　城宝秀司，絹川弘一郎　164
B 病態生理・分類　164
C 診断　平井忠和，絹川弘一郎　169
D 検査所見　169
- 1. 血液生化学検査　169
- 2. 尿検査　171
- 3. 胸部X線検査　171
- 4. 心電図　171
- 5. 心エコー図　172
- 6. 冠動脈CT，心臓MRI　172
- 7. スワン-ガンツカテーテル検査　173

E 治療　174
- 1. 急性心不全の治療　174
- 2. 慢性心不全の治療　174

II 不整脈　宮村昌利　177

A 頻脈性不整脈　177
- 1. 心室期外収縮　177
- 2. 心房期外収縮　180
- 3. 洞性頻脈　181
- 4. 上室頻拍 Digest　182
- 5. 心室頻拍 Digest　185
- 6. 心房粗動　187
- 7. 心室細動　189
- 8. 心房細動　190
- 9. WPW症候群　192

B 徐脈性不整脈 Digest　194
- 1. 洞不全症候群　194
- 2. 房室ブロック　196
- 3. 心室内伝導障害　198

C 心臓突然死をきたす症候群　201
- 1. QT延長症候群　201

2. ブルガダ症候群　　　　　　　　203

III 虚血性心疾患　　　　　倉林正彦 204

A 狭心症 Digest　　　　　　　204
　　1. 労作性狭心症　　　　　　　　205
　　2. 冠攣縮性狭心症　　　　　　　208
B 急性冠症候群 Digest　　　　209
　　1. 急性心筋梗塞　　　　　　　　210
　　2. 不安定狭心症　　　　　　　　214
C 陳旧性心筋梗塞　　　　　　　217
D 冠動脈硬化危険因子 Digest　218
　　1. 脂質異常症　　　　　　　　　219
　　2. 糖尿病　　　　　　　　　　　219
　　3. 高血圧　　　　　　　　　　　220
　　4. 喫煙　　　　　　　　　　　　221
　　5. 年齢・性別　　　　　　　　　221
　　6. 肥満　　　　　　　　　　　　222
　　7. メタボリックシンドローム　　222
　　8. 慢性腎臓病　　　　　　　　　223

IV 弁膜症　　　　　　　　小野稔 225

A 僧帽弁疾患 Digest　　　　　225
　　1. 僧帽弁狭窄症　　　　　　　　225
　　2. 僧帽弁閉鎖不全症　　　　　　227
B 大動脈弁疾患 Digest　　　　230
　　1. 大動脈弁狭窄症　　　　　　　230
　　2. 大動脈弁閉鎖不全症　　　　　232
C そのほかの弁膜症　　　　　　234
　　1. 三尖弁閉鎖不全症　　　　　　234
　　2. 連合弁膜症　　　　　　　　　234
　　3. 感染性心内膜炎 Digest　　　235

V 心臓腫瘍　　　　　　　　　　237
　　1. 粘液腫　　　　　　　　　　　237
　　2. そのほかの良性腫瘍　　　　　238

VI 心筋疾患　　　　　　　猪又孝元 238

A 特発性心筋症　　　　　　　　238
　　1. 肥大型心筋症 Digest　　　　238
　　2. 拡張型心筋症 Digest　　　　241
　　3. 拘束型心筋症　　　　　　　　243

B 二次性心筋症　　　　　　　　243
　　1. 心アミロイドーシス　　　　　243
　　2. 心サルコイドーシス　　　　　244
　　3. 好酸球性心疾患　　　　　　　245
C 心筋炎 Digest　　　　　　　245

VII 心膜疾患　　　　　　　星賀正明 247
　　1. 急性心膜炎　　　　　　　　　247
　　2. 心タンポナーデ Digest　　　248
　　3. 収縮性心膜炎 Digest　　　　249

VIII 脈管疾患　　　　　　　　　　251

A 大動脈疾患　　神吉佐智子, 勝間田敬弘 251
　　1. (真性)大動脈瘤 Digest　　　251
　　2. 大動脈解離 Digest　　　　　255
　　3. 大動脈炎症候群(高安動脈炎)　258
B 末梢動脈疾患　　小澤英樹, 勝間田敬弘 260
　　1. 閉塞性動脈硬化症 Digest　　260
　　2. 急性動脈閉塞　　　　　　　　263
　　3. 閉塞性血栓血管炎(バージャー病) 264
　　4. レイノー病, レイノー症候群　265
　　5. 動静脈瘻(後天的)　　　　　　266
C 末梢静脈疾患　　大門雅広, 勝間田敬弘 266
　　1. 血栓性静脈炎(表在性静脈血栓症) 266
　　2. 深部静脈血栓症 Digest　　　267
　　3. 肺塞栓症(肺血栓塞栓症)　　　271
　　4. 下肢静脈瘤 Digest　　　　　274
D リンパ系疾患　　　　　　宮入剛 276
　　1. リンパ管炎, リンパ節炎　　　276
　　2. リンパ浮腫　　　　　　　　　277

IX 血圧異常　　　　　苅尾七臣, 中野真宏 278

A 血圧の測定　　　　　　　　　278
B 血圧値の分類　　　　　　　　281
C 加齢と血圧の関係　　　　　　282
D 血圧の異常を伴う疾患　　　　282
　　1. 高血圧症 Digest　　　　　　282
　　2. 低血圧 Digest　　　　　　　292

X 先天性心疾患　　　　　中西宣文 295

A 左-右短絡疾患　　　　　　　　295

1. 動脈管開存症 Digest　　295
  2. 心室中隔欠損症 Digest　　297
  3. 心房中隔欠損症 Digest　　299

B 右-左短絡疾患　　301
  1. ファロー四徴症 Digest　　301

C 複雑心奇形　　303
  1. 完全大血管転位症　　303

  国家試験問題　解答・解説　　306
  略語一覧　　308
  索引　　311

> 本書では，看護師国家試験出題基準に掲載されている疾患について，当該疾患の要点をまとめた Digest を掲載しました。予習時や試験前の復習などで要点を確認する際にご活用ください。

循環器

第1章
循環器の構造と機能

この章では

- 循環器の役割と,その機能評価,病態把握の重要性について理解する。
- 心臓の構造と機能を理解し,その電気活動について理解する。
- 心機能の評価のための指標について理解する。
- 血管とリンパ管のしくみ,それぞれの構造と機能を理解する。
- 血圧とは何かを理解し,その代表値について理解する。
- それぞれの循環器機能の調節のしくみについて理解する。

I 循環器の役割

循環器は心臓と脈管系（血管＋リンパ管）で構成されている。心臓はそのポンプ機能で，血管内に血液を循環させることで，生体の機能維持にかかわる種々の物質を運搬する（図1-1）。

1. 生命活動全般にかかわる機能の維持

単細胞の生物は，細胞表面が外界に接しているため，外界と自由に物質交換（呼吸や栄養補給，不要な代謝産物の除去など）ができる。これに対してヒトを含む多細胞の生物では，個々の構成細胞が外界と隔てられているため，各細胞は生命活動を営むための外界との直接的な物質交換ができない。そのため，肺や消化管，腎臓といった外界との物質交換を担当する臓器との間の，物質輸送のしくみが必要となる。この物質輸送の役割を担うのが循環系といえる。したがって，循環系は生体の生命活動全般にかかわる機能の維持に必須である。

また，細胞の生命活動のなかでも酸素を使って行われるエネルギー代謝は，その材料である酸素が細胞内に貯蔵できない。そのため，二酸化炭素や，酸素の不足時に増加する乳酸などの代謝産物が，速やかに取り除かれないと細胞環境が酸性化し，生体機能の障害や細胞自体の傷害をきたす。ことに代謝が活発な心臓や脳では，このような循環停止による障害は重篤かつ早期に起こる。特に循環系のポンプの役割をもつ心臓の筋肉では，不整脈などのごく短時間の循環停止で容易に非可逆的な機能不全に陥り，心拍や循環機能の回復が不可能な状態となる可能性がある。

2. 体内の恒常性と体温の維持

生体機能を正常に維持するためには，体内の恒常性維持が必要である。基本的に細胞が生命を維持し機能するには，その環境（細胞外液）が生理的（正常）な範囲に維持される必要がある。血液の液性成分（血漿）は，脳（脳血液関門）などの一部の組織を除き，血管壁をとおしてこの細胞外液と直接行き来できる。生体の機能を正常に働かせるためにpH，浸透圧，電解質組成，温度などの維持は重要である。

これらの環境を見張っているセンサーは主に血管壁に存在しており，それらの調節の役割を担う内分泌系は，このセンサーからの情報に基づいて，必要なホルモンを産生・分泌し，それが血流によって目的の器官まで運ばれることで役割を果たす。また，皮膚の血流は放熱により体温調節の役割を果たしている（図1-1）。

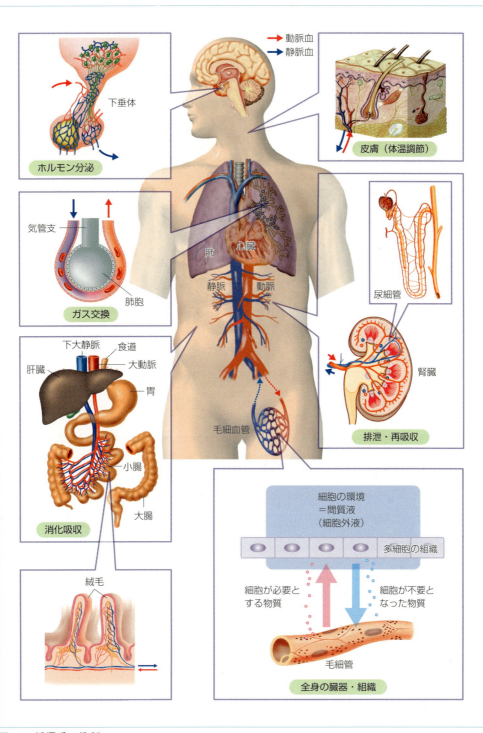

図 1-1 循環系の役割

3. 心血管系の安全機構

　心血管系には，容易にその機能が停止しないよう，いくつかの安全機構が備わっている。心臓の筋肉は外部からの指令や刺激を受けなくとも動き続ける能力（**自動能**）をもち，周期的な収縮に基づくポンプ機能を維持できる。また，心臓・血管は，後述するそれぞれの自己調節の機能により，外部からの制御を受けなくても身体の基礎的需要に応じた血流配分がなされる。移植された心臓が，外部の神経支配を受けなくてもしっかり拍動したり，脳死状態でも酸素や栄養が供給されれば，一定期間は心臓の拍動と全身の循環が維持されるのもこのような心血管系の安全機構による。

4. 臨床診療における重要性

　このように，循環系の機能に関する知識は生命維持と生体機能全体にかかわる重要性をもっている。したがって，臨床医学のどのような診療領域でも，患者のケアに際しては循環機能に関する配慮をおろそかにしてはならない。

　特に心肺停止時の蘇生術，冠動脈疾患集中治療室（coronary care unit：CCU）での心筋梗塞や急性心不全患者の治療とケア，循環調節系の機能が衰えている意識障害患者（全身麻酔下外科手術後の患者も含め）の**集中治療室**（intensive care unit：**ICU**）におけるケアなど，循環系の機能評価や病態の把握が直接患者の生死を左右する医療の場面は少なくない。

II 心臓の構造と機能

A 心臓の構造

1. 肉眼的解剖

1　心臓の位置

　心臓（heart）は胸郭の中央で左右の肺に挟まれたスペースである縦隔（mediastinum）内に位置し（図 1-2），心尖部（cardiac apex）は左胸腔にやや突出して前胸壁に接することが多く，胸壁表面からもその拍動に触れることができる（心尖拍動）。したがって，心尖拍動を触診することにより，心拍動の確認や心拍数の計測，心拡大の有無の推測が可能である。

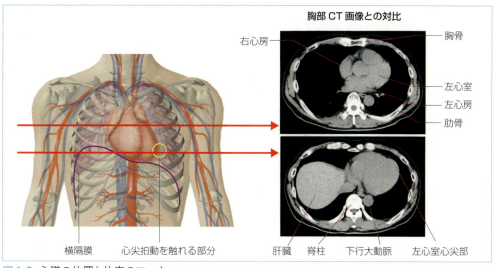

図1-2 心臓の位置と体表のマーカー

2 心臓の内部構造

　心臓は筋組織を主体とする臓器で，内部構造は図1-3に示すように4つの**心腔**とそれらに出入りする4種の大血管，左右**心室**の出入り口に位置する4つの**弁膜**（図1-4）から成り立っている。

　左右の**心房**（atrium）および左右の心室（ventricle）の間にある隔壁をそれぞれ**心房中隔，心室中隔**とよぶ。心室の出入口がある部位を心基部とよび，各心房−心室の間（心室の入口）には**房室弁**（右の**三尖弁**，左の**僧帽弁**），各心室の出口には**半月弁**（右の**肺動脈弁**，左の**大動脈弁**）が存在し，血液の逆流を防いでポンプ機能を実現している（図1-3, 4）。

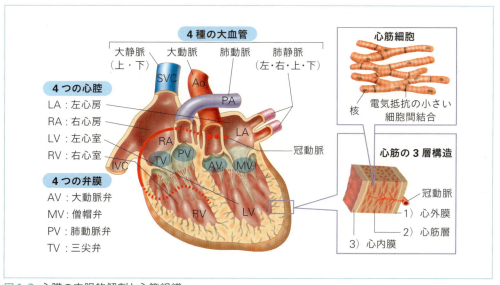

図1-3 心臓の肉眼的解剖と心筋組織

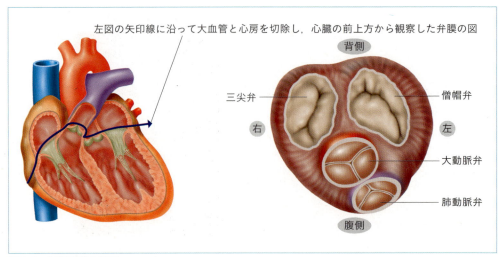

図1-4 心臓弁膜の構造

3 冠動脈の構造的特徴

心筋を栄養する**冠動脈**（coronary arteries）（図1-5）は，大動脈基部から左右に分岐し，心臓の外側（心外膜側）から血流を供給する（図1-3）。この構造的特徴は，冠動脈に血流障害が存在する状況で心臓の内腔側（心内膜側）に虚血（血液・酸素供給の不足）が起こりやすい理由の一つとなっている。

4 心囊の役割

心臓は**心囊**（pericardial sac）にすっぽり包まれた形で存在し，心臓に出入りしている大血管以外に固定されたり支えられたりする構造をもたない（図1-6）。これは，いわば血管で吊り下げられた心臓が，心囊というウォーターベッドに浮かんでいる状態である。心臓

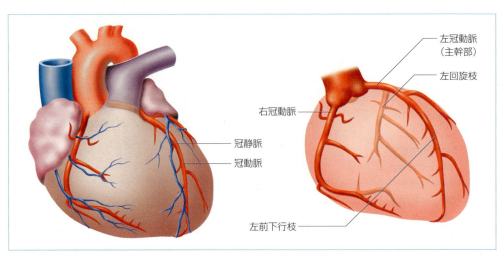

図1-5 冠動脈

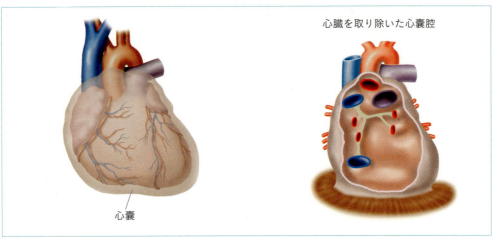

図1-6 心嚢

の収縮による複雑な動きを極力妨げない巧妙な設計であるといえる。このウォーターベッド内の生理的な水の量はわずかで，心膜炎などの病的な原因によりその量が増える。

5 心腔の内部構造と血流の通過順序

図1-7に各心腔の内部構造と血流の通過順序を示す。**左心室**（left ventricle）から駆出された血液は，大動脈弁を経て大動脈から全身をめぐり，上・下大静脈に戻る。**毛細血管**を通過して全身の組織に酸素を供給し終え，**酸素飽和度***の低くなった静脈血は右心房から三尖弁を経て右心室→肺動脈弁→主肺動脈の順に駆出される。主肺動脈へ運ばれた血液は

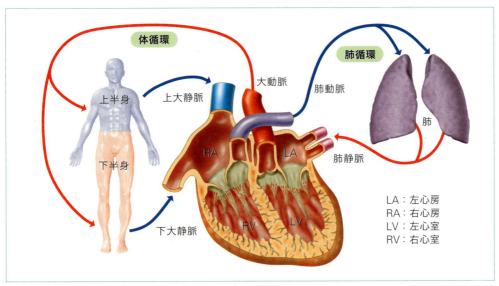

図1-7 心臓の構造と血流

* **酸素飽和度**：赤血球中で酸素を結合して運搬するたんぱく質であるヘモグロビンの最大の酸素結合能に対して，実際に結合している酸素の量の割合（％）をいう。

左右肺動脈に分かれて肺を通過し，酸素化され動脈血となる．この酸素化された肺の血液は肺静脈に集まり，左心房から僧帽弁を経て左心室に到る．

肺動脈には静脈血が，肺静脈には動脈血が流れていることには注意すべきである．血液は肺を通過することによってのみ酸素化され動脈血となるため，大静脈から肺動脈までの間に酸素飽和度は変化しないが，左-右短絡を伴う先天性心疾患（第4章-Ⅹ「先天性心疾患」参照）では，この間で酸素飽和度上昇がみられ，その程度によって短絡量*が推定される．

2. 心筋組織

1 心腔壁の基本構造

各心腔壁は外側から①**心外膜**，②**心筋層**，③**心内膜**の3層構造からなっている（図1-3）．心臓のポンプ機能の主体は，この心筋層を構成している心筋細胞である．図1-6に示した心嚢は，心膜（pericardium）でできた閉じた袋で，前述したように心臓のウォーターベッドの役割をもっている．その心筋層を覆う部分を臓側心膜あるいは心外膜（epicardium）とよぶ．心膜炎などで心嚢腔に心嚢水が多量に貯留したり，肥厚した心膜が癒着すると，心臓の動きや血液の充満を妨げ，**心機能**に重大な影響を与える．

心筋層の成熟心筋細胞は増殖や再生の能力に乏しいため，心筋梗塞などで心筋細胞が壊死に陥ると再生できず，収縮機能のない線維組織に置き換わる．その結果，心機能低下の後遺障害が残ることになる．

2 心筋の種類

心筋細胞は**固有心筋細胞**と**特殊心筋細胞**に分類される．

固有心筋細胞は収縮によって血液ポンプとしての仕事をする．特殊心筋細胞は次項で述べる**歩調とり**のための**電気刺激**を伝達することを専門にしている．いずれも単核の筋細胞で，多数集まって心筋層を形成している（図1-3）．これらの細胞の結合様式は細胞間の電気的抵抗が小さいことが特徴で，1か所に伝わった電気刺激を短時間のうちに全体に伝えることができる．この性質は，各心腔単位で心筋がいっせいに収縮する基盤であり，心臓がポンプ機能を発揮するために重要である．

＊**短絡量**：右心系（右心房と右心室）と左心系（左心房と左心室）を隔てる隔壁に孔がある心奇形では，その孔をとおして，肺で酸素化された左心系の血液（動脈血）が肺を通過する前の静脈血に混ざってその酸素飽和度を上昇させる（左-右短絡）．その短絡量は孔の大きさと圧較差によって決まる．短絡量は上昇した静脈血中の酸素の量を動脈血の量に換算して推定される．

3. 刺激伝導系

1　心臓の電気的構造

　図1-8に心房系・心室系と**刺激伝導系**の結合の様子を模式的に示す。心房系・心室系はそれぞれ電気的単位としてほぼいっせいに収縮するが，心房と心室の間は線維組織（線維輪）により電気的に絶縁隔離されている。これら2つの電気的な単位を1本の伝導線として**ヒス束**（bundle of His）が電気的に結合している。この構造的特徴が，次に述べる電気信号による収縮のタイミング制御に役立っている。

　刺激伝導系は生理的ペースメーカー（歩調とり器官）である**洞結節**（sinus node）を起点とし，ここで発生した電気的刺激（興奮）は，心房内を伝導した後，**房室結節**（atrio-ventricular node；AV node）からヒス束の一本道を通らないと心室に伝わらない。刺激伝導系は，心室内に入ると**左脚・右脚**に分かれ，さらに**プルキンエ線維**（Purkinje fiber）として心室内膜の下を網目状に広がっており，心室全体に素早く興奮を伝える。房室結節は田原淳の発見（1906年）によるもので，「田原の結節」ともよばれる。心室の刺激伝導系のなかでも，特に大循環（本章-III-A-1-1「大循環，小循環」参照）に血液を拍出する左心室に刺激を伝える左脚が障害される左脚ブロックがある場合，左心室の収縮がいっせいに起こらない非同期性収縮（asynchrony）となるため，ポンプ機能が低下する。

2　房室結節の機能

　房室結節は，前の刺激伝導から次の刺激を伝導可能になるまでの回復時間（不応期；活動電位から再分極が完了するまでの時間に相当，図1-9）が長いことで，心房から到達した早過ぎる刺激は通過させず，心室に血液が充満するのに必要な時間的余裕をとりながら興奮を伝える性質をもっている。これによって，心室は次に駆出すべき血液が心室を満たすための時

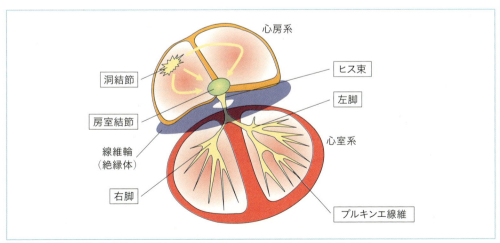

図1-8　心臓の電気的構造と刺激伝導系（心臓の電気的特性を示した模式図）

間（充満時間）が保障され，ポンプとしての機能を維持できるのである。さらに，房室結節では刺激（興奮）伝導速度が遅いため，心房筋からの刺激が心室筋に到達するまでに適度な時間遅れが生じる。この遅れには，心房収縮が終わってから心室が収縮するようタイミングを調整し，心房収縮による心室充満増強効果を得る意味がある。この時間の遅れ（房室遅延）は心電図上のPR時間として計測可能である。

頻脈性不整脈（第4章-Ⅱ-A「頻脈性不整脈」参照）が生じた場合，それが房室結節より上（心房側）で発生したもの（上室性）であれば重篤な急性の心機能低下は起こらないが，房室結節より下で発生する心室性の不整脈の場合には，このような房室結節による刺激選択・タイミング調整の機能が働かないため危険性が高い。

また，上室性の不整脈でも心房と心室の絶縁に欠陥があり，漏電状態となるウォルフ-パーキンソン-ホワイト症候群（Wolff-Parkinson-White syndrome, WPW症候群）の患者では，上室性の不整脈でも心室性不整脈と同様の危険性が伴う場合がある。

B 電気的活動と電解質イオンの役割

1. 電気的活動とは

電気的活動を伝える刺激伝導系の最上流にある洞結節では，周期的な自発的電気的活動がみられ，その周期的活動により心臓全体の収縮頻度が決定されるため，**生理的ペースメーカー**とよばれる。すべての心筋細胞の電気的活動がそれに歩調を合わせることで，心臓全体の周期的な収縮が成り立っている。

この電気的活動は，心筋細胞の細胞膜をとおして，**電解質イオン**がその**細胞内外の濃度較差**（正確には電気化学ポテンシャルの較差）に従って運ぶ電流によってなされるものである。

イオンは，**細胞膜に存在するたんぱく**がつくるイオンチャネルの孔をとおして細胞膜を通過する。そして，このイオンチャネルの開閉は，通常，細胞膜にかかる電位差により制御されている。

2. 活動電位

静止状態の心筋（**固有心筋**）では，主に**カリウムイオン**（K^+）のチャネルが開いているため，K^+の細胞内外濃度差に見合ったマイナスの細胞内電位（**分極**＊）により平衡状態が保たれている。つまり，静止状態の心筋は，このマイナス電位が高濃度の細胞内K^+が細胞外に流出するのを引き止めることにより電流が流れない状態に釣り合っている状態であり，こ

＊**分極**：ここでは，絶縁体である細胞膜をはさんで正負の電荷が分かれること。細胞の膜電位については，細胞内の静止電位がマイナス電位であることから，マイナス電位が深くなる方向の変化を分極，浅くなる（ゼロに近づく）方向の変化を脱分極とする。脱分極から分極状態（静止電位）に戻る過程を再分極，静止電位がさらにマイナス方向に深まるものを過分極という（図1-9）。

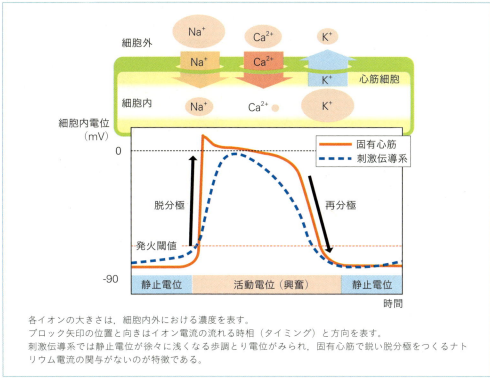

図1-9 活動電位と電解質イオン

のときのマイナス電位を**静止電位**とよぶ。
▶ **活動電位**　電気的刺激などにより細胞内のマイナス電位が浅くなる（プラス側に向かって変化する＝**脱分極**する）と，まずナトリウム（Na^+），次にカルシウム（Ca^{2+}）のイオンチャネルが開き，細胞外に多く存在するこれらの陽イオンが細胞内に流入し，細胞内をプラスにまで脱分極させる。これを**活動電位**とよぶ。

1心周期の活動電位を含む細胞内電位変化とそれに関係するイオン電流の概略を図1-9に示す。

3. 歩調とり電位と心臓の自動能

固有心筋では，静止電位が一定に保たれ，外部からの刺激の伝播によってのみ活動電位が生じる。一方，刺激伝導系の細胞では，K^+以外の陽イオンが通過するイオンチャネルの関与によって静止期に漏れ電流が存在し，細胞膜は自発的に徐々に脱分極（これを歩調とり電位とよぶ）して，自律的かつ周期的に活動電位が発生（発火）する。この電気活動こそが冒頭で述べた心臓の自動能の本体である。その刺激伝導系の細胞内電位の様子を図1-9に青色の破線で示した。この活動電位の形は固有心筋の場合と異なり，立ち上がりが急峻にならない。これは，ナトリウムチャネルの電流を欠くためで，刺激伝導系の電気活動の特徴の一つである。

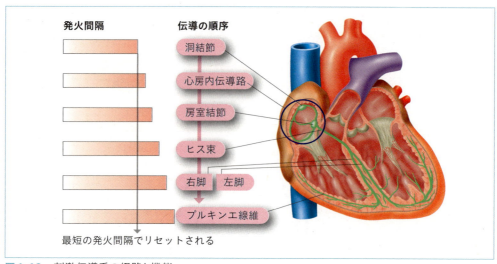

図1-10 刺激伝導系の経路と機能

　歩調とり電位は，刺激伝導系の部位により固有のリズムがあり，その発火のタイミングは，通常，洞結節→心房→房室結節→心室の順に遅くなるよう設計されている（図1-10）。発火頻度の低い（つまり活動電位発生の間隔が長い）細胞は，自らの歩調とり電位が発火閾値に到達する前に，隣接する細胞の活動電位による刺激で発火し，同時にその細胞の歩調とり電位もリセットされる。このため，正常では最も発火頻度の高い（つまり早く発火が起こる）洞結節のリズムが，心臓全体の周期を決定する（生理的ペースメーカー）。この刺激伝導系の特徴から，徐脈性不整脈の原因となる伝導障害の部位が心室側（刺激伝導系の下流）にいくほど，徐脈の程度や危険性が高まることが理解できよう。

4. 興奮収縮連関とカルシウムイオンの役割

　活動電位（興奮）に関連して流入した電解質イオンのなかでも，カルシウムイオン（Ca^{2+}）は，電気的活動を心筋の収縮あるいは心臓のポンプ機能につなげる重要な役割を果たす。その機構を興奮収縮連関とよぶ（図1-11）。

　カルシウムイオンは，細胞外と筋小胞体とよばれる袋状の細胞内器官には 10^{-3}M レベルの濃度で存在するが，細胞質ではその約1/10000という極めて低い濃度に保たれている。その細胞質に，活動電位に伴って細胞外から流入したカルシウムイオンは，筋小胞体に貯蔵されているカルシウムイオンの放出反応の引き金を引き，細胞内のカルシウムイオン濃度をさらに急速に上昇させる。

　筋原線維の中の太い線維に存在する収縮たんぱくである**ミオシン**（myosin）と細い線維に存在する**アクチン**（actin）は，心筋細胞内のカルシウムイオン濃度に応じて結合し，太い線維と細い線維がかみ合ってスライドすることで収縮力を発生させる。この反応はエネルギーを消費する。

　活動電位が終わり（**再分極**），カルシウムイオンの流入がなくなると，細胞内のカルシウ

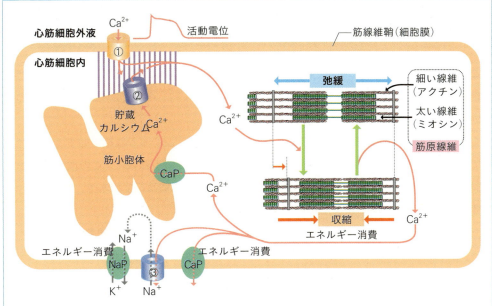

図1-11 心筋の興奮収縮連関

ムイオンはカルシウムポンプによる筋小胞体への再取り込みと，細胞膜側にあるカルシウムポンプとカルシウム−ナトリウム交換輸送による細胞外への排出により濃度が低下し，アクチンとミオシンの結合は離れて心筋は弛緩する。

カルシウム−ナトリウム交換輸送は，ナトリウムポンプによる細胞内外のナトリウム濃度差によって支えられている。弛緩にかかわるカルシウムイオンの輸送のうち，カルシウムポンプとナトリウムポンプによる輸送はエネルギーを使って行われる。

つまり，心筋は収縮する時だけでなく，弛緩する時にもエネルギーを必要とするのである。これらのエネルギーは，細胞の呼吸によって産生される**アデノシン三リン酸**（adenosine triphosphate：**ATP**）の形で供給される。

5. 電解質バランスの管理の重要性

これらの電気的活動を正常に営むためには，関係する電解質イオンの細胞内外の濃度が一定に維持される必要がある。正常な生体ではこれらのイオン濃度を調節する機構が働き，恒常性が保たれている。しかし，腎不全や人工的な栄養管理を要する重症患者では，この恒常性は容易に破綻する。そのため，このような患者においては，電解質バランスを管理調整することが医療と看護の重要な役割となる。

心筋細胞のイオンチャネルに関する知識は，不整脈の病態と抗不整脈薬の作用を理解するうえでも重要である。

C 心周期と心時相

これまでみてきた心臓の電気的活動に基づき、周期的に収縮・弛緩を繰り返す心臓の各時相を、心音と心電図に関係づけてみよう。左心系（左心室と左心房）に関する1心周期内の時間経過を図1-12に示す。

心時相は心室の作動状態により区分される。すなわち、左心室の収縮が始まると心室内圧（左室圧）はすぐに左房圧を上回り、僧帽弁が閉じる（第1心音：S_1）。この後、左室圧が大動脈圧より高くなるまでは流入も駆出も起こらず心室容積は不変であり、この時相は、**等容性収縮期**（図1-12①）とよばれる。

左室圧がさらに上昇し大動脈圧を超えた時点で大動脈弁が開いて**駆出期**（図1-12②）となる。収縮がピークを過ぎ、圧が低下して大動脈圧を下回った時点で大動脈弁が閉じる（第2心音：S_2）。さらに弛緩が進んで左房から流入が始まるまでは、心室容積が不変のまま左室圧が低下していく**等容性弛緩期**（図1-12③）である。左室圧が左房圧を下回った時点で僧帽弁が開き、**充満期**（図1-12④）に移行する。図1-12①②を併せて**収縮期**、図1-12③④を併せて**拡張期**という。左心系を例として説明したが、右心系でもほぼ同様である。た

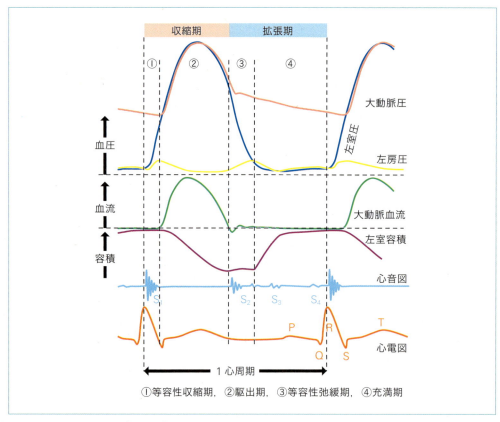

図1-12 心周期・心時相（左心系）

だし，房室弁・半月弁の開閉は左右で必ずしも同時ではない。

　日常臨床ではその必要性の低い患者にまで侵襲を伴うカテーテル挿入により心室の圧や容積を計測したり，さらには心房圧まで同時にモニターしたりするわけにはいかない。そこで，聴診で得られる心音と非観血的に（患者の生体を傷つけることなく）得られる心電図を参考に，心時相を確認することになる。

　心電図は，これまで説明してきた心臓の電気活動を体表面から観測したものにほかならない。詳細は第 3 章に譲り，ここでは心時相の理解に必要となる基本的な部分に触れておくことにしよう。心電図の主要な波について，P，QRS，T の名がつけられている。**P 波**は心房興奮，**QRS 波**は心筋の活動電位（図 1-9）の脱分極相が心室内を伝導していく現象を反映し，**T 波**は活動電位の再分極が心室内を伝導することに対応して記録される。

　したがって，**PQ（PR）間隔**は**房室伝導時間**（図 1-10 の心房〜プルキンエ線維の伝導），**QRS 幅**は**心室内伝導時間**（プルキンエ線維〜心室筋層内の伝導），**QT 時間**は**活動電位の持続時間**を反映する。心周期は通常，心電図の RR 間隔で測られる。瞬時の心拍数は，1 心拍ごとに決まる心周期の逆数として求められる。

　等容性収縮期（図 1-12 ①）の開始は，房室弁の閉じる際の第 1 心音（S_1）で確認され，心電図 R 波のピーク付近に一致する。等容性弛緩期（図 1-12 ③）の開始は半月弁の閉鎖による第 2 心音（S_2）をもって確認でき，心電図 T 波の終わりにほぼ一致する。

　正常では弁の開放時には，心音ははっきりとは聴かれないが，心臓超音波診断装置（心エコー）を用いれば，図 1-12 ②④の開始も非観血的に観察することが可能である。

D ポンプとしての機能

1. 心機能の指標

　心臓の機能は，通常ポンプとして駆出している血液量によって評価される。**心拍出量**とは 1 分間当たりの駆出量，**1 回拍出量**とは 1 心拍当たりの駆出量である。これらは，体格に依存するため，それぞれ体表面積で標準化した**心係数**，**1 回拍出係数**として評価することが多い。**駆出率**は，拡張期末（充満時）の心室容積のうち駆出された血液量の比率を表したものであり，体格には影響されない。また，駆出率は心臓の機械効率を反映しており，臨床的に重要な指標である。表 1-1 にこれら心機能の指標の慣用的略号と相互の関係を示す。

　これら心機能の指標は，次に述べる心室への負荷の状態に大きく影響される。

2. 収縮機能と前負荷・後負荷

　一般に，筋肉の収縮前にその筋肉にかかっている張力，あるいはその力により引き伸ばされた筋肉の長さを**前負荷**という。また，収縮中の筋肉にかかる張力，あるいは収縮に抵

表1-1 心機能・心拍出の指標

	心機能・心拍出の指標		体表面積による標準化	
	略号	意味	略号	意味
1回拍出の指標	SV	1回拍出量 stroke volume	SI	1回拍出係数 ＝ 1回拍出量/体表面積 stroke index
	EF	駆出率 ejection fraction		
分時拍出の指標	CO	心拍出量 cardiac output	CI	心係数 ＝ 心拍出量/体表面積 cardiac index
各指標の定義と相互の関係	1回拍出量 ＝ 拡張期末容積 － 収縮期末容積 ＝ 心拍出量/心拍数 心拍出量 ＝ 1回拍出量 × 心拍数 駆出率 ＝ 1回拍出量/拡張期末容積　　　　　　　（容積は通常左心室の容積である）			

抗する力を**後負荷**という。

心室においては，収縮前（拡張期末）に血液の充満が完了した状態の心室容積（または心室の内圧）が前負荷ということになる。この前負荷と心室のポンプ機能の関係は図1-13のような曲線関係となり，その発見者の名前にちなみ**フランク-スターリング（Frank-Starling）機序（曲線）**とよばれる。すなわち，生理的な前負荷の範囲では，前負荷が増えるほどポンプ機能が高まることを意味する。

これは，外部からの神経やホルモンを介する調節ではなく，心筋そのものに備わっている調節機構（**自己調節機構**）である。これによって，神経やホルモンが心筋の収縮性や心拍数を変えなくても，静脈から心臓に戻る血液量により心拍出量が制御されることになる。

生体内の心臓は，閉じたループ状の循環系の中で作動している（図1-7）。閉じたループ

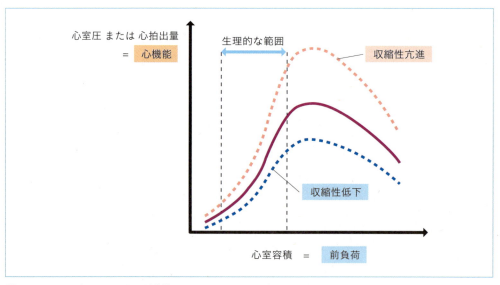

図1-13 フランク-スターリング曲線

内の血流が平衡状態を維持するためには，血液の心臓への流入と心臓からの流出は等しくなければならない。このフランク-スターリング機序によって，心臓は静脈からの還流量と動脈への拍出量のバランスを素早く調整しながら作動することができるのである。

　もしこの調節機構がなかったらどうなるだろうか。心収縮に抵抗する力である後負荷が急に増加（たとえば脳卒中発症時の急激な血圧上昇）したり，何らかの理由（たとえば心筋梗塞）で心筋の収縮性が低下したりした場合，駆出量は減少するが，静脈還流量はしばらく減少しない。その結果，駆出と還流の差にあたる血液量がどんどん心臓にたまり，肺での血流のうっ滞からさらには肺水腫＊をきたして，循環・呼吸機能が急速に破綻する。心室のフランク-スターリング機序が生体の血液循環の定常状態を維持するためになくてはならない重要な性質であることが理解できる。

　一方，このフランク-スターリング機序は，十分な前負荷（心室の充満）がないと，心臓が悪くなくても心拍出量が減少することを表している。出血や脱水症によるショックはその例である。出血時の輸血による補充，経口摂取不能な患者における水分出納・輸液量の適正管理の重要性がここにあることを認識しておかなければならない。

　このように，心筋の収縮性が変わらなければ，前負荷に応じて心室の作動状態は1本のフランク-スターリング曲線上を移動するだけであるが，収縮性が変わると，この曲線自体が上下に移動することになる（図1-13）。

　フランク-スターリング曲線では，後負荷と心機能の定量的関係を把握することはでき

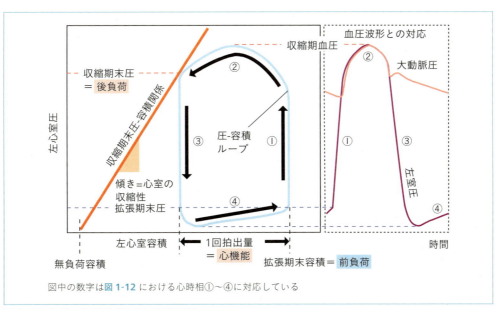

図中の数字は図1-12における心時相①～④に対応している

図1-14　心室の収縮機能と圧-容積関係

＊**肺水腫**：肺静脈のうっ血により肺毛細血管の圧が高まると，まず血液の水分が毛細血管外に漏出し，肺胞壁の間質液が増加してガス交換を阻害する（間質性肺水腫）。肺うっ血がさらに進むと，間質液や血液が漏出して肺胞内にたまる（肺胞性肺水腫）。

ない。菅弘之らは心機能（1回拍出量）と心室収縮性および前負荷・後負荷との関係を1つのグラフ上で見ることができる心室圧−容積関係を考案した（図1-14）。このグラフでは，心室の収縮・弛緩の1周期が閉じたループ（圧−容積ループ）で表され，その左肩と心室圧がゼロの時の心室容積の点を結ぶ直線の傾きが収縮性を表す。この関係を解析すると，後負荷による心臓の作動効率への影響や，弱った（左心室の収縮性が低い）心臓ほど1回拍出量が後負荷（血圧）の影響を大きく受けることなどが説明される。これにより，うっ血性心不全（第4章-I「心不全」参照）の血管拡張療法や，心疾患における血圧管理，すなわち左心室収縮に対する後負荷軽減治療の重要性を理解することができる。換言すれば，弱った心臓を強心薬で鞭打たなくとも後負荷を減らすことで1回拍出量を増加させうる，ということになる。

3. 拡張機能

先の表1-1に心拍出量＝1回拍出量×心拍数と示したが，1回拍出量は，通常心拍増加に伴って減少するため，心拍数が増加する局面においては心拍出量が必ずしも心拍数に比例して増加するわけではない。実際の心拍数と心拍出量の関係は図1-15のようになる。

この現象に関係するのが心室の拡張機能である。心拍数が増加する（心周期が短縮する）と，駆出時間よりも拡張時間のほうがより短縮する。拡張機能は心室がいかに速やかに緩むか（弛緩速度）と，血液充満に対してどの程度軟らかいか（心室コンプライアンス）という特性に分けて理解できる。

弛緩速度は心時相における左心室の等容性弛緩期（図1-12③）の時間に関係し，弛緩速度が速いほど心室圧は速やかに低下し，早く充満期（図1-12④）が開始され，長い流入時

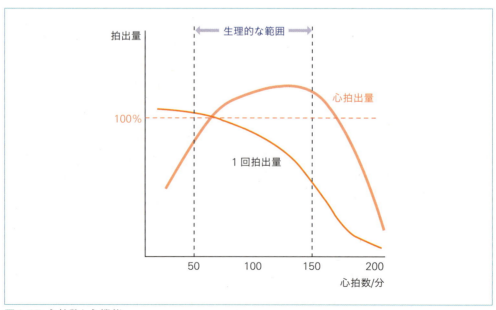

図1-15 心拍数と心機能

間を確保できることになる。また，心室コンプライアンスが大きいほど充満期の流入血液量に対する心室圧上昇が低く抑えられて流入血流が維持され，より多くの血液による充満ができる。

高度の**僧帽弁狭窄症**＊（第4章-IV-A-1「僧帽弁狭窄症」参照）の患者では，頻脈性不整脈（第4章-II-A「頻脈性不整脈」参照）を起こした場合，心拍出量が大きく低下することにより自覚症状が重く，心機能低下による急変の危険性が高いことを知っておく必要がある。

逆に，徐脈性不整脈のように心拍数が生理的範囲を下回ると拡張機能の効果は頭打ちとなり，心拍出量は心拍数減少に比例して減少する。

III 脈管系の構造と機能

A 血管とリンパ管のしくみ

脈管系は血管とリンパ管からなり，それぞれ血液あるいはリンパ液が流れる管である。

1. 血管系

1 大循環，小循環

心血管系は，全身の臓器や組織を**灌流**する**大循環**（**体循環**）と，肺でのガス交換を中心とした**小循環**（**肺循環**）に分けられる。大循環では左心室，小循環では右心室がそれぞれのポンプとして働いている。心臓から毛細管に至る血管は**動脈**，毛細管と心臓をつなぐ血管は**静脈**とよばれる。消化管の毛細管を経た血液が再び肝臓の毛細管を通過する場合のように，2か所の毛細管をつなぐ血管を**門脈**とよぶ。ほかに脳下垂体にも門脈がある。

大循環と小循環は直列結合，つまり大循環の血液は必ず小循環を経て再び大循環に流れるようになっているが，これを逸脱する血流が生理的にも少量存在することが知られている。

気管支静脈の一部が左心房に注ぎ，また冠血流の一部がテベシウス静脈（Thebesian vein）を経て左心室や左心房に戻るのがそれで，結果として小循環の血流量は大循環より3％ほど少ない。これらは**生理的シャント**とよばれる。**シャント**（**短絡**）とは，通常の血流経路を経ずに直接その先の部位に血流が流れる状態をいう。

＊**僧帽弁狭窄症**：僧帽弁の癒着により弁口が狭くなる弁膜症の一つ。これは，心室筋自体の弛緩やコンプライアンスの低下によるものではなく，左室の流入口である僧帽弁口が狭くて流入抵抗が大きいことにより左房から左室への血液の流入が制限され，左室の拡張・充満が障害される病態である。

2 主な動脈(図1-16)

　動脈系を主要な血流経路に沿ってみてみよう。大循環では、そのポンプである左心室から駆出された血流が、まず**上行大動脈**を流れ弓状に曲がって**大動脈弓**となった後、**下行大動脈**を下行する。頭部・上肢など上半身に行く動脈はすべてこの大動脈弓から分岐し、左右の**総頸動脈**および左右の**鎖骨下動脈**の4本からなる。基本的に左右1対の構成であるが、右の総頸動脈と鎖骨下動脈は通常、大動脈から直接分岐せず、**腕頭動脈**（無名動脈）という短い共通幹を経て分岐するため、上半身への血液は大動脈から3本の分枝により供給される。

　特に重要な頭部・脳への血流は、左右の総頸動脈と左右の鎖骨下動脈近位部から上方に分岐する椎骨動脈の計4本で賄われている。総頸動脈は、側頸部の触知しやすい部位を走行しており、拍動の確認や頸動脈波の計測、頸動脈超音波による動脈硬化の評価などに利用されている。

　上肢に向かう左右の鎖骨下動脈は、近位部で前胸壁の内側を走行する内胸動脈を分岐した後、腋窩動脈→上腕動脈となり、その後橈骨動脈（親指側）と尺骨動脈（小指側）に分岐した後手掌に至る。内胸動脈は冠動脈バイパス術にも利用される動脈である。

　これらを分岐した後の下行大動脈の血流は、細い肋間動脈と気管支動脈を出しながら下半身へ向かい、横隔膜を貫いたところからは**腹部大動脈**とよばれる。その主要な分枝は消化管への3本（腹腔動脈，上・下腸間膜動脈）と左右の腎動脈の2本で、腰部で大動脈が左右の**総腸骨動脈**に分かれる。その本幹は外腸骨動脈→大腿動脈として下肢を灌流する。

　鼠径部では、大腿動脈は鼠径靱帯で固定されて位置が安定しているうえに、筋組織に覆われていないため脈を触れやすく、拍動の確認や脈波速度の計測、カテーテル検査・治療での動脈へのアクセス経路として利用される*。

3 主な静脈(図1-17)

　大循環の静脈は、**浅静脈**と**深静脈**とからなる。浅静脈は皮下を走るため、皮下静脈ともいう。深静脈が同名の動脈に伴走するのに対し、皮下静脈は動脈に伴走せず、深静脈とは多数の**吻合**によって結合している。「吻合」とは血管同士（ここでは静脈どうし）が接続している状態をいう。上肢の皮下静脈は、日常診療での採血によく利用される。

　上半身の静脈は最終的に**上大静脈**に集められ、右心房に注ぐ（図1-7）。動脈では、総頸動脈と鎖骨下動脈が、右では共通幹である腕頭動脈を経て、左では直接大動脈弓から分岐しているが、対応する静脈は左右とも内・外頸静脈と鎖骨下静脈の3本が1本の共通幹である腕頭静脈（無名静脈）に合流し、さらに左右の腕頭静脈が合流して上大静脈となる。

　一方、下半身の静脈は**下大静脈**に集まる。下肢の静脈は大腿静脈に集まり、総腸骨静脈

＊ 近年ではカテーテルが細くなったことや安全性を考慮し、検査用のカテーテルのアクセス経路としては、上肢で同様の条件を満たす橈骨動脈の利用が多くなっている。

を経て下大静脈に入る。総腸骨静脈〜下大静脈は腹部内臓からの血液を集めつつ右心房に至る。

これらのうち，鎖骨下静脈，内頸静脈および大腿静脈は，体表から位置を確認しやすい深静脈として，カテーテル検査や治療での静脈へのアクセス経路，時に高カロリー輸液の静脈路などに使われる（図1-16，17で動脈と静脈の立体的な位置関係を確認しておこう）。腕頭静脈から鎖骨下静脈は，伴走する動脈の前面下側を走行する。腎静脈も同様に腎動脈の前面にあり，左腎静脈は大動脈の前面をまたぐのに対し，右腎動脈は下大静脈の背側をくぐり抜けている。

一方，総腸骨動静脈分岐部の関係はこれらと逆で，右総腸骨動脈が静脈の前を交差するように走行して鼠径部に至り，大腿動静脈となって左右対称に動脈が静脈の外側に位置する形となる。

このような鎖骨下および大腿動静脈の位置関係は，中心静脈へのアクセス経路として安全な静脈穿刺をするのに役立っており，それを立体的に把握して処置にあたる必要がある。

2. リンパ系

1 リンパ系の構成

リンパ系は，**リンパ管**と**リンパ組織**からなる。ポンプである心臓を中心とした閉じたループ状（閉鎖循環）の血管系と異なり，リンパ系は開放循環系である。リンパ系にかかる圧は低く，流れも遅い。リンパ系を流れるリンパ液を灌流させるエネルギーは，リンパ管の蠕動と骨格筋の収縮でもたらされる。リンパ管には静脈弁と同様の半月弁があり，逆流を防止して一定方向の流れを実現している（図1-24参照）。リンパ系は，一言で表すと，血管から漏れ出した血液の液性成分を血管内に回収するための経路といえる。同時にその中を流れるリンパ液の流れに乗せて，**リンパ球**，および消化管から吸収された脂質を血管系に運搬する役割も果たしている。

リンパ系はこのような生理的役割をもつ一方で，進行がんの症例ではがん細胞の転移経路（**リンパ行性転移**）となってしまう側面もある。

2 主なリンパ管（図1-18）

毛細リンパ管は全身に分布して間質液を集めるが，最終的に右上半身からのリンパ液は右リンパ管に，そのほかの部位からのリンパ液は**胸管**に集まる。もう少し詳しくみると，左右顔面・上半身のリンパ液は頸部リンパ節・腋窩リンパ節を経由して同側の静脈角（頸静脈と鎖骨下静脈の合流部）に流れ込む。下半身の表在リンパ管は両側の鼠径リンパ節を経由した後，腸リンパ本幹と左右の腰リンパ本幹の3幹に集まる。これが第2腰椎レベルの大動脈右側で1本に合流して**乳び槽**をつくり，そこに腸管からのリンパ液が流れ込む。次いで胸管となって胸腔内を上行し，左静脈角から血液循環系に注ぐ。

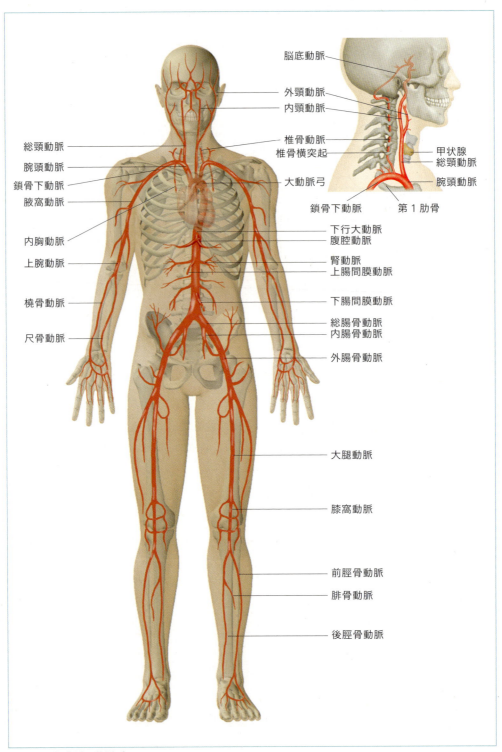

図1-16 大動脈と動脈系

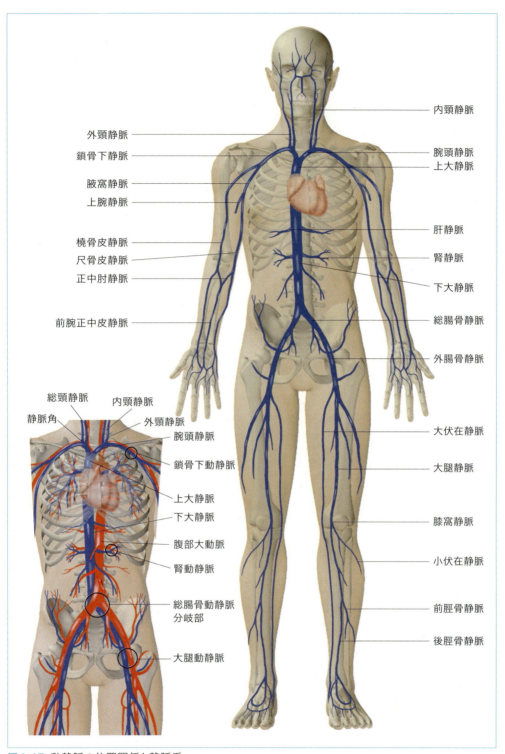

図1-17 動静脈の位置関係と静脈系

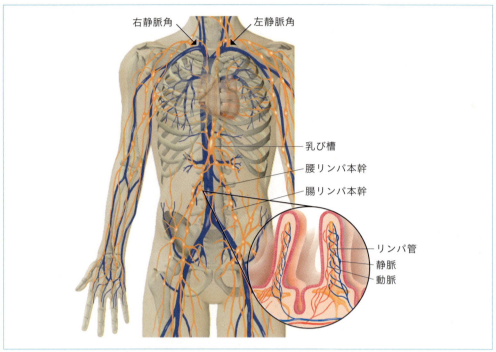

図 1-18 リンパ系のリンパの流れと静脈

B 血管の構造

1. 血管の基本構造

1 血管壁の基本構造と内皮細胞の機能

血管壁の基本構造は，図 1-19 に示すように**内膜，中膜，外膜**の3層からなっている。各層の間には，弾性板（内弾性板，外弾性板）とよばれる**弾性線維**に富んだ構造があり，血管にバネのような伸び縮みの特性（伸展性，弾性）を与えている。

血管内面を覆う**内皮細胞**はすべての血管に存在し，血液が血管内で凝固しないために重要な働きをしている。内皮の傷害は，心筋梗塞などの血栓症を起こす引き金となる。後述するように，内皮細胞はまた，中膜の血管平滑筋細胞を弛緩，あるいは収縮させる複数の因子を産生し，循環の制御にも不可欠な存在である。

2 3層構造の構成要素の違いによる血管機能の違い

血管壁の3層構造の構成要素は，血管の機能区分により様相を変える。図 1-20 の最下段に，血流の通過順に血管の区分ごとの特徴を示す。

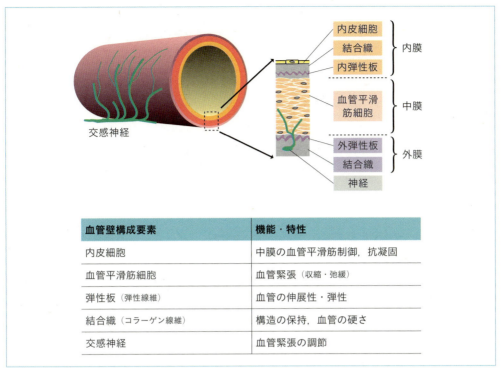

図 1-19 血管壁の構造

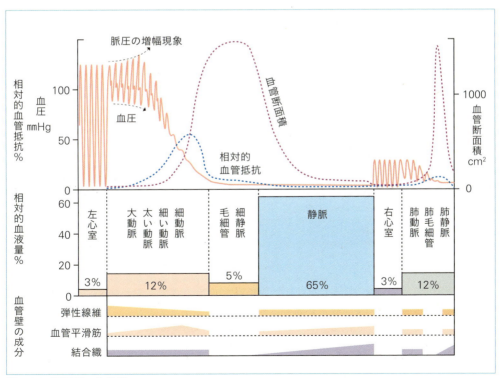

図 1-20 脈管系の全体像

最も特徴的なのは，毛細管には弾性線維，血管平滑筋，結合織がないことで，これは，内皮細胞のみでできた管であることを意味している。組織と血液の間の物質交換に有利な構造であり，毛細管が交換血管とよばれるゆえんである。

　細静脈も血管平滑筋を欠き，少量の結合織は外膜のみの存在を示している。

　そのほかの血管では，基本的な3層構造の構成割合の違いがその血管の機能を特徴づけている。

2. 弾性動脈，筋性動脈

1 弾性動脈

　太い動脈では弾性線維が比較的豊富で，**弾性動脈**とよばれる。この部分の動脈では，心臓から間欠的に拍出される血流を壁の弾性により吸収して流れを平滑化する。また，その駆出期に血管壁のバネのような弾性線維に蓄えられたエネルギーは，駆出のない拡張期にも血圧を維持するように機能する。図1-20 では，循環系の各部位での血圧を，その部位の血圧変動の波形も反映させて模式的に描いてある。左心室と異なり大動脈では血圧の最低値が高いレベルに維持されるのは，この血管壁の弾性特性の表れである。この機能はピストンポンプに取り付けられた空気室の役割に例えて，ウィンドケッセル機能（ふいご機能）とよばれる。拡張期の血圧が維持されることは，主として拡張期に血流が流れる冠動脈の灌流圧として心室の筋肉への血液供給を維持するために重要な意義をもっている。

2 筋性動脈

　末梢の動脈は，**筋性動脈**の名があるように中膜の血管平滑筋が多く，その収縮により，血管の太さを大きく変化させることができる。特に，毛細管への移行部にあたる細動脈では，血管平滑筋が毛細管に流れる血流のオン・オフを切り替える括約筋として働き，組織の血液需要に応じて血流を分配する役割を担っている。

C 血管の循環力学と機能分類

1. 血管の意義

　血管とは血液を流す管である。この管の性質や機能が生体の活動を支えるべく，限られた血液を需要に合わせて配分したり，一時貯蔵したり，さらには心室への**後負荷**や充満（**前負荷**）の状態に関係して心臓の作動状態に影響を与える。

2. 血管の性質を表す指標

1 血管抵抗

❶血管抵抗と血管の長さ・粘性

　液体が図 1-21 の上段に示す1本の管を流れることを考えてみよう。流れは管の入口と出口の圧力差（**灌流圧**）に比例して増える（図 1-21 の左のグラフ）。この圧-流量関係の傾き（比例定数）は，"抵抗"を表す。灌流圧を電圧（電位差），血流を電流に置き換えると，オームの法則*に相当する。

　液体の流れに関するこの関係は，研究者の名にちなみハーゲン-ポアズイユ（Hagen-Poiseuille）の法則とよばれる。この法則は図 1-21 の最下段に示すように，流体抵抗に影響する因子を教えてくれる（流体抵抗式）。すなわち，**血管抵抗**は血管の長さと粘性に比例して増え，血管の太さ（半径）の4乗に反比例して小さくなる。"半径の4乗"に反比例することは，細い血管ほどわずかな太さの変化で大きく抵抗を変えられることを意味する。

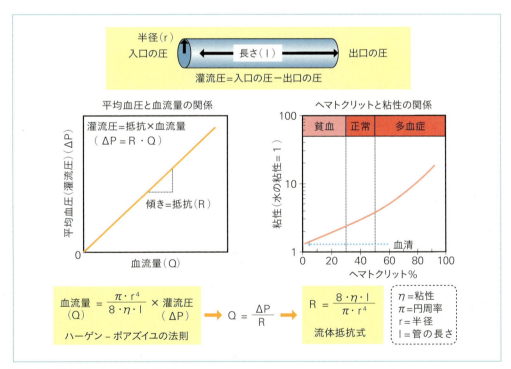

図 1-21 圧と流れの基本的な関係

---

* **オームの法則**（Ohm's law）：直流電気回路において2点間の電位差が，その2点間を流れる電流に比例することを示す。電位差＝V，電流＝IとしてV＝R×I（図 1-21 のハーゲン-ポアズイユの法則の形に合わせるとI＝V/R）の関係となり，比例定数Rが抵抗を表す。

❷ 抵抗血管と伝導血管

本項-2-1-❶「血管抵抗と血管の長さ・粘性」で述べた血管の性質により，細動脈は全身の灌流圧である血圧を制御する役割を担う．図 1-20 のグラフでも血管抵抗のほとんどが細動脈の付近に存在することを示しており，この部分の動脈を**抵抗血管**とよんでいる．

逆にある程度太い血管では，抵抗は無視できるほど小さくなる．大動脈から太い動脈までは，抵抗で血流のエネルギーを減少させることなく末梢に流すことから，**伝導血管**とよばれる．図 1-20 でもこの部分の血圧の平均はほとんど変化していない．そればかりか血圧の振幅は大動脈より末梢側で大きくなり，これに伴いピーク圧も末梢側でむしろ高い（脈圧増幅現象）．この現象の主なメカニズムは，後に述べる伝導血管内の圧脈波の反射と伝播時間による遅れで説明される．

血液の粘性はヘマトクリット*に強く依存する（図 1-21 の右のグラフ）．縦軸は水の粘性を 1 として血液粘性をその倍数で表してある．赤血球が増えて血液が濃くなる多血症では，同じ太さと長さの血管であっても血流の抵抗が大きいことが理解できる．

2 | 血管容量

再び図 1-20 に戻って中段に示した血液の分布をみてみよう．静脈には全血液量の 2/3 が存在する．静脈は血液の貯留タンク（リザーバー）としての役割をもち，血液の需要増大時には収縮することによって速やかに血液を供給することができるのである．このような特徴から，静脈は容量血管に分類される．

3. 血管の機能分類

先に述べてきた血管の機能を血管機能分類として表 1-2 にまとめた．このなかで，伝導血管と交換血管の機能に関連した知識をもう少し深めてみよう．

表1-2 血管の区分と機能分類

血管区分		組織分類	機能分類
動脈	大動脈	弾性動脈	伝導血管
	太い動脈	筋性動脈	
	細い動脈		抵抗血管
	細動脈		
毛細管			交換血管
静脈	細静脈		容量血管
	静脈		

（微細循環：細動脈〜細静脈）

---

* **ヘマトクリット**：血液の全体積に占める赤血球の容積の割合（％），つまり血液の濃さのことである．

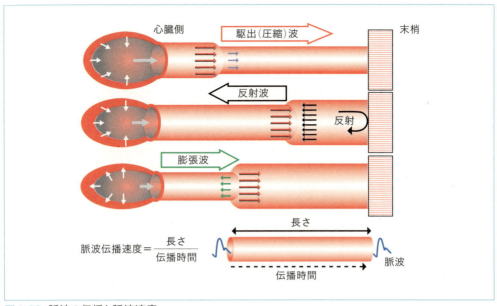

図1-22 脈波の伝播と脈波速度

1 伝導血管を伝わる脈波

❶脈波とは

　左心室から間欠的に駆出された血液は，大動脈の壁を波打たせる。この波は，ちょうど海面を波が進むように末梢に伝播する（図1-22の1段目）。さらにその後，海岸の岩壁に打ち寄せた波が返すように末梢の反射部位で反射し，打ち寄せる波と重なりながら心臓側に戻ってくる（図1-22の2段目）。左心室が駆出を終了すると，それが膨張波（＝陰圧の波：海面の波の谷にあたる）となって伝播していく（図1-22の3段目）。脈波とは，これらの波による血液と血管壁の波動であり，脈をとる手技はこの波動を1か所で触診することに相当する。

❷脈波伝播速度（pulse wave velocity：PWV）

　脈波の進む速度は，脈波を2か所で記録し，その間の長さと伝播時間から求められる（図1-22の最下段）。これは血流の速度（流速）とはまったく別ものであり，血管の硬さに依存して速くなる。老化によって血管が硬くなることが，PWVの増加により明らかになっている。さらに近年の臨床研究の結果から，PWVをはじめとする脈波解析の指標は，心血管疾患の発症リスクや高血圧における動脈硬化・血管機能障害の進行および予後の非侵襲的な評価法として認知されるようになり，2013年には日本循環器学会の「血管機能の非侵襲的評価法に関するガイドライン」が作成されるに至っている。

2 交換血管：微細循環における水分移動とリンパの生成

　交換血管では，拡散によって酸素や二酸化炭素，栄養などの**物質交換**が行われる。これ

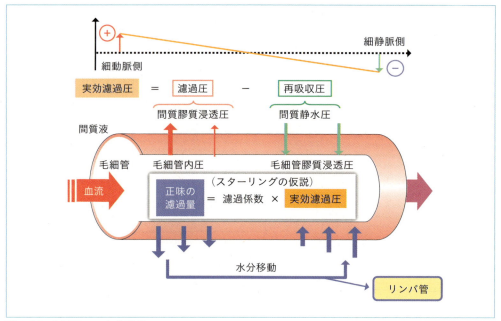

図1-23 毛細管での水分移動

に加え，血液と組織の間質液との間で水分のやり取りもなされる。図1-23にこの水分移動に関する原理を記述したスターリング（Starling）の仮説を示した。

毛細管内圧と間質の**膠質浸透圧**＊は水分が血管から漏れ出す方向に働き（濾過圧），血液の膠質浸透圧と間質の静水圧は水分を血管内に吸収する方向に働く（再吸収圧）。スターリングの仮説は，これらのバランス（すなわち実効濾過圧）によって水分の移動方向が決まることを表している。マイナスの実効濾過圧は，再吸収圧を意味する。

図1-23上段のグラフは，動脈側から静脈側への血液の流れに伴う実効濾過圧の変化を示している。動脈側では，毛細管内圧が高いので実効濾過圧はプラスとなり，水分は間質に漏れ出す。静脈側では毛細管内圧が低下する一方，血液の水分が減って膠質浸透圧が高くなることで，いったん漏れ出した水分のほとんどが再吸収される。それでも再吸収しきれなかった水分はリンパ管から回収され，静脈に戻される。これらの水分移動の機構に異常をきたして，間質の水分が増加した病態が浮腫である。

D 静脈血の還流

容量血管である静脈には全血液量の2/3が存在している（図1-20）が，静脈は主に交感

＊**膠質浸透圧**：交換血管である毛細管の壁は，血球や大きな分子（たんぱく質）は通過できず，水や電解質イオンなどの小分子を含んだ血漿は通過できる穴があいている。これによって生じる血管内外のアルブミンなどのたんぱく質濃度差を縮小する方向（たんぱく質の濃い方を希釈するように）に，水が移動する力（浸透圧）が働く。これを，水のみが通過する半透膜の性質をもつ細胞膜を隔てて，細胞内外の間などで生じる通常の浸透圧とは区別して，膠質浸透圧という。

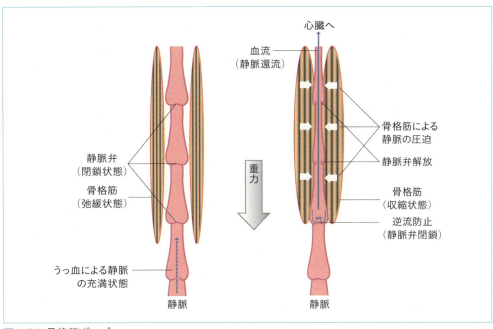

図1-24 骨格筋ポンプ

神経（$α_1$作用：表1-4参照）により収縮してその容量を変化させ，心臓に還流させる血液量を調整している。これは，心室の前負荷をとおして心拍出量や血圧を制御するうえで重要な働きである。一方，心室が拡張期に静脈から積極的に血液を吸い込む作用は，わずかしかない。そこで，心臓以外に静脈の血液を心臓に戻す機構が必要となり，その一つに骨格筋ポンプ（図1-24）がある。静脈にはところどころに逆流防止弁（静脈弁）が付いており，骨格筋の収縮で圧迫されることで血液は心臓方向に押し出される（図1-24右）。長期の安静ではこの骨格筋ポンプが働かないことにより静脈にうっ血をきたし，静脈血栓症＊の誘因となることがある。また，呼吸運動における吸気時の胸腔内の陰圧は，胸腔外の陽圧の静脈血を胸腔内の心臓に向かって吸引するように働く（呼吸筋ポンプ）。

IV 血圧の基礎知識

A 血圧とは何か

血圧が文字どおり血液の圧力を意味することは言うまでもないが，ここでは血圧の意味

＊**静脈血栓症**：静脈内に凝固した血液の塊（血栓）が形成された病態。これが遊離して肺動脈に詰まると肺血栓塞栓症となる。

をもう少し深く考えてみよう。

圧力とは壁の単位面積に垂直にかかる力であり，臨床的にはこれとつり合う水銀柱，あるいは水柱の高さで表現している。生理的な動脈内圧とつり合う水柱は1〜2mにもなってしまい実用的ではない。そのため，比重が13.6g/cm^{3}と高い水銀柱で測定された経緯があり，通常mmHg（Hgは水銀の元素記号）が血圧の単位となっている。圧の低い静脈の圧は，かつて水柱で測られたためcmH$_2$Oで表す場合もある。これらは，水の比重（1g/cm^3）と水銀の比重から1mmHg＝1.36cmH$_2$Oの関係にある。

1. 血流のもつエネルギー

血流のもつエネルギーを理解するうえで，流体のエネルギー保存の法則であるベルヌーイ（Bernoulli）の定理が役立つ。これは，流れている液体のもつ全エネルギーは，液体の圧エネルギーと流速に基づく運動エネルギーからなり，重力を考慮するとさらに位置エネルギーが加わるというものである（図1-25）。

運動エネルギーの関与は，水平に流れる血流の全圧と側圧の差として確認できる（図1-25下段左）。全圧とはカテーテル先端孔を血流に向けることによって測定される圧で，先端孔部分で流れをせき止めた形となる。止められた血流の運動エネルギーは圧に変換され，文字どおり全エネルギーを圧として測定することになる。

側圧は，カテーテル先端孔を血流と垂直の方向に向け，流れに影響を与えず，血管壁の方向にかかる圧のみを測定するものである。通常，運動エネルギーの関与は全体の数％程度なので，臨床上はほとんど考慮の対象とならない。

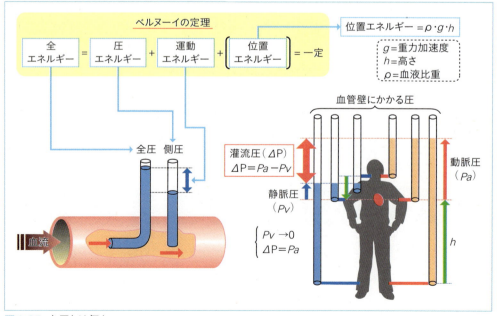

図 **1-25** 血圧とは何か

2. 重力と灌流圧との関係

図1-25の下段右に示すように，直立したヒトでは測定位置の差が1m以上にも及ぶので，重力の影響は無視できない。しかし，重力は動脈と静脈に平等にかかっているので，同じ高さの動脈と静脈の内圧差，すなわち灌流圧はどの高さでも等しくなる。

臨床的に"血圧"というと，心房の高さを基準とした体動脈圧を意味する。これは，通常測定されない静脈圧を心臓の高さでゼロと仮定したときの体循環の灌流圧という意味合いになることが理解されよう。しかし，実際に各部の血管壁を伸展しようとする圧（伸展圧＝内圧－外圧）は，図1-25に示したような重力による静水圧が加算されたものとなることも念頭に置いておくべきであろう。長時間の立位で下肢に浮腫が出現するのはこのためである。また，特にヒトの場合に，上肢よりも下肢で動脈硬化が進行しやすいことにも関連がありそうである。

B 血圧波形と血圧の代表値

血圧の波形とは，図1-22で説明した脈波としての血液の波動を，1つの観測部位で圧変動の時間経過としてみたものである。大動脈血圧波形と心周期の関係および循環系全体にわたる圧波形変化については，すでに図1-12，14および20に示したが，図1-26上

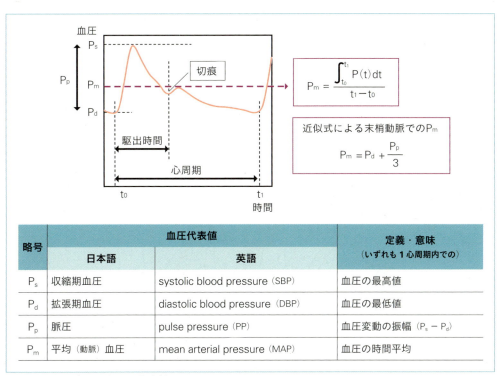

図1-26 血圧波形と血圧の代表値

に1心周期分の末梢動脈血圧波形を示す。図1-12 の心時相で学んだように、大動脈圧の立ち上がりは左心室からの駆出とともに開始され、駆出終了時に大動脈弁が閉じるときに血圧波形のくぼみ（切痕）を形成する。この時間的関係は末梢動脈にそのまま伝播し、立ち上がりから切痕までの時間は駆出時間に一致する。

この波形を周期的に繰り返して変動している血圧について、簡単な数値で表すことのできる代表値を決めておいたほうが便利である。図1-26 の下に国際的に共通して使われている代表値をまとめたので、血圧波形との関係を把握しておこう。

ここで注意すべきは、血圧における収縮期・拡張期の名は図1-12 の心室の動きから決められた心時相とはまったく別ものであることである。図1-12 で大動脈圧における拡張期血圧の時点で心室はすでに収縮期に入っていることがわかる。さらに、より末梢の動脈で血圧が測定されている場合、その部位に応じて血圧の立ち上がりや切痕は脈波の伝播時間だけ遅れることになる。

日本高血圧学会の「高血圧治療ガイドライン」(JSH2014) では、血圧の正常上限の境界値を、**収縮期血圧で140mmHg**、**拡張期血圧で90mmHg**とし、それ未満を**正常域血圧**と定めている。高血圧の診断基準の詳細は、第4章-Ⅸ「血圧異常」で学ぶ。下限については拡張期血圧で60mmHgが目安となる。

C 中心血圧と末梢血圧

本章-Ⅲ-C-2「血管の性質を表す指標」で触れた脈波伝播における脈圧増幅現象（図1-20）により、生理的には心臓に近い近位大動脈の血圧（中心血圧）と上腕で測定される末梢血圧の代表値（特に収縮期血圧）は異なることが知られている（図1-27）。この図は、冠動

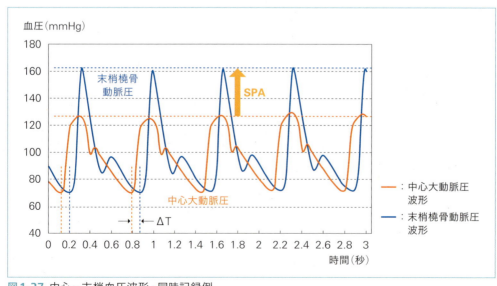

図1-27 中心～末梢血圧波形・同時記録例

脈疾患と高血圧によって血管拡張薬服用中の79歳男性患者に対する心臓カテーテル検査中に，同時に記録された中心大動脈圧波形と末梢橈骨動脈圧波形である．縦の破線の間隔（立ち上がり時間のずれ）は中心から末梢への血圧脈波伝播時間（ΔT），水平な破線の間隔は中心から末梢への血圧脈波伝播に伴う収縮期血圧増幅（systolic pressure amplification；SPA）を示している．

この中心‐末梢間の血圧の差である SPA は年齢に関連し，血管が軟らかい若年者で大きく，また運動などにより心拍数が多いほど大きく，50mmHg 以上にも達することが確認されている．したがって，通常上腕（末梢）で測定される血圧が同等でも，高齢なほど心臓や大動脈への血圧の負荷が大きくなることが理解できよう．また，血管拡張薬による治療は，脈波の反射を抑え，高齢の患者においても若年者と同様の状態に近づけられることがわかっており，高血圧や心不全治療において注目されている．

同様の関係は，末梢の脈波反射部位に近い足首と，それに比べて中心（心臓）に近い上腕の血圧間にもみられ，両部位の収縮期血圧比（ankle-brachial index；ABI）は正常者で 1.0 〜 1.4 を示す．下肢動脈が狭窄・閉塞すると ABI が鋭敏に低下（< 0.9）するため，下肢閉塞性動脈硬化症の診断に利用されている．

近年の脈波解析の応用により，末梢の血圧脈波波形から中心血圧を非侵襲的に推定する装置が開発され，血圧評価のさらなる精度向上が期待されている．

V 循環調節機構

1. 心拍数と心機能の調節

心臓には生理的ペースメーカー（洞結節）が存在し，外部からの指令がなくても動き続ける能力（自動能）が備わっていること，心室の充満度（前負荷）に対する収縮機能の自己調節能としてのフランク‐スターリング機序が心筋の機能的特性として備わっていることはすでに述べた．しかし生体内の心臓は，運動などの活動で血流の需要が高まったときに，それに応じてポンプ機能が変化する必要がある．そのために神経性および体液性（ホルモン）調節が用意されている．

1 神経性調節

神経性調節は，**心臓交感神経**と**心臓迷走神経**の支配により営まれ，迅速かつ短期的に作用するのが特徴である．その神経分布と作用について**表 1-3** に示す．表中の**神経伝達物質**とは，神経活動に応じて各神経の終末から放出され，受容体に結合してその情報を伝える物質である．心臓には主に**アドレナリン受容体（β_1）**と**ムスカリン受容体（M_2）**が存在しているが，心室筋には迷走神経とその受容体である M_2 がない．心筋収縮性を変化させる作

表1-3 心臓の神経性調節

神経伝達物質（受容体） 部位	心臓交感神経 ノルアドレナリン（β_1）		心臓迷走神経 アセチルコリン（M_2）	
	支配の有無	作用	支配の有無	作用
刺激伝導系	+	心拍数↑	++	心拍数↓
固有心筋 心房	+	収縮↑	+	収縮↓
心室	+	収縮↑	−	

用を変力作用，心拍数を変える作用を変時作用とよび，それぞれ減少方向の変化を陰性，増加方向を陽性で表現する。すなわち，心臓迷走神経活動は陰性変時作用（心拍数を減少させる作用），心臓交感神経活動は陽性変時作用（心拍数を増加させる作用）と陽性変力作用（心収縮力を増加させる作用）をもたらす。

2 体液性調節

体液性（ホルモン）調節としては，**副腎髄質**の**アドレナリン**が心臓のβ_1受容体を介して交感神経と同様の作用をもつ。

2. 血管平滑筋の機能と調節

1 臓器血流の安定化

血管には，内因性の調節（自己調節）機構がいくつか存在している。血管平滑筋が外力（たとえば血圧上昇）により引き伸ばされると，収縮を強める方向に働く機能が備わっている。これにより，血圧が上昇しても臓器の血流を一定に保つことができる（機械的自己調節）。また，組織の代謝亢進や虚血で代謝産物（二酸化炭素，乳酸など）が増えると血管が拡張し，組織の需要を満たすように血流が増える（代謝性調節）。

末梢で血流の需要が高まって代謝性調節などにより血管抵抗が低下し，その上流動脈の血流速度が速まると，内皮がそれを感知して血管を拡張させる。このように，血管内皮は血流速度を一定の範囲に保つように血管径を調節する指令を血管平滑筋に送る（血流依存性血管拡張）。この指令は内皮細胞のつくる一酸化窒素（NO）などにより伝えられる。

中膜の血管平滑筋（図1-19）は，主として交感神経（副交感神経の支配は原則としてない）の支配を受け，その緊張性活動*により収縮・拡張の両方向に調節される。

＊ **緊張性活動**：刺激のない平常の状態で一定の神経活動が持続的に存在すること。交感神経はこの緊張性活動のレベルを増減することにより，単独で制御対象の機能を亢進・低下の両方向に調節できる。

表1-4 主な血管作動因子

作用分類	因子名	由来	受容体
収縮因子	ノルアドレナリン	交感神経	α_1
	アンジオテンシンⅡ	血流（肝）	AT_1
	バソプレシン（抗利尿ホルモン［ADH］）	血流（脳下垂体後葉）	V_{1a}
	エンドセリン-1	血管内皮細胞	ET_A
弛緩因子	アドレナリン	血流（副腎髄質）	β_2
	心房性ナトリウム利尿ペプチド（ANP）	血流（心筋）	ANP_A
	プロスタサイクリン（PGI_2）	血管内皮細胞	IP
	一酸化窒素（NO）	血管内皮細胞	sGC*

＊NOは細胞膜の受容体ではなく直接細胞質の水溶性グアニル酸シクラーゼ（sGC）を活性化

2 血管平滑筋の働き

血管平滑筋は，交感神経伝達物質である**ノルアドレナリン**以外にも多くの因子に対する受容体（レセプター）をもっており，それらの因子に反応して収縮あるいは弛緩する。その因子を血管作動因子とよび，主なものを表1-4に示す。また，内皮細胞は，前述の一酸化窒素のほかにも中膜の平滑筋細胞の収縮・弛緩を制御するいくつかの因子（エンドセリン-1，プロスタサイクリン）を産生する（表1-4）。

これらの内皮由来の因子は，内皮細胞に加わる機械的な力（血流速度，血管壁の伸展）や特定のホルモン（ブラジキニン，アセチルコリンなど）により調節される。

3. 血圧の調節

これまで学習してきたように，血圧の意味としては，動脈の灌流圧すなわち血流を流すためのエネルギーという側面が強い。灌流圧と血流の関係はハーゲン-ポアズイユの法則に表される（図1-21）。血圧の維持と調節の目的は，全身の血流（循環）を維持することにある。

1 短期的調節＝急速血圧調節系

短期的かつ急速な血圧調節は神経系が担当している（神経性調節あるいは循環反射）。その最も重要な意義は，起立姿勢における循環の維持である。起立は，重力によって特に容量の大きい静脈内の血液を下半身に貯留させ，静脈還流を著しく低下させる。これによる心室の前負荷の低下は，フランク-スターリング機序（図1-13）により心拍出量を減少させる。平均血圧Pは心拍出量COと総末梢血管抵抗RからP＝R×COで決まるので，血圧は低下する。

この血圧低下は，急速血圧調節系にかかわる神経の障害（たとえば糖尿病神経障害や脊髄小

脳変性症による自律神経障害）でみられる深刻な起立性低血圧そのもので，患者の身体活動は著しく制限されてしまう。この調節機構の存在がいかに重要かを端的に示す病態である。ヒトを含む哺乳動物では，この前負荷と血圧の変化を感知するセンサー（受容器）がいくつか知られている。

　①**動脈圧受容器**：大動脈弓と頸動脈洞（内・外頸動脈の分岐する部位）で血圧を感知する。
　②**心肺圧受容器**：大静脈付近や心房でその圧（前負荷）を感知する。
　③**末梢化学受容器**：大動脈弓と頸動脈洞に付属した小体で，血圧低下に伴う血流の減少を感知する。

　これらのセンサーからの情報は，中枢神経に向かう神経（求心路とよぶ）によって延髄にある循環中枢に伝えられる。中枢では情報を統合処理し，遠心路の自律神経（**交感神経と迷走神経**）をとおして効果器である心臓と血管に命令を下す（**図1-28**）。自律神経による心臓と血管の調節は，すでに学んだとおりである。命令の実行結果は，すぐにセンサーが中枢にフィードバックし，不十分なところを次々に補正していく。このように調節結果を目標と比較し，その差をなくすように次の命令を調整しつつ働くしくみを**負のフィードバック**制御とよぶ（"負"は引き算の意味）。

　前記3種類のいわば血行動態センサーは，前負荷や血圧の変化が起こる前から変化を予測して作動することはないので，非常に急速な血圧変化には調節が間に合わない。近年，特に重力や体位変換に対し，前記の血行動態センサーのフィードバック制御による血圧調節を補助するしくみとして，骨格筋あるいは皮膚の体性知覚入力や内耳器官からの前庭神経入力などが，重力のセンサーとして血圧調節にかかわる可能性が知られるようになった。これらの機構によって急な起立時にも正常の血圧と循環が維持され，われわれはその変化を意識することなく生活できるのである。

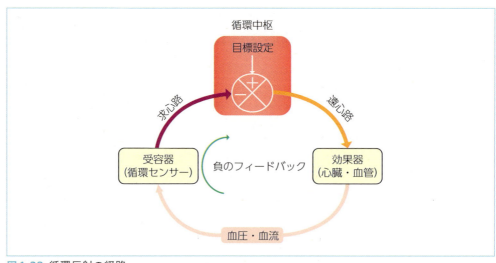

図1-28 循環反射の経路

2　中長期的調節

短期的な調節を神経系が担当しているのに対し，中長期的には内分泌（ホルモン）系と腎臓の体液調節系が重要である。ホルモンとしては，表1-4に血流由来の血管作動因子として示した**アンジオテンシンⅡ，バソプレシン，アドレナリン，心房性ナトリウム利尿ペプチド（ANP）**と，**副腎皮質ホルモン**である**アルドステロン**が含まれる。

アンジオテンシンⅡは，肝臓でつくられるアンジオテンシノーゲンに，腎臓から分泌されるレニンとアンジオテンシン変換酵素（angiotensin-converting enzyme；ACE）が作用して生成される。血圧が低下すると腎臓からのレニン分泌は増加する。これにより増えたアンジオテンシンⅡは血管収縮のほか，副腎皮質からのアルドステロン分泌促進を介して腎臓でのナトリウムと水の再吸収を増加させ，結果として血液（体液）量増加→前負荷の増加→心拍出量増加→血圧上昇に働く（図1-29）。

このアンジオテンシンⅡ生成を中心にした調節系を**レニン-アンジオテンシン-アルドステロン系（RAAS）**とよぶ。また血流中のRAASに加え，臓器・組織局所でのアンジオテンシンⅡ生成系の存在も知られており，高血圧や心不全の治療においてRAASの活性化を阻害・抑制する薬剤の有効性が実証されている。

前述した血圧の神経性調節における循環中枢の命令は，血圧低下時に下垂体後葉のバソプレシン分泌を促す。これは，表1-4に示したV_{1a}受容体を介した血管収縮に加え，V_2

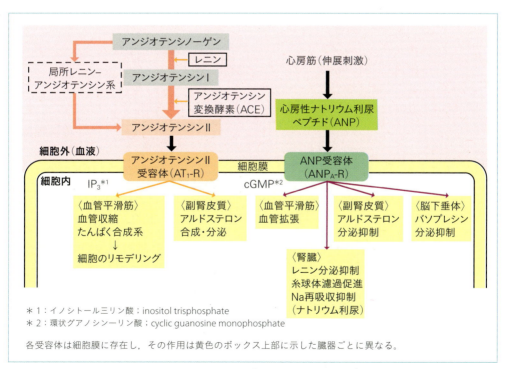

＊1：イノシトール三リン酸；inositol trisphosphate
＊2：環状グアノシン一リン酸；cyclic guanosine monophosphate
各受容体は細胞膜に存在し，その作用は黄色のボックス上部に示した臓器ごとに異なる。

図1-29　レニン-アンジオテンシン-アルドステロン系とナトリウム利尿ペプチドによる調節系

受容体を介して腎臓での水分の再吸収を増やすことにより前負荷の増加→心拍出量増加→血圧上昇に働く。V_2受容体阻害薬であるトルバプタンは，このバソプレシンの腎臓での作用を抑えることで強い利尿作用をもち，うっ血性心不全の治療などに使われている。

ANPは心房壁が引き伸ばされること，すなわち前負荷増大により分泌され，血管および腎臓に対してアンジオテンシンⅡやアルドステロンに拮抗する作用をもつ。すなわち，血管を拡張させ腎臓からのナトリウム排泄と尿量を増加させて心臓の負荷を軽減し，血圧（灌流圧）維持を優先するほかの循環調節系に対して心臓保護的な役割をもつ（図1-29）。この作用により，ANP製剤が重症心不全の治療薬として使われている。

表1-3に示したように心筋の収縮力を調節する神経は交感神経であり，その作用を伝えるのは$β_1$-アドレナリン受容体である。副腎髄質からのアドレナリンは交感神経の活動亢進により増加し，血管に対しては$β_2$刺激により拡張作用を，心臓に対しては$β_1$刺激により陽性変力作用，陽性変時作用を表す。その結果，心拍出量を増加させる。

国家試験問題

1 部位と流れる血液との組合せで正しいのはどれか。 （95回 AM11）

1. 肺動脈 ――― 動脈血
2. 肺静脈 ――― 静脈血
3. 右心房 ――― 動脈血
4. 左心室 ――― 動脈血

2 収縮期血圧の上昇をきたす要因はどれか。 （102回 AM83）

1. 副交感神経の興奮
2. 循環血液量の減少
3. 末梢血管抵抗の増大
4. 血液の粘稠度の低下
5. 動脈血酸素分圧（PaO_2）の上昇

▶答えは巻末

循環器

第 2 章

循環器の症状と病態生理

この章では
- 循環器疾患で生じる主な症状の定義・概要とその病態生理，原因となる疾患について理解する。
- 循環器疾患で生じる症状の程度や分類を把握し，それらに対する治療法・対処法について理解する。

I 胸痛

1. 定義

　胸痛を代表とする**胸部症状**は外来受診時の最も多い主訴の一つである。漠然とした不安に伴う胸部違和感から，圧迫感，刺すような痛み，動けなくなるような激痛などと表現されるような様々な症状がある。心筋虚血による胸痛を**狭心痛**という。狭心痛は，胸骨裏側，前胸部，心窩部など，ある程度広い範囲で生じる。

2. 病態生理

　胸痛を起こす疾患には循環器疾患以外にも，呼吸器疾患や消化器疾患など多くの疾患があり，それぞれに特有の病態がある。ここでは，胸痛を起こす循環器疾患についてその病態生理を述べる。胸痛を起こす循環器疾患として代表的な疾患には，安定狭心症と急性冠症候群がある。急性冠症候群には，急性心筋梗塞，不安定狭心症，心臓突然死などが含まれる。これらの疾患では，血流障害が起こった心臓組織の間質に，虚血に陥った心筋細胞から放出されたアデノシン，ブラジキニン，プロスタグランジン，ヒスタミン，セロトニン，トロンボキサン，乳酸などが蓄積し，これらが化学受容器を刺激することで狭心痛が生じる。狭心痛は，ときに肩，上肢，背部などに放散する痛みを伴い，これを関連痛という。

3. 原因疾患

　胸痛を起こす疾患は，心臓疾患，血管の疾患，呼吸器の疾患など様々である。胸痛の原因となる代表的な疾患を**表2-1**に示す。痛みの部位のみでは疾患を特定することはできない。

4. 分類・程度

　時間的な経過は鑑別診断に役立つ。時間経過については急性，亜急性，反復性，慢性な

表2-1 胸痛を起こす疾患

心臓	狭心症，急性心筋梗塞，急性冠症候群，急性心膜炎，心筋炎，心臓弁膜症，期外収縮などの不整脈
大血管系	解離性大動脈瘤，胸部大動脈破裂，大動脈炎症候群，肺血栓塞栓症
呼吸器系	肺炎，気管支炎，肺腫瘍，胸膜炎，膿胸，自然気胸，縦隔気腫
消化器系	食道炎，Boerhaave 症候群，食道潰瘍，食道がん，食道裂孔ヘルニア，アカラシア，胃炎，胃十二指腸潰瘍，胆石，胆嚢炎，膵炎
胸壁	骨折，肋軟骨炎，筋肉痛，筋炎，外傷
そのほか	帯状疱疹，肋間神経痛，椎体骨折，椎間板疾患，脊髄疾患，腫瘍浸潤，Pancoast 腫瘍，乳腺症，心臓神経症，過換気症候群

どに分けられる。

5. 治療・対処法

　胸痛を訴える患者の診断と治療を行う際にまず重要なことは，死亡に至る可能性もある急性心筋梗塞，不安定狭心症，急性大動脈解離，肺血栓塞栓症(そくせん)などの疾患を見逃さないことである。典型例は容易に診断されるが，心電図，画像，血液検査などで判然としない場合もある。このような非典型例では胸痛の性状，持続時間，随伴症状，誘因，発生状況，頻度などの病歴聴取と身体診察を十分に行い，疑いがあれば入院とし，経時的に症状や検査データの変化を観察することが大切である。

II 呼吸困難

1. 定義

　「呼吸をするときに感じる不快な感覚や努力感」と定義される。**自覚症状**であるので，本人の心因反応も含まれ，客観的な評価は困難であることが多い。「空気が足りない」「息苦しい」「空気を吸い込みにくい」などと訴える。

2. 病態生理

　生体の代謝の変化に対応して，呼吸調節系は作動するが，代謝変化によって生じた換気の需要と換気能力の間に不均衡が生じた場合，呼吸努力感の増大による呼吸困難感が生じる。以下の諸因子が複雑に関連していると考えられる。

1 血液ガスの異常

　動脈血酸素分圧（Pao_2）の低下，動脈血二酸化炭素分圧（$Paco_2$）の上昇，pHの低下は化学受容器を刺激して換気を増加させ，呼吸困難の原因となる。しかし，肺気腫のように血液ガスが正常範囲にあっても呼吸困難を強く訴える場合もあるので，呼吸困難のすべてを血液ガスの異常で説明することはできないことを念頭に置く必要がある。

2 肺と気道系の受容器の関与

　肺と気道には刺激受容器，伸展受容器などの受容器が存在しており，これらの受容器から迷走神経を介して呼吸中枢に伝えられる刺激が呼吸困難の発生に関与している。

3 胸壁の受容器の関与

　胸壁，特に呼吸筋の筋紡錘内にある機械的受容器は呼吸筋線維(せんい)と筋紡錘線維とが釣り

表2-2 呼吸困難の原因となる病態・疾患

呼吸困難の機序	原因	病態・疾患
換気の増加	低酸素血症	・チアノーゼをきたす先天性心疾患，高山病，肺動脈瘻 ・肺実質病変：肺炎，腫瘍など ・無気肺，肺切除 ・肺血栓塞栓症 ・新生児呼吸促迫症候群
	高炭酸ガス血症	・閉塞性肺機能障害 ・肺胞低換気
	アシドーシス	・うっ血性心不全 ・代謝性アシドーシス ・重症貧血 ・妊娠 ・腎不全 ・糖尿病
	発熱	・感染症など
換気能力の低下	閉塞性肺機能障害	・気道の閉塞：声帯麻痺，異物 ・閉塞性肺疾患：慢性気管支炎・肺気腫，気管支喘息
	拘束性肺機能障害	・肺高血圧症 ・肺切除 ・胸水の貯留 ・気胸 ・肺炎 ・食道裂孔ヘルニア ・胸郭変形，脊柱後彎，側彎 ・間質性肺炎 ・塵肺 ・過敏性肺炎 ・サルコイドーシス
	肺胞低換気	・神経・筋機能不全：ポリオ，多発性神経炎，筋ジストロフィー，低カリウム血症
心因性呼吸困難	不安，抑うつ	・過換気症候群 ・不安神経症 ・ヒステリー

合って収縮するが，これが不釣り合いになると筋肉の長さと張力に不均衡を生じ，筋紡錘からの求心性刺激が中枢に伝えられて，呼吸困難を生じる。

3. 原因疾患

呼吸困難を起こす原因疾患は多彩であり，その病態と疾患を表2-2にまとめた。

4. 分類・程度

呼吸器疾患患者の運動機能と呼吸困難からみた重症度（Ⅰ〜Ⅴ段階）評価基準として**ヒュー‐ジョーンズ**（Hugh-Jones）**分類**がよく用いられる（表2-3）。
呼吸困難の患者の診察のポイントは以下のようである。
①急性発症か慢性経過か，あるいは慢性疾患の急性増悪なのか。

表2-3 ヒュー-ジョーンズの分類

Ⅰ度 　同年齢の健常者と同様の労作ができ，歩行，階段の昇降も健常者なみにできる。 Ⅱ度 　同年齢の健常者と同様に歩行できるが，坂，階段の昇降は健常者なみにはできない。 Ⅲ度 　平地でさえ健常者なみに歩行できないが，自分のペースでなら1.6km以上歩ける。 Ⅳ度 　休みながらでなければ50m以上歩けない。 Ⅴ度 　会話，着物の着脱にも息切れがする。息切れのため，外出できない。

②バイタルサインの異常はあるか。
③呼吸音の異常はあるか。
④血液ガスの異常はあるか。
⑤胸部X線写真の異常はあるか。

1　呼吸器疾患と心疾患との鑑別

　呼吸困難の前駆症状として胸痛（特に狭心痛）を伴っている場合には冠動脈疾患による心不全（肺うっ血）が疑われる。時に，喘鳴を伴い，いわゆる心臓喘息の状態が現れることもあり，気管支喘息との鑑別が必要となるケースもある。確定診断には心電図や心エコー検査が有用である。また，心不全では重症度に相関して，鋭敏に血液中の脳性ナトリウム利尿ペプチド（brain natriuretic peptide；BNP）濃度が上昇することから，鑑別に役立つ。

2　急性の呼吸困難の鑑別

　自然気胸は胸部X線写真で容易に診断ができる。胸痛と呼吸困難を伴い，低酸素血症がみられるにもかかわらず，胸部X線写真には気胸や肺気腫などの明らかな異常がない場合には，急性肺血栓塞栓症を考える必要がある。深部静脈血栓症の既往や血栓，塞栓の原因となる基礎疾患を有していなければ，可能性が高い。胸部CT（造影）は診断に有用である。

5. 治療・対処法

　最も重要なことは，緊急の対応を要するか否かの判断である。緊急処置を要するものとしては，異物誤嚥による窒息，心筋梗塞などによる急性心不全，緊張性気胸，大量胸水貯留，肺血栓塞栓症，肺梗塞，気管支喘息重積発作，慢性呼吸不全の急性増悪などがある。急性に発症した呼吸困難は当初軽症であっても急激に進行することがあり，十分な注意が必要である。

　呼吸困難の原因は様々であり，疑われる疾患とその重症度によって治療法は異なる。慢

性呼吸不全者では多くが在宅酸素療法の適応となるが，低酸素血症を欠く患者に対して，息切れの改善のみを目的とした酸素療法は避けるべきである。慢性呼吸不全の急性増悪は入院治療が必要である。特にアシドーシスが高度の場合や意識障害を伴う場合には，気管内挿管による人工呼吸が必要となる。

III 動悸

1. 定義

通常は自覚しない心臓の**拍動**が自分で感じられる状態であり，循環器外来患者で頻度が高い症状の一つである。患者は「心臓がドキドキする」「脈が飛ぶ感じがする」「ドキッとする」などと多彩な訴えをする。通常は治療を必要としないことが多いが，ときに致死性不整脈の初発症状であることもある。

2. 病態生理

交感神経系の亢進または迷走神経系の消退による心拍数の増加によることが一般的であるが，心拍数増加を伴わない場合もある。

3. 原因疾患

動悸を起こす疾患は心臓の疾患が最も多いが，それ以外にも，肺疾患，消化器疾患，血液疾患など様々で，また，アルコールや薬剤が原因となることもある。心疾患のなかでは不整脈が最も頻度が高い。動悸の主な原因を表 2-4 に示す。

表 2-4 動悸を起こす疾患や病態

心疾患	不整脈（洞性頻脈，発作性上室性頻拍，心室頻拍，心房細動，心房粗動，心房性期外収縮，心室性期外収縮，洞不全症候群，ペースメーカー症候群），虚血性心疾患，弁膜症，心筋症など
肺疾患	肺炎，COPD（慢性閉塞性肺疾患）など
消化器疾患	消化管出血など
血液疾患	貧血など
代謝性疾患	甲状腺機能亢進症，低血糖，褐色細胞腫
感染症	敗血症，発熱
中毒	アルコール，テオフィリン中毒，アンフェタミン中毒など
アレルギー	アナフィラキシーなど
薬物性	アルコール，抗コリン薬など
神経原性	自律神経失調症など
精神疾患	パニック障害，うつ病など
そのほか	脱水，低酸素血症

4. 分類・程度

心電図で**洞調律**か否かを判定する。洞調律の徐脈または頻脈の場合は動悸症状が続いていても致死的な状況である可能性は低い。洞調律では心拍数は 150 回 / 分以上にはならないのが一般的であり，心拍数が 150 回 / 分以上の場合は洞調律ではない頻脈性の不整脈である可能性が高い。

5. 治療・対処法

原因によって治療法は大きく異なるため，問診や検査にて原因を明らかにすることが重要である。問診では，動悸がいつ，どのように生じたか，出現が安静時か労作時か，誘因はあったか，頻度はどの程度か，持続時間はどれくらいあったのかなどの質問項目があげられる。既往歴としては動悸での病院受診歴，受けた検査，そのほかの基礎疾患が重要となる。心臓病や突然死の家族歴も聴取する。

身体診察では眼瞼結膜の貧血，甲状腺腫大，心雑音，ラ音，下腿浮腫の有無が重要である。心電図検査では脈拍数，リズム，そのほかの虚血性変化や QT 延長，δ波の有無などを確認する。血液検査では甲状腺機能や凝固機能の異常，CK（クレアチンキナーゼ）やトロポニン T の上昇の確認が重要である。原因に応じて，循環器内科，消化器内科，呼吸器内科，血液内科などのコンサルトが必要となる。

IV 意識障害・失神

1. 定義

「意識障害」のうちで「脳全体の一過性低灌流」による一過性の意識障害を失神とよび，低灌流以外で一過性の意識障害をきたすもの，たとえば，過換気症候群（アルカローシスによる血管攣縮），てんかんによる意識障害，低血糖，転倒，頭部外傷，クモ膜下出血あるいはヒステリーとは区別する。

失神の発症は比較的速やかであり，意識は多くの場合，速やかに回復する。**前駆症状**（浮動感，悪心，発汗，視力障害など）を伴うことも伴わないこともある。失神からの回復後に逆行性健忘をみることもある。

2. 病態生理

失神は**血圧**の著明な低下によって起こる。失神によって意識が失われる時間は短く，数秒から 30 秒以内がほとんどである。失神時には血圧が著明に低下するので皮膚蒼白，冷や汗を認める。また回復した意識は清明である（てんかんや脳振とうと異なる）。ほとんどの

失神は立位あるいは座位で発症し，転倒によって体位が水平になると静脈還流が増加して血圧が上昇し，意識は回復する．一方，夜間，仰臥位で失神する場合は，心原性失神を疑う．

起立性低血圧では仰臥位から立位への変換で，心臓への還流血液量が約30%減少し，心拍出量減少・体血圧低下が生じる．この際，圧受容器反射系が賦活され，健常者ではこの反射系が機能して血圧を適切に保つが，反射系異常・循環血漿量低下状態では，起立時に高度の血圧低下をきたす．

神経調節性失神症候群では立位により下肢末梢静脈のうっ滞が起こり，心臓への静脈還流量が減少するため，交感神経系が活性化する．立位を継続すると副交感神経系が亢進し，血管拡張と徐脈によって血圧が低下する．眼前暗黒感，血の気の引く感じ，腹痛，便意などの前駆症状を認めることが多い．傾斜台を利用して受動的に60°〜80°の傾斜を負荷する**チルト試験**は心抑制型（心拍数低下）か血管抑制型（血管拡張による血圧低下）かの鑑別に役立つ．

不整脈や虚血性心疾患，心筋症などによる失神では，頻脈性・徐脈性不整脈のほか，心肺圧受容器反射の異常で起こる．突然死の危険性が高い．大動脈弁狭窄では，主に運動中に末梢血管抵抗が下がっても心拍出量は増えず，血圧が下がり脳循環不全となり失神をきたす．頸動脈洞や左室の圧受容器が異常となり低血圧に寄与する可能性もある．また一過性の心房細動・心室細動や房室ブロックが合併し失神を起こすこともある．大動脈解離では，出血や心タンポナーデによる血圧低下・脳虚血，激痛，頸動脈など弓部分枝血管の閉塞などが原因となる．

3. 原因疾患

失神を起こす疾患は様々である．表2-5に示す．

4. 分類・程度

心原性の場合，重篤である可能性が高いため，循環器内科での精査が必要である．

5. 治療・対処法

失神診療の基本は，病歴をよく聴取し，失神を起こした状況を把握することである．前駆症状の有無は重要である．

1 起立性低血圧および神経調節性失神の治療

- 急激な起立の回避
- 誘因の回避：脱水，過食，飲酒など
- 誘因となる薬剤の中止・減量：降圧薬，α遮断薬，硝酸薬，利尿薬など
- 循環血液量の増加：食塩補給，鉱質コルチコイド

表2-5 失神を起こす疾患・病態

失神の機序	原因となる疾患・病態
起立性低血圧	1) 自律神経障害 　①特発性：純粋自律神経失調症，多系統萎縮，自律神経障害を伴うパーキンソン病 　②二次性：糖尿病，アミロイドーシス 　③その他：食後，運動後 2) 薬剤，アルコール 3) 循環血液量減少：出血，下痢，アジソン病
神経調節性 失神症候群	1) 神経調節性失神 2) 血管迷走神経反射 3) 頸動脈洞過敏症候群 4) 状況失神：咳嗽，嚥下，排便，排尿，食後，急性出血など 5) 舌咽神経・三叉神経痛
心原性	1) 不整脈 　①徐脈性不整脈 　②頻脈性不整脈 2) 器質的心疾患，心肺疾患 　①狭窄性弁膜症 　②急性冠症候群 　③閉塞性肥大型心筋症 　④心房粘液腫 　⑤大動脈疾患：解離，大動脈炎症候群 　⑥心タンポナーデ 　⑦肺塞栓症，肺高血圧症
脳血管	1) 盗血症候群 2) 過呼吸

- 弾性ストッキング
- チルト訓練
- 上半身を高くした睡眠
- α刺激薬

2　心原性失神

❶ 不整脈による失神

　ホルター心電図，ループレコーダーが診断に有用である。洞不全症候群や高度房室ブロックではペースメーカー植込み，心室頻拍および心室細動には植込み型除細動器（implantable cardioverter defibrillator；ICD）が適応となる。

❷ 器質的心疾患による失神

　虚血発作が心室頻脈性不整脈の原因となっている例では，虚血に対する治療を行い，必要に応じて冠動脈形成術や外科的治療を行う。冠攣縮による失神発作例にはカルシウム拮抗薬を投与するが，効果が不確実な場合にはICDの植込みも考慮する。陳旧性心筋梗塞例で失神発作が心室細動や持続性心室頻拍による場合，失神の原因は不明であるが，電気生理学的検査で心室細動や持続性心室頻拍が誘発され有効な薬剤がない場合には，ICDを植込む。

V ショック

1. 定義

何らかの原因によって組織を灌流する**血流**が低下し，正常な細胞活動を維持することができなくなった状態をいう。最初は可逆的であるが遷延すると不可逆的となり，**多臓器不全**から死に至る。

2. 病態生理

ショックの診断基準を**表 2-6** に示す。
また，ショックはその病態により，次に示すように分類されている。

▶ **心原性ショック** 急性心筋梗塞や不整脈によって心拍出量が減少すると組織灌流が低下し，全身組織の機能不全になる。

▶ **循環血液量減少性ショック** 出血によって循環血液量が減少することによって組織灌流が低下し，全身臓器の機能不全になる。

▶ **血液分布異常性ショック** 末梢血管が拡張することによって，有効循環血液量の減少に伴い血圧が低下し，組織への血流が減少し，臓器不全に陥る。**敗血症性ショック**，**アナフィラキシーショック**および**神経原性ショック**を含む。

▶ **心外閉塞・拘束性ショック** 心臓自体が原因ではなく，心臓以外の原因によって心臓のポンプ機能が障害された結果，心拍出量が減少し，臓器不全に陥った状態である。

3. 原因疾患

❶ 心原性ショック

急性心筋梗塞，急性心筋炎，心筋症，弁膜症，術後低拍出量症候群，心破裂，心室中隔穿孔，乳頭筋断裂，薬物（抗がん剤）など

表2-6 ショックの診断基準（日本救急医学会）

1. 血圧低下	収縮期血圧（SBP）90mmHg 以下 ・平時の収縮期血圧 150mmHg 以上の場合：平時より 60mmHg 以上の下降 ・平時の収縮期血圧 110mmHg 以下の場合：平時より 20mmHg 以上の下降
2. 小項目	心拍数 100/ 分以上 微弱な脈拍 爪床の毛細血管の refilling 遅延（圧迫解除後 2 秒以上） 意識障害（JCS 2 桁以上または GCS10 点以下），不穏・興奮状態 乏尿・無尿（0.5mL/kg/ 時以下） 皮膚蒼白と冷汗，または 39℃ 以上の発熱（感染性ショックの場合）

（血圧低下＋小項目 3 項目以上をショックとする）

❷ 循環血液量減少性ショック

(1) 出血によるもの
　① 外出血：種々の外傷
　② 内出血：胸腔内出血（胸部外傷，胸部大動脈瘤破裂など），腹腔内出血（腹部外傷，肝がんの破裂，子宮外妊娠など），消化管出血（食道静脈瘤の破裂，消化性潰瘍，大腸がんなど），軟部組織内出血（骨折，打撲など）

(2) 血漿の漏出によるもの
　熱傷，急性膵炎，腹膜炎，高度の脱水など

❸ 血液分布異常性ショック

- 敗血症性ショックでは，細菌（主にグラム陰性桿菌）の破壊に伴い，細菌の外膜に存在していたエンドトキシンに生体が反応し，炎症性のメディエーターの放出や一酸化窒素（NO）の過剰産生などを通じてショックが生じる。
- アナフィラキシーショックでは，アレルゲンとの接触によってI型アレルギー反応が起こり，肥満細胞から分泌されたヒスタミンやほかの媒介物質（メディエーター）が，末梢血管を拡張させるとともに，肺の細気管支の収縮，気管支痙攣（気管の収縮）を引き起こし，喉頭浮腫，気道平滑筋収縮，蕁麻疹などの症状が起こる。
- 神経原性ショックでは，高位脊髄神経麻酔，脊髄損傷，交感神経遮断薬などで交感神経系が抑制または遮断されることによって血管への神経支配が障害され，末梢血管が拡張し，血圧が低下する。

❹ 心外閉塞・拘束性ショック

肺血栓塞栓症，心タンポナーデ，緊張性気胸，収縮性心膜炎など

4. 分類・程度

ショックの段階とそれぞれの段階における臨床症状を表 2-7 に示す。

5. 治療・対処法

すべてのショックに共通する初期治療は，気道の確保，呼吸の維持，輸液路の確保，血圧・循環の維持，およびショックの原因に対する処置・治療を行う。ショックの病型に対する治療のポイントは以下のとおりである。

❶ 心原性ショック

心拍出量減少の原因となっている病態に対する治療を行う。急性心筋梗塞に対しては，まず再灌流療法を行う。そして，急性心筋梗塞，急性心筋炎では大動脈内バルーンパンピング（IABP），経皮的心肺補助装置（PCPS）などにて循環動態の改善を図る。薬物療法としては，ドパミン，ドブタミン，ノルアドレナリンなどのカテコラミンのほか，ホスホジエステラーゼⅢ（PDE Ⅲ）阻害薬，カルシウム感受性増強薬などを用いることがある。頻脈性不整脈に対してはカルディオバージョン，徐脈性不整脈に対しては一時的ペースメー

表2-7 ショックの段階と臨床症状

Stage 1 プレショック	意識：清明だが精神的苦痛 皮膚：蒼白，冷感（敗血症では warm） 軽度な末梢血管収縮 血圧：正常もしくはわずかに低下 呼吸は頻呼吸
Stage 2（ショック）	意識：混濁 皮膚：湿潤，冷感（敗血症では warm） 著明な末梢血管収縮 血圧：低下 呼吸は頻呼吸 呼吸不全の徴候，アシドーシス
Stage 3（多臓器不全）	意識：昏睡 皮膚：冷感，チアノーゼ，まだら状 高度な末梢血管収縮 血圧：脈拍の触知不能 無尿 代謝性アシドーシス 多臓器不全

カー留置を行う。

❷ 循環血液量減少性ショック

輸液や輸血を行う。

❸ 血液分布異常性ショック

敗血症性ショックでは十分な輸液，感染源の除去，抗菌薬の投与を行う。

アナフィラキシーショックでは，アドレナリンの筋注が第1選択となる。

神経原性ショックでは，十分な輸液，ドパミン以外にノルアドレナリンもしばしば必要となる。徐脈に対してはアトロピンやアドレナリンが有効である。

❹ 心外閉塞・拘束性ショック

①心臓外での閉塞：肺塞栓症に対しては，抗血栓薬，血栓溶解療法。

②心臓外からの圧迫によるもの：
- 心タンポナーデでは心嚢穿刺
- 緊張性気胸では胸腔ドレナージ
- 収縮性心膜炎では心膜切開術

VI 四肢の痛み，しびれ，皮膚の色調変化

1. 定義

四肢の動脈疾患あるいは血栓性静脈疾患による**血流障害**で起こる。

2. 病態生理

末梢動脈疾患のうち、バージャー病（閉塞性血栓性血管炎，thromboangitis obliterans；TAO）では、四肢を灌流する末梢動脈が動脈硬化で内腔狭窄をきたし、患肢の阻血症状が出現する。静脈血栓症は、血液凝塊によって静脈が閉塞し、下腿の痛みと浮腫、静脈とその周囲の皮膚が炎症を起こす疾患である。骨盤内や下肢の深部静脈にできた血栓により深部静脈血栓症が起こると、下腿の痛みや浮腫のほか、急性肺血栓塞栓症を併発することがあり、注意が必要である。

3. 原因疾患

❶ 末梢動脈疾患の原因
腸骨動脈，大腿動脈，膝窩動脈，前・後脛骨動脈の粥状硬化症

❷ バージャー病
四肢末梢血管の炎症（血管炎）に起因する。喫煙と関係がある。

❸ 静脈血栓症の原因
血管壁の外傷、凝固能亢進状態、および血流うっ滞が原因となる（ウィルヒョウ［Virchow］の三徴）。

具体的には、長時間の飛行機搭乗、術後、外傷による長期間臥床、肺炎、うっ血性心不全による集中治療室での長期間の治療、肥満、高齢、がん、化学療法、喫煙、高血圧、糖尿病、経口避妊薬、脊髄神経損傷、カテーテル留置、プロテインS欠損症、アンチトロンビンⅢ欠損症、高ホモシステイン血症、抗リン脂質抗体症候群（抗カルジオリピン抗体、ループスアンチコアグラント）、などがあげられる。

4. 分類・程度

❶ 末梢動脈疾患の病期分類
臨床症状によってⅠ～Ⅳ度の4つに分類する（**フォンテイン［Fontaine］分類**）。
- Ⅰ度　冷感，しびれ
- Ⅱ度　間欠性跛行
- Ⅲ度　安静時疼痛
- Ⅳ度　潰瘍，壊疽

❷ バージャー病
バージャー病の重症度分類を用いて、3度以上を医療費助成の対象とする。

❸ 静脈血栓症
深部静脈血栓症と急性肺血栓塞栓症に分けられる。急性肺血栓塞栓症の9割の症例は深部静脈血栓症が原因となる。大きな肺血栓塞栓症で発症しても深部静脈血栓が見つからないことも少なくない。これは、すでに血栓がはがれてしまったためと考えられる。

5. 治療・対処法

❶ 末梢動脈疾患

　禁煙，血圧のコントロール，脂質異常症の管理が重要である．また，抗血小板療法（アスピリン，クロピドグレル，シロスタゾール），プロスタグランジン製剤（PGI_2）などの薬物療法を行う．経皮的血管形成術（percutaneous transluminal angioplasty；PTA）または大動脈-大腿動脈バイパス術による血行再建術が効果的である．

❷ バージャー病

　禁煙が最も重要である．また，手足の清潔を保ち，保護を行い，保温に気をつける．末梢動脈疾患と同様，抗血小板薬や血管拡張薬，抗凝固薬などの薬剤を用いる．重症の虚血症状（安静時疼痛，潰瘍や壊疽）がある場合には，交感神経節ブロックや交感神経節切除手術などを行って皮膚血流を増加させることも行われる．動脈硬化による血管閉塞と異なって末梢ほど病変が強いために，血行再建術が可能な症例は全体の20％以下と低い．

❸ 静脈血栓症

　抗凝固療法が基本である．ワルファリンによる治療のためには，急性期には未分画ヘパリンあるいは低分子ヘパリンを用いてから切り替える．ワルファリンの代わりにXa阻害薬が用いられるケースも増えてきた．重症の急性肺血栓塞栓症を発症した場合には，組織プラスミノーゲンアクチベータ（t-PA）による血栓溶解療法や血栓除去術が行われることもある．

Ⅶ 浮腫

1. 定義

顔や手足などの末端が体内の水分により痛みを伴わない形で腫れる症候．

2. 病態生理

　組織間質液と血液の浸透圧バランスが崩れ，**組織間質**に**体液**がたまって腫れる．バランスが崩れるメカニズムは，①静水圧の上昇，②膠質浸透圧の低下，③毛細血管透過性の亢進，の3つに大別される．

3. 原因疾患

❶ 心不全

　静脈圧の上昇が主因となり，間質へ体液が移動する．この場合，たんぱく濃度の低い漏出性の体液である．

❷ **肝硬変，ネフローゼ症候群，たんぱく漏出性胃腸症，栄養失調，低アルブミン血症**

　低アルブミン血症となり，血液の浸透圧が低下し，間質へ体液が移動することにより浸透圧バランスをとるため，浮腫をきたす。この場合もたんぱく濃度の低い漏出性の体液である。

❸ **甲状腺機能低下症**

　甲状腺機能低下症に伴う粘液水腫は，アルブミンとムコ多糖類の結合物が間質に貯留した状態で，体液の貯留による浮腫とは病態が異なる。非圧痕浮腫（non-pitting edema）とよばれる。

❹ **がん**

　低栄養による漏出性の浮腫だけでなく，腫瘍，リンパ節郭清術，放射線治療によるリンパ流の障害によってリンパ管内の静水圧の上昇や，サイトカインやケモカインによる血管やリンパ管の透過性の亢進によって滲出性の浮腫が起こる。

❺ **アレルギー**

　血管神経性浮腫あるいはクインケ（Quincke）浮腫とよばれる浮腫をきたす。顔面，四肢，外陰部および口腔，喉頭，声門などの粘膜に局所的に一過性に起こる。

4. 分類・程度

　組織間液の性状によって**漏出性浮腫**と**滲出性浮腫**に分類される。また，指で押したあとが残る圧痕性浮腫とあとが残らない非圧痕性浮腫がある。出現部位によって，**全身性浮腫**，**局所性浮腫**に分類される。

5. 治療・対処法

　原因によって治療法は異なる。静水圧が上昇することによって起こる漏出性浮腫の場合，塩分や水分摂取の制限で対応が難しい場合は，ループ利尿薬や抗アルドステロン薬が効果的である。低アルブミン血症の場合，利尿薬の効果を強くするため，アルブミン製剤の投与が行われることがある。

VIII チアノーゼ

1. 定義

　皮膚・粘膜の青紫色変化で，口唇，口腔粘膜，鼻尖，耳朶，指先，爪床でみられやすい。

2. 病態生理

　毛細血管内血液の還元ヘモグロビン濃度が **5 g/dL** 以上になると出現する。稀にメトヘ

モグロビン血症など異常ヘモグロビン血症が原因となることもある。低酸素血症に特異的な症状ではない。高炭酸ガス血症などによるアシドーシス，体温上昇により，酸素解離曲線は右方偏位し酸素解離しやすくなることで，チアノーゼが生じやすくなる。

3. 原因疾患

呼吸機能障害，先天性心疾患，高地，末梢循環不全，異常ヘモグロビン血症などでみられる。

4. 分類・程度

中枢性チアノーゼ，末梢性チアノーゼ，血液性チアノーゼに分類される。

❶ 中枢性チアノーゼ

動脈血の酸素飽和度が低下して，全身に出現する。原因は呼吸機能障害（中枢性低換気，神経筋疾患，重症喘息，重症肺炎，肺線維症，気道閉塞，肺水腫）と右左シャントを伴う先天性心疾患（ファロー四徴，完全大血管転位，両大血管右室起始，総肺静脈還流異常，三尖弁閉鎖，肺動脈閉鎖，総動脈幹症，左心低形成，単心室，アイゼンメンジャー症候群など），高地環境などの肺胞内酸素分圧低下の3つに大別される。

❷ 末梢性チアノーゼ

末梢循環不全（低心拍出量症候群，寒冷曝露，低血糖，レイノー現象），動脈閉塞性疾患（動脈性塞栓症，血栓性動脈炎，閉塞性動脈硬化症），静脈閉塞性疾患（静脈瘤，血栓性静脈炎）

❸ 血液性チアノーゼ（ヘモグロビンの異常）

先天性メトヘモグロビン血症，二次性メトヘモグロビン血症（フェナセチン，硝酸剤，一酸化窒素吸入），乳児メトヘモグロビン血症，ヘモグロビンM症，スルホヘモグロビン血症

5. 治療・対処法

チアノーゼに伴う臓器障害は，重篤な状況を意味しているため，合併症の管理も重要である。低酸素血症と赤血球増多による組織障害が様々な合併症の原因となる。治療法はそれぞれの原因に対して異なる。中枢性チアノーゼでは生命にかかわるため，迅速な対応が必要な場合が多い。

IX 頸静脈怒張

1. 定義

頸静脈怒張とは，頸静脈が座位において拡張して張り出して見える徴候のことをいう。一般的には右内頸静脈の視診で頸静脈怒張の評価を行う。

2. 病態生理

頸静脈怒張は**右心不全**を示す重要な所見である。右心不全では右心室から肺動脈への血液の拍出量が減少し，右房圧が上昇するため，右房に還流する上大静脈，そして頸静脈の圧が上昇する（図2-1）。

3. 原因疾患

頸静脈怒張を起こす疾患を以下に示す。
- 肺高血圧症（ニース分類を以下に示す）
    グループ1：肺動脈性肺高血圧症（遺伝性，膠原病に伴うもの，アイゼンメンジャー症候群に伴うもの）
    グループ2：左心性心疾患に伴うもの
    グループ3：肺疾患および／または低酸素血症に伴うもの
    グループ4：慢性血栓塞栓性肺高血圧症（CTEPH）
    グループ5：詳細不明の多因子メカニズムによるもの
- 収縮性心膜炎
- 三尖弁閉鎖不全症

4. 分類・程度

健常人の右心房圧は7〜8cmH$_2$Oである。図2-2のように45°にベッドを挙上し，胸骨角と右頸静脈怒張の最も高い部位までの距離を測定する。胸骨と右房との距離はおよそ5cmであるので，右房圧は下記の場合，4.5cm + 5cm = 9.5cmとなり，右房圧上昇があると判断される。

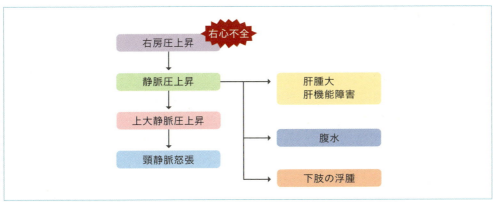

図2-1 頸静脈怒張の病態生理

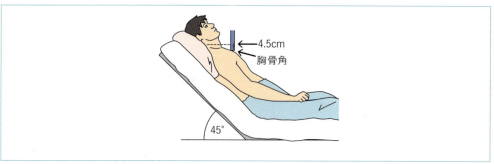

図2-2 頸静脈怒張のベッドサイドでの診断

5. 治療・対処法

以下のように原因疾患の治療を行う。

1 肺高血圧症

　肺動脈性肺高血圧症に対しては，3系統の血管拡張薬（エンドセリン受容体拮抗薬，プロスタサイクリン製剤，ホスホジエステラーゼ5［PDE5］阻害薬／可溶性グアニレートシクラーゼ活性化薬）を単独投与または併用投与を行う。アイゼンメンジャー症候群による肺動脈性肺高血圧症では，以前は保存的な治療のみであったが，最近ではシャント閉鎖が可能な状態まで肺動脈圧を低下させうる症例もみられるようになった（Treat and Repair）。左心性心疾患による肺高血圧症には，利尿薬，強心薬，血管拡張薬などで左心不全の治療を行う。呼吸器疾患による肺高血圧症には，酸素療法以外，現時点では有効な治療法はないが，肺動脈性肺高血圧症に類似の血管病変も併存する場合もある。CTEPHに対しては抗凝固薬，酸素療法，可溶性グアニレートシクラーゼ活性化薬の内服，バルーン肺動脈形成術（BPA）が行われる。

2 収縮性心膜炎

　安静，塩分制限，水分制限，利尿薬などの内科治療で改善が困難な場合，外科的に心膜剥離術を行う。

3 三尖弁閉鎖不全症

　利尿薬はしばしば有効であるが，重症例では三尖弁形成術または三尖弁置換術を行う。

国家試験問題

1 特定の抗原となる物質によって生じるアレルギー反応で引き起こされるショックはどれか。 (105回 PM12)

1. 心原性ショック
2. 出血性ショック
3. 神経原性ショック
4. アナフィラキシーショック

2 チアノーゼの際に増加しているのはどれか。 (104回 PM14)

1. 直接ビリルビン
2. 間接ビリルビン
3. 酸化ヘモグロビン
4. 還元ヘモグロビン

▶答えは巻末

循環器

第3章

循環器疾患にかかわる診察・検査・治療

この章では

- 循環器疾患の診察において，問診，視診，触診，打診，聴診および血圧測定についての知識と方法を理解する。
- 循環器疾患の検査の目的，種類，方法について理解する。
- 各種循環器疾患に適応となる薬物療法の作用，副作用について理解する。
- 循環器疾患の食事療法の内容について理解する。
- 心臓カテーテル，ペースメーカー，補助循環療法の目的，方法，適応疾患，治療に伴う合併症について理解する。
- 後天性心疾患・血管疾患に対して行われる手術法と周術期管理，手術の合併症について理解する。
- 循環器疾患の治療において行われる各種の手術法について理解する。
- 循環器疾患の治療における心臓リハビリテーションの多面的効果とプログラムの実際を理解する。

Ⅰ 循環器疾患にかかわる診察

問診

　循環器疾患において問診は極めて重要である。狭心症など一部の疾患の診断では問診の果たす役割は非常に大きい。また，心不全や解離性大動脈瘤，肺塞栓など緊急を要する疾患でも問診情報は有用である。ここでは循環器疾患における問診について述べる。

1. 胸部圧迫感，胸痛

　循環器に関する訴えのなかで最も多いものは胸痛である。このなかには心筋梗塞から不定愁訴としての胸部違和感や肋間神経痛まで含まれ，その鑑別には知識と経験の積み重ねが必要とされる。多くの場合，狭心症や心筋梗塞に伴う胸痛（狭心痛）は前胸部の圧迫感や絞扼感であり，いわゆる「痛み」とは異なることに留意する。典型的な狭心痛は冷汗を伴い，前胸部から咽頭，頸部，顎，歯茎，左肩，左腕などに放散するが，まれに前胸部の症状がなく心窩部や咽頭，頸部の症状のみを訴える場合もある。また，高齢者においては食欲不振や悪心が心筋梗塞の唯一の症状であることもあり，注意が必要である。ほかに，胸痛を主訴とする循環器疾患には急性心膜炎や解離性大動脈瘤，肺塞栓などがあげられるが，いずれの疾患においても患者の状態は重篤であり，いつでも急変する可能性がある。

2. 呼吸困難

　呼吸困難と**息切れ**は，心不全の徴候として最も重要な自覚症状の一つである。しかし，肺疾患患者や，日頃の運動量の少ない高齢者では健常者でも出現することがあるため，他疾患との鑑別の難しい徴候でもある。慢性心不全における労作時の息切れは，通常，徐々に症状が進行する。患者は，ゆっくりと進行する息切れに無意識に日常生活を制限することが多く，問診の際にはその運動能力を具体的に聞く必要がある。たとえば，単に「息切れはありませんか」と問診するのではなく，具体的な運動能力（一気に昇れる階段の階数，ほかの人と同様に歩行することができるかなど）を問診する。労作時の息切れがさらに進行すると，患者は安静時にも呼吸困難を訴えるようになる。進行した心不全患者では，夜間，仰臥位になることで下半身から心臓への血液の還流が一気に増えて心不全が悪化し，突発的に呼吸困難を訴えることがある。発作性夜間呼吸困難として有名であるが，この呼吸困難は，仰臥位1〜2時間で出現し，起き上がって起座位になることで短期間に症状が軽快するという特徴がある。下腿浮腫とともに肺疾患による呼吸困難との鑑別点とされている。

3. 浮腫

　心不全によって全身の**体液量**が増大し，浮腫が生じる。労作時の息切れから数年たって出現することが多い。低栄養状態や突発性の浮腫，肝硬変や腎不全に伴う浮腫との鑑別が必要である。通常，心不全以外の浮腫においては，労作時の息切れがないか，あっても軽度のことが多いが，時に心不全との鑑別が難しいことや，それらの疾患による体液量の増大が心不全の原因となっていることもある。

4. 動悸

　動悸を主訴に循環器外来を受診する患者は多い。心臓神経症から，処置に一刻を争う持続性の心室頻拍まで，鑑別すべき病態と重症度は多岐にわたる。**心拍数**が継続して100/分を超える場合を頻脈という。上室頻拍（頻脈）では，多くの場合患者の血圧や意識は保たれているが，心室頻拍の場合は血圧が低下し，意識を失うなど重篤な症状を呈する。まずはしっかりと患者の状態を観察し，バイタルサインを確認することが重要である。緊急性を伴う頻拍の場合，心拍数は120/分を超えていることが多い。すぐに治療が必要であると判断すれば，医師に連絡し，可能であれば心電図を記録する。

B 視診

　視診とは患者を観察することにより，その病状を把握することである。経験のある医師や看護師が，患者に重篤感がある場合，ほかのいかなる検査よりも正確に患者の状態を言い当てていることが多いが，そのような患者から受ける全体的な印象も視診の一つである。そのほか，多くの客観的な情報が視診より得られる。

1. 全身状態

　肥満の有無，意識レベルなどの神経学的所見，発汗，表情，呼吸状態，貧血やチアノーゼ，浮腫の有無，黄疸やばち状指など心臓以外の徴候も循環器系に関する所見として重要である。本書の該当するページを参照されたい。心不全患者では，四肢や頸静脈，舌下静脈の怒張が認められる。先天性心疾患を伴う染色体異常の患者には顔貌に特徴がみられることがある（ダウン症候群など）。大動脈瘤や僧帽弁異常のみられるマルファン症候群の患者は，長身でやせており四肢や指が長いという特徴がある。

2. 胸郭変形

　漏斗胸や異常にまっすぐな胸椎（正常にみられる胸椎の後彎の消失）では心血管に異常がみられなくても，著明な心雑音が聴かれ，弁膜症や先天性心疾患との鑑別が必要なことがある。まれであるが，先天性心疾患で心拡大が著明な場合や上行大動脈の大動脈瘤で，拍動

や振戦を伴う前胸部の膨隆が認められることがある。

3. 心尖拍動

　心臓の収縮に際し，**心尖部**が胸壁に当たって生ずる拍動を心尖拍動という（図3-1）。正常では座位において左第5肋間，鎖骨中線の1〜2cm内側に認められる。心拡大があると心尖拍動は鎖骨中線より外側に認められるようになる。心尖拍動の視診と次項で述べる触診は，心拡大診断において最も重要な診察のスキルである。

C 触診

　視診の後，触診を行う。視診のみでは得られない皮膚の湿潤や乾燥の有無，体温，心雑音に伴う胸壁の振戦，心不全に伴う下腿浮腫，視診で明らかでない心尖拍動などの所見をとる。疼痛や血圧低下のある患者の皮膚は蒼白で，冷汗を伴っていることが多い。先天性心疾患などに伴う著明な心拡大や胸部大動脈瘤では，胸部の相当する部位に拍動を認めることがある。先天性心疾患や弁膜症で著明な雑音が存在する場合，雑音の部位で著明な振戦を触知することがあり，心雑音の大きさの分類にも利用される（本章-E「聴診」参照）。四肢の動脈（橈骨動脈や脛骨動脈）の拍動を触診することは，脈拍数だけではなく動脈硬化による血管の狭窄（閉塞性動脈硬化症）の診断に重要である。狭窄のある血管の末梢側では，そうではない部位に比べ血流が不足し，血圧が低下して弱い脈として触知される。脈に左

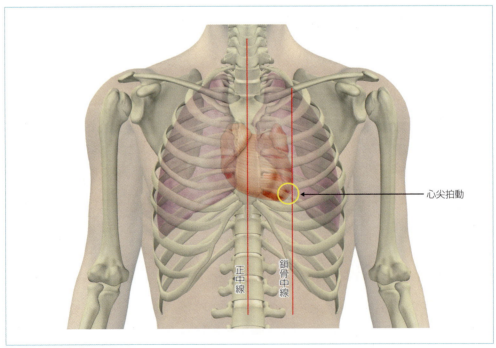

図3-1 心尖拍動

右や上下肢間で差のある場合は，四肢の血管で血圧を測定することが望ましい（本章 -F「血圧測定」参照）。

D 打診

胸部の打診によって，心臓の位置をかなりの程度まで知ることができる。胸骨下部など心臓が直接胸壁に達している部位は打診で高度の濁音を呈し（**絶対的心濁音界**），一部肺に覆われている部位では肺と心臓の中間の濁音を示す（**相対的心濁音界**）。両者を合わせた範囲を心濁音界とし，心拡大の有無を推定する。心濁音界は通常，上縁が第三肋骨下縁まで，右縁が胸骨右縁から 1cm 外方，左縁が鎖骨中線までであり，それ以上であれば心拡大を疑う。右胸心であれば心濁音界は右側になり，また肺気腫では膨張した肺によって心濁音界は縮小する。

E 聴診

聴診は，心疾患の診察において中核をなす診察法であり，その生理学的背景や代表的所見を知っておくことが望ましい。音として人間の耳で聴取できるのは 20 〜 20,000Hz の音であるが，そのうちで感度の高いのは，500 〜 5,000Hz であるとされる。これに対し，心音や心雑音は 500Hz 以下の音が多いため，聴診には適切な聴診器の選択と，訓練が必要である。

聴診器は**膜型**と**ベル型**の 2 種類の集音部位を有し，イヤピースと集音部までの距離が長過ぎないものを選ぶとよい。

膜型は高周波数の心音や心雑音を，ベル型はより低周波数を聴取するために特別な構造を有しており，双方を適切に使用する（図 3-2）。通常，聴診は静かな部屋で，患者を座位

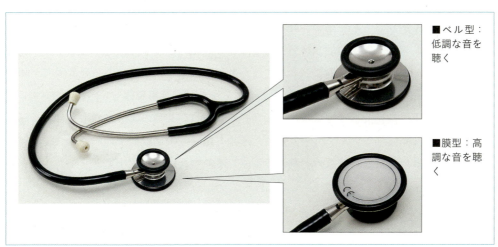

図 3-2 聴診器（ベル型と膜型の使い分け）

I 循環器疾患にかかわる診察

の状態にして行う。前胸部，背部では心音，肺呼吸音を聴取し，両頸部では頸動脈の雑音を聴取する。さらに腹部，鼠径部で主に血管の狭窄による血管雑音を聴取する。

1. 心音

心臓の聴診で聴かれる音は心音と心雑音に大別される。持続の短い，単一の音として聴取されるものを心音といい，主に心臓の収縮や弁の開放によって生じる。心音には以下の4種類がある。

1 Ⅰ音

僧帽弁，三尖弁の閉鎖音。心室の収縮の開始に伴って生じる。頸動脈や橈骨動脈の拍動とおおよそ一致する。

2 Ⅱ音

大動脈弁，肺動脈弁の閉鎖音。大動脈弁の閉鎖音（Ⅱa）と肺動脈弁の閉鎖音（Ⅱb）は健常者でも吸気時に分かれて聴かれることが多い（生理的分裂）が，病的状態で明瞭に聴かれ，診断的意義を有する。心房中隔欠損では吸気と呼気で両Ⅱ音の間隔が一定となるが，これをⅡ音の固定性分裂という。Ⅰ音からⅡ音までが収縮期，Ⅱ音から次のⅠ音までが拡張期である。

3 Ⅲ音

心室が急速に拡張する際に生じる低調な心音。臥位や左側臥位で明瞭となる。30歳未満の健常者では約半数で聴取されるが，50歳以上の健常者では聴取されないとされている。心不全や僧帽弁閉鎖不全症，貧血，発熱，甲状腺機能亢進症で聴取される。

4 Ⅳ音

心房の収縮に関連して心室筋の伸展に伴って生じる音とされる。健常者では聴取されない。高血圧症，大動脈弁狭窄症，特発性心筋症など心肥大を有する疾患や心不全で多く聴取される。病的な心臓でⅠ音およびⅡ音のほかにⅢ音あるいはⅣ音，あるいは両方が聴こえ，その音が馬が駆けているように聴こえることがあり，**奔馬調律**（ギャロップリズム）として有名である。僧帽弁狭窄症では硬化した弁の開放音がⅡ音の直後に聴取され，これを僧帽弁開放音（オープニングスナップ）という。僧帽弁逸脱症では収縮中期に弁の逸脱に伴って"カチッ"といった高周波数の過剰心音が生じる。これは，収縮中期クリックと称される。

2. 心雑音

心雑音の多くは，心臓の4弁，大動脈弁，肺動脈弁，僧帽弁，三尖弁を血流が通過する

際に生じる音であり，心音とは異なり，一定時間聴取される音である。各弁には特有の聴診部位があり，それぞれ大動脈弁領域，肺動脈弁領域，僧帽弁領域，三尖弁領域という（図3-3）。

聴診において最も強く音が聴取される場所（最強点）が，どの領域にあるかによって，どの弁由来の心音や雑音であるかが推定できる。心雑音の最強点とともに，心雑音が収縮期に聴こえるか（収縮期雑音），拡張期に聴こえるか（拡張期雑音）が，心雑音の鑑別に重要である（図3-4）。心雑音の大きさは**レバイン**（Levine）**分類**によって評価される（表3-1）。一般的には心雑音が大きいほど疾患は重症であることが多いが，心室中隔欠損症や心機能が低下したケースで心雑音が小さくなるなど例外もある。

F 血圧測定

一般的に血圧といえば，**座位**で，血圧計を用いて測定された**上腕動脈**の血圧のことを指す。臥位血圧の測定は，起立性低血圧症の診断などに重要であるが，臥位で測定した場合はそのことを明記しなければならない。大動脈や下肢の動脈硬化性疾患では上腕と下肢の血圧が異なることが多く，下肢の血圧測定も行われるが，臥位血圧の場合と同様に測定部位を明記する。

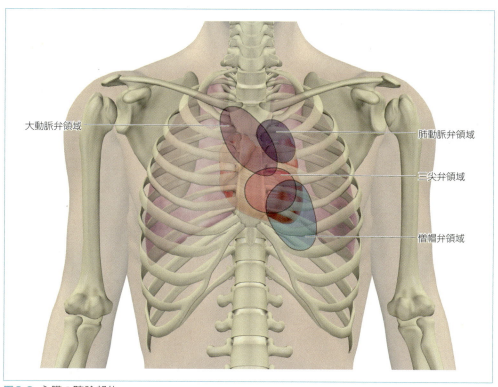

図3-3 心臓の聴診部位

I 循環器疾患にかかわる診察

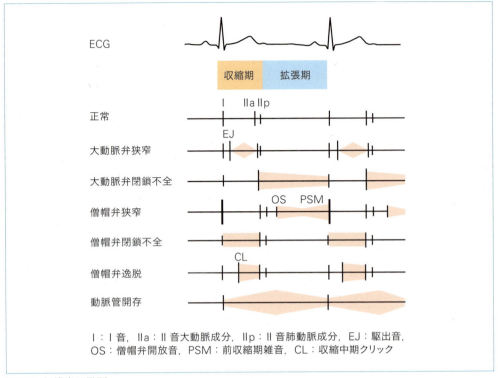

図3-4 心雑音の鑑別

表3-1 レバイン分類による心雑音の強度

1度	聴診器をあてた最初の数秒間は聴こえず，注意して聴いて初めて認められる非常に弱い雑音
2度	聴診器をあてるとただちに聴き取れるが，弱い雑音
3度	明らかに聴取できる中程度の雑音
4度	かなり強い雑音で，通常振戦を触れる
5度	非常に強い雑音で，聴診器の一部を胸壁から離しても聴取できる
6度	聴診器を胸部から完全に離しても聴こえる，非常に強い雑音

　血圧の測定は静かな場所で，適切な室温のもと，背もたれ付きの椅子に，足を組まずに座って数分の安静の後に行う。成人であれば成人用のマンシェット，小児であれば定められたマンシェットを用いて，マンシェットが心臓の高さになるように腕の位置を調整して測定する（図3-5）。腕の位置が低いと血圧は高く，高いと低く測定され，その差は時に十数mmHgにもなることがあるため，注意が必要である。マンシェットはその下縁が肘関節より2～3cm上になるように巻く。マンシェットの巻き方はやや緩めとし，巻いたときに指がその下に1～2本入る程度が良いとされている。

　水銀血圧計やアネロイド型血圧計を用いた血圧測定には**触診法**と**聴診法**があり，両者を併用することでより正確な血圧測定が可能となる。まずは橈骨動脈の拍動を触れながらマンシェットの圧を上昇させ，拍動が消失したところから20～30mmHg上までマンシェッ

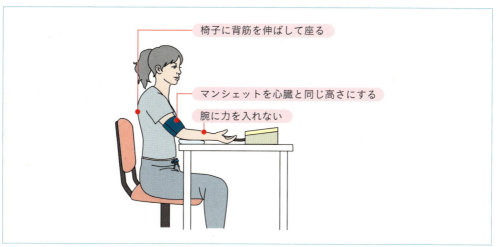

図3-5 血圧の正しい測り方

ト圧を上昇させる。1心拍につき約2mmHgの速さでマンシェットの圧を下げ，橈骨動脈の拍動を触れるようになったときの圧を読んでこれを収縮期血圧の目安とする（触診法）。次いでマンシェットから空気を完全に放出した後，聴診法で血圧を測定する。上腕動脈の拍動を触れる位置に膜型の聴診器をマンシェットに触れないように置き，触診法で得られた収縮期血圧の目安から20～30mmHg圧を上げてから，1心拍につき約2mmHgの速さで徐々に圧を下げていく。ある点で血管音（**コロトコフ音**）が聴こえるようになる（スワンの第1点）。これが収縮期血圧である。さらに圧を下げていくと，ある点で急にコロトコフ音は減弱し（スワンの第4点），次いでまったく聴こえなくなる（スワンの第5点）。スワンの第5点の血圧を拡張期血圧とする。時に圧を0mmHgまで下げてもコロトコフ音が聴こえることがあるが，このときは第4点と第5点を（たとえば170/60～0のように）記載する。測定の際に，一度コロトコフ音が消えて，しばらくしてから再度聴こえるようになることがあるので注意する。このときも最後に音が消えた点が拡張期血圧である。血圧は1～2分の間隔を空けて少なくとも2回測定し，2回の測定値が大きく異なっている場合（5mmHg以上）は追加測定を行う。安定した値を示した2回の平均値を血圧値として記載する。

II 循環器疾患にかかわる検査

A 心電図

　心電図（electrocardiogram；ECG）とは心臓の微細な電気信号の波をグラフに表し，迅速かつ低侵襲で心臓の異常を知ることができる検査である。心臓の電気的な活動は，①洞結節→②心房筋→③房室結節→④ヒス束→⑤右脚・左脚→⑥プルキンエ線維→⑦心室筋と伝

導され,心電図ではこれが波形として表示される。心臓の電気活動を簡便に評価でき,循環器疾患(しっかん)の診断には欠かすことのできない検査である。

心疾患の診断(虚血性(きょけつ)心疾患,弁膜症,心筋症,左室肥大(ひだい),不整脈)や電解質異常の診断,薬剤の効果判定などに用いられる。

1. 標準12誘導心電図

誘導法とは,心電図検査の際に行われる**電極**の装着法で,四肢(しし)や胸部に付ける電極により心筋の電気信号(興奮)を心電図に記録するために使われる。誘導法には目的によって肢誘導(双極肢誘導,単極肢誘導)と前胸部誘導があり,誘導法を組み合わせることにより心臓全体の活動を知ることができる。一般的に以下のように12の誘導からなっているため,標準12誘導心電図といわれている。

1 誘導法の種類

❶肢誘導

右手に赤色,左手に黄色,左足に緑色,右足に黒色(アース)の電極を装着する(図3-6)。

- 双極肢誘導(Ⅰ,Ⅱ,Ⅲ):2点間の電位差を表している(図3-7)。
- 単極肢誘導(aV_R, aV_L, aV_F):1点から見た電気信号を表している(図3-8)。

❷前胸部誘導($V_1, V_2, V_3, V_4, V_5, V_6$)

胸部体表においてそれぞれの水平面で,各誘導から見た心臓の電気信号を表している(図3-9)。

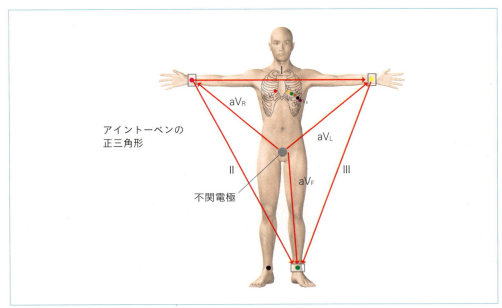

図3-6 標準12誘導心電図

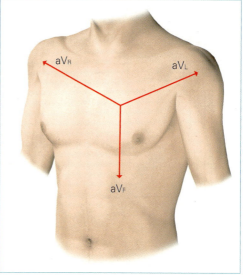

図3-7 双極肢誘導　　　　　図3-8 単極肢誘導

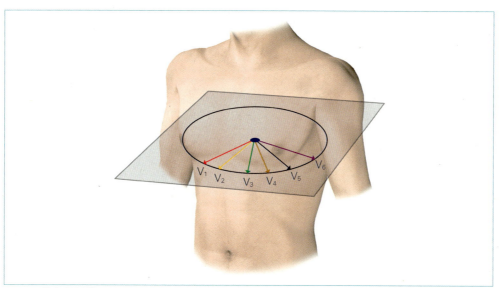

図3-9 前胸部誘導

2 | 正常心電図（図3-10）

記録紙のマス目1mmは，縦は**0.1mV**，横軸は**0.04秒**に相当する。

心電図で表示される波には場所により名前がつけられており，図にあるようにP波，QRS波，T波，U波とされている。それぞれの波やその間隔は，以下のような意味がある。

❶P波

心房が収縮するときの電気信号を表している。心房の状態を知ることができ，正常なP

Ⅱ　循環器疾患にかかわる検査　　071

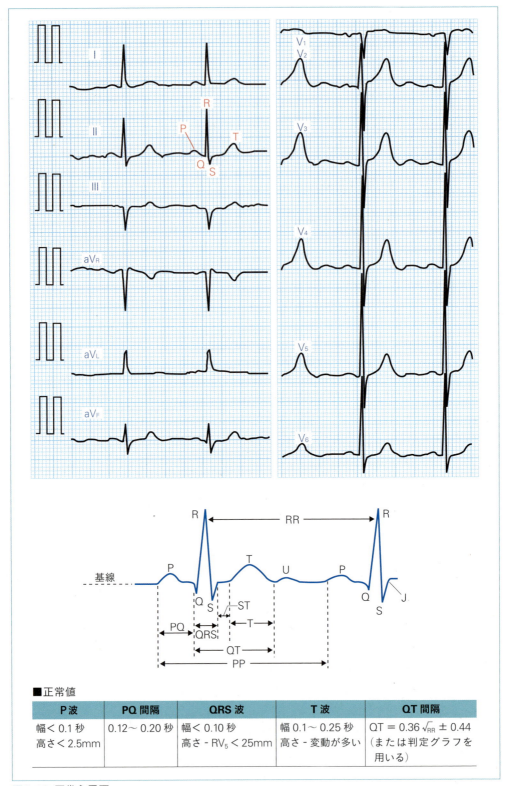

図3-10 正常心電図

■正常値

P波	PQ間隔	QRS波	T波	QT間隔
幅 < 0.1 秒 高さ < 2.5mm	0.12 〜 0.20 秒	幅 < 0.10 秒 高さ - RV_5 < 25mm	幅 0.1 〜 0.25 秒 高さ - 変動が多い	$QT = 0.36\sqrt{RR} \pm 0.44$ （または判定グラフを用いる）

波が見られれば，**洞調律**とよび，正常な P 波がなく基線の細かい揺れ（f 波）があれば心房細動と判断することができる。

❷ PQ 間隔

電気信号が洞結節から房室結節まで伝わる時間を表す。心房と心室の間（房室間）を電気信号が伝わる時間を反映するため，**房室伝導時間**とよばれる。正常では 0.12 〜 0.20 秒（3 〜 5 マス）であり，房室ブロックでは延長していることがある。また，P 波と QRS 波は正常であれば 1：1 の関係で伝導する。房室伝導が完全に遮断された状態は完全房室ブロックとよばれる。

❸ QRS 波

心室の脱分極過程の電気信号を表している。正常では 0.10 秒（2.5 マス）以下である。陳旧性心筋梗塞では心筋壊死部位に一致して異常 Q 波がみられる。そのほかにも，右脚・左脚に異常があれば脚ブロックとなり伝導が延長する。右脚・左脚それぞれの異常がある部位によって右脚ブロックや左脚ブロックに分類され，QRS の幅が 3 マス以上に延長していれば完全右脚ブロック，完全左脚ブロックとよばれる。また，心筋症など心筋障害が進んでも QRS 幅が延長する。加えて副伝導路（ケント束）という異常な伝導路を有する WPW 症候群でも QRS 波の延長がみられる。

Column　導子を装着する際のコツ（装着するポイントを早く，簡単に見つける方法）

緊急時にはゆっくり肋間を探して数えている時間はないので，導子を装着する際のコツとして，両側乳頭と同じ高さがほぼ第 4 肋間に相当することから，この高さで胸骨をはさんでまず V_1（赤），V_2（黄）電極を装着する。次に左乳頭直下が第 5 肋間鎖骨中線に相当するので V_4（茶）電極を貼り，V_2 と V_4 の間に V_3（緑）を装着する。次に V_4 と同じ高さで真横の側胸部に V_6（紫）を貼り，V_4 と V_6 の間に V_5（黒）を貼る。

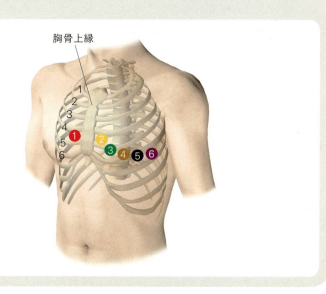

Ⅱ　循環器疾患にかかわる検査

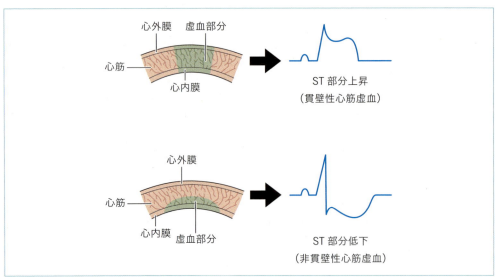

図3-11 心筋虚血に伴うST部分の変化

❹ST部分

　心室筋が一様に電気的興奮をしている状態を表している。通常は基線と同じ高さであるが，ST部分の上昇や低下などの変化は心筋梗塞や狭心症，心膜炎などの鑑別に有用である。心臓の虚血において，ST部分の上昇は左室心筋が心内膜側から心外膜側まで心室壁を貫き，すべて虚血に陥っている状態（貫壁性心筋虚血）を表し，ST部分の低下は心内膜側から心室壁の一部が虚血に陥っている状態（非貫壁性心筋虚血）を表している（図3-11）。ST部分の上昇は心筋の虚血部位を表すが，ST部分の低下は必ずしも虚血部位には一致しない。一方で心膜炎では，肢誘導や前胸部誘導の広い範囲でST部分の上昇がみられる。

❺T波

　心室筋の電気的興奮が終了し元の状態に戻っていく状態（再分極）を表している。心筋肥大や心筋梗塞，狭心症，電解質異常のときに上昇あるいは陰転化（下向き）がみられる。

❻QT間隔

　正常では0.36〜0.44秒（RR間隔による補正が必要）である。低カリウム血症，低カルシウム血症，QT延長症候群などでは延長する。先天的にQT延長がみられる人もおり，致死性の不整脈を発症する可能性もある。

❼U波

　T波の後に続く小さな波であり，はっきり見えないこともある。陰性（下向き）U波がみられるときには狭心症や心筋梗塞，高度の心筋肥大などの存在が示唆される。

2. ホルター心電図

　ホルター心電図は，小型の**携帯用心電図記録計**（図3-12）にSDカードをセットし，体表面に簡易式（5極）の電極を装着し（図3-13），**24時間継続して心電図を記録する方法である。**

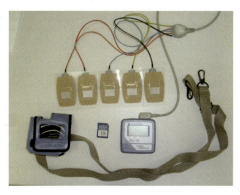

SDカードを内蔵する小型の携帯用心電計と5極の誘導電極およびホルダー，装着ベルトよりなる

図3-12 ホルター心電計

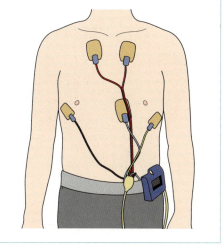

図3-13 ホルター心電計を装着した状態

SDカードは測定終了後に専用の解析装置を用いて解析され，総心拍数や期外収縮数，そのほかの不整脈の有無がわかる。症状がある際に特定の時間をピックアップして再生することができ，症状と不整脈の関係性を明らかにすることができる。

通常の心電図ではとらえにくい，冠攣縮性狭心症での早朝・夜間の発作時心電図変化や運動に伴う狭心症，心室頻拍などの危険な不整脈，動悸の原因となり得る心房細動や発作性上室性頻拍の診断に用いられる。そのほか，不整脈に対して抗不整脈薬を投与した後の効果判定にも用いることができる。

電極を24時間固定して装着する際に，皮膚にかぶれが生じたりすることがあるので要注意である。

3. 負荷心電図

負荷心電図とは運動負荷後，または運動中に心電図をとり，心電図の変化から狭心症や運動誘発性不整脈の検出を目的としたものであり，以下のような負荷法がある。

❶ マスター2階段試験（図3-14）

凸型の階段2段の**踏み台昇降**を，1分30秒間繰り返すことにより運動負荷（心拍数の増加）を与え，負荷後の心電図変化により狭心症の診断を行う。1分30秒間に行う昇降回数は，患者の性別，年齢，体重により設定されている。つまり，症候限界性（＝自覚症状に基づき最大許容範囲の負荷をかけること）ではない。負荷量を2倍の3分間にする場合をダブルマスター，3倍の4分30秒間にする場合をトリプルマスターという。運動中の血圧や心電図をモニターできないという欠点があり，また，膝の痛みなどで階段昇降ができない患者にも不向きである。その際は下記の自転車エルゴメーターを検討する。

❷ トレッドミル試験（図3-15）

からだに血圧計と心電計を装着したうえで，ベルトコンベアの上を**歩行**し，時間経過と

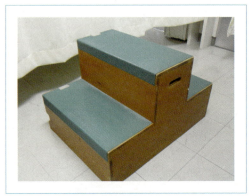
図3-14 マスター2階段試験

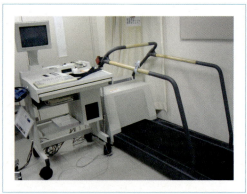
図3-15 トレッドミル試験

ともに速度（km/時）と傾斜角度（%）を段階的（3分ごと）に増加させ，負荷段階を上げて，負荷中・負荷後に心電図，血圧を記録しながら施行する。症候限界性に負荷をかけることができるが，負荷により持続性心室頻拍や心室細動を含む高度なリスクを伴うことがあるため，医師の監視のもとに行い，患者の中止要請があれば無理はせずに終了するべきである。ブルース法（ステージ1～7）が最も一般的である。マスター2階段試験と同様に転倒リスクの高い人には向かない検査である。その際には自転車エルゴメーター試験などを考慮する。

❸ 自転車エルゴメーター試験（図3-16）

トレッドミル試験と同様にからだに血圧計と心電計を装着し，医師の監視のもと自転車に乗って検査を行う。ペダルの回転数を指標に，ペダルをこぐ重さを経時的に増加させることにより負荷をかけていく。トレッドミル試験と異なり，負荷量を滑らかに（段階的階段状ではなく，直線的に）増加させることができる。負荷量は**ワット**（watt＝W）で表される。歩行障害や，高い転倒リスクを有する被験者でも安全に行うことができる。欠点としては自転車に慣れていない被験者には不向きであることと，本来であれば胸痛などの症候限界をみることにより虚血性心疾患の有無をチェックするが，胸痛などの症状が出る前に下肢の疲れにより終了となる場合があることである。

❹ 心肺運動負荷試験（図3-17）

心肺運動負荷試験（cardiopulmonary exercise testing：CPX）では，自転車エルゴメーター試験と同じように血圧計と心電計を装着するのに加え，酸素バッグとマウスピースをつけ，呼気分析を行い，最高酸素摂取量（peak $\dot{V}O_2$），嫌気性代謝閾値（AT）を測定することにより，急性心筋梗塞後の患者や心不全患者の退院後の予後予測や運動処方，リハビリテーションに役立てることができる。

なお，負荷試験は表3-2と表3-3のような禁忌および中止基準がある。

4. ベッドサイド心電図モニター

患者に3個（赤色，黄色，緑色）の肢誘導に相当する電極を装着する。赤色は右鎖骨下付

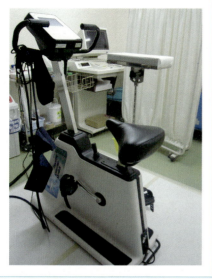

図 3-16 自転車エルゴメーター試験

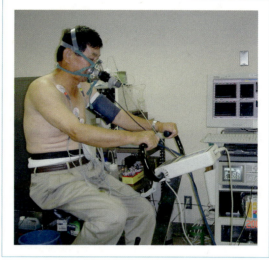

図 3-17 心肺運動負荷試験

表 3-2 運動負荷試験の禁忌

絶対禁忌
● 急性心筋梗塞発症早期（2日以内）
● 不安定狭心症（高リスク症例）
● コントロール不良の不整脈
● 高度の狭窄性弁膜症
● 急性あるいは重症心不全
● 急性肺塞栓または肺梗塞
● 急性心筋炎または心膜炎
● 大動脈解離などの重篤な血管病変

相対禁忌
● 左冠動脈主幹部狭窄
● 中等度以上の狭窄性弁膜症
● 高度の電解質異常
● 重症高血圧
● 頻脈性または徐脈性不整脈
● 閉塞性肥大型心筋症などの流出路狭窄
● 運動負荷が行えない精神的・身体的障害
● 高度房室ブロック

出典／日本循環器学会他：循環器病の診断と治療に関するガイドライン（2007-2008年度合同研究班報告）：冠動脈病変の非侵襲的診断法に関するガイドライン．http://www.j-circ.or.jp/guideline/pdf/JCS2010_yamashina_h.pdf（2018年11月閲覧）」

近の前胸部，黄色は左鎖骨下付近の前胸部，緑色は左側胸部に装着することが多い。徐脈性や頻脈性などの危険な不整脈や虚血性変化をナースステーションで**集中的に監視**し，患者の急変を早期に察知し対応できるようにする心電図モニターである。また，トレンド機能（心電図変化を記録し，まとめて表示する機能）により，ホルター心電図と同様に入院中に冠攣縮性狭心症や心室性不整脈，心房細動の有無を知ることができる。ただし，電極がはがれてしまった場合や体動の影響により不整脈のように見えることがあることには注意を要

表 3-3 運動中止基準

自覚症状
● 被検者の中止要請 ● ST 下降を伴う軽度の胸痛 ● ST 下降を伴わない中等度の胸痛 ● 呼吸困難，下肢疲労，全身疲労［旧 Borg 指数 17（かなりきつい）相当］
他覚所見
● ふらつき，ろうばい，運動失調，蒼白，チアノーゼ，嘔気，欠伸その他の末梢循環不全症状
ST 変化
● ST 下降（水平型，下降型で 0.1mV 以上） ● ST 上昇（0.1mV 以上）
不整脈
● 心室頻拍，R on T 現象，連続する心室期外収縮 2 段脈・3 段脈，30％以上の心室期外収縮，持続する上室頻拍や心房細動の出現，2 度・3 度の房室ブロック，脚ブロックの出現
血圧反応
● 過度の血圧上昇（収縮期 250mmHg 以上，拡張期 120mmHg 以上） ● 血圧の低下（運動中 10mmHg 以上の低下，あるいは上昇しない場合）
心拍反応
● 予測最大心拍数の 85〜90％ ● 異常な徐脈
その他
● 心電図モニターや血圧モニターが正常に作動しないとき

出典／日本循環器学会他：循環器病の診断と治療に関するガイドライン（2007-2008 年度合同研究班報告）：冠動脈病変の非侵襲的診断法に関するガイドライン．http://www.j-circ.or.jp/guideline/pdf/JCS2010_yamashina_h.pdf（2018 年 11 月閲覧）」

する。患者の詳細な状態を把握するためには標準 12 誘導心電図の記録の必要がある。

B 脈波検査

　左右の上腕部・左右の足首に血圧測定ベルトを装着し，四肢の血圧を同時に測定することにより血管の硬さや狭窄の程度を測定し，**動脈硬化**の進行度を知ることができる検査である（図 3-18，19）。主に上肢と下肢の血圧を測定するだけであり，低侵襲で 1 回 5〜10 分くらいで施行できる。動脈硬化の危険因子である高血圧や脂質異常症，糖尿病，喫煙歴などをもっている人では，検査により症状の出にくい早期から血管の狭窄を見つけることができるため，医療の現場で広く用いられている。一般的な測定項目として，足関節収縮期血圧を上腕収縮期血圧で割った値である **ABI**（足関節上腕血圧比）や脈波の伝わりやすさを測定した **baPWV**（脈波伝播速度）がある。ABI は 0.9 以下が異常とされており，ABI の低下は将来の狭心症を含めた心血管疾患の発症を予測することができる。また，baPWV は動脈硬化の進んだ血管では脈波が早く伝わることを利用しており，baPWV が 1800cm/ 秒以上では心血管疾患発症の高リスクとされている。

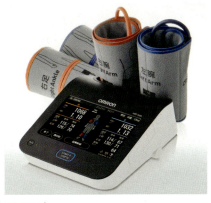

写真提供/オムロンヘルスケア「HBP-8000」

図3-18 血圧脈波測定装置

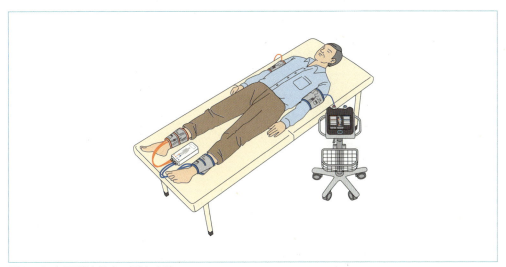

図3-19 血圧脈波検査の測定方法

C 画像検査

1. 胸部X線検査

　循環器疾患において胸部X線検査は，最も簡便かつ日常的に行われる検査である。胸部X線検査では心不全において，肺うっ血の有無，胸水貯留の有無，心陰影拡大の有無などの重要な情報を多数得ることができる。また，胸部X線上の肺うっ血の状態や胸水の程度は，日々変動する病勢の推移を評価するうえで重要であり，集中治療室滞在中には毎日行われることもある。

　正常X線正面像の読影は，通常，心陰影，縦隔陰影，肺野陰影の順に行われる。

▶ **心陰影** 右第1弓，第2弓，左第1弓，第2弓，第3弓，第4弓が存在する。右第1弓は上大静脈，右第2弓は右心房・右心室，左第1弓は大動脈，左第2弓は肺動脈，左第3弓は左心房，左第4弓は左心室を反映する。拡大の有無や形態の異常を判読する（図3-20）。
▶ **縦隔陰影** 縦隔には気管，食道，大動脈などが含まれる。急性大動脈解離などの場合には縦隔陰影が拡大する場合がある。
▶ **肺野陰影** 末梢肺野陰影と中心（肺門部）肺野陰影に大別される。急速に発症した急性心不全では肺門部を中心に肺水腫像を認めることがある（図3-21）。比較的緩徐に進行し

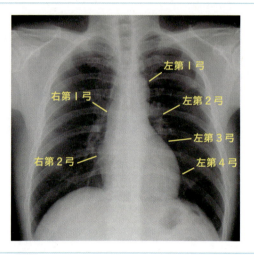

図3-20 胸部X線写真の心陰影

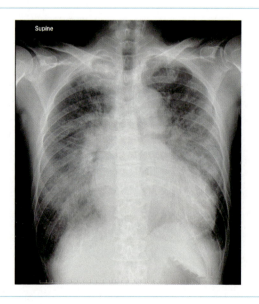

図3-21 肺水腫

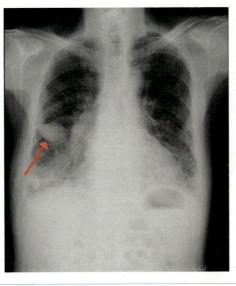
図3-22 vanishing tumor

たうっ血では胸水貯留を認める。また，**カーリー**（Kerley）**線**とよばれる葉間胸水や，**vanishing tumor**（一過性腫瘤状陰影：一見腫瘤様陰影であるが，利尿薬により急速に反応し消失する）（図3-22）とよばれる葉間胸水を認めることもある。

2. 心臓超音波検査（心エコー図，ドプラー心エコー図）

　心臓超音波検査では，超音波を用いて心臓全体の構造や動き，内部の血流の状態をリアルタイムに可視化できる。これにより心臓の解剖学的異常を明らかにしたり，心臓の機能を知ることができる。超音波検査の装置は移動可能であり，ベッドサイドでも施行可能である。
　虚血性心疾患の診断においても重要な検査であり，壁運動異常の部位により急性心筋梗塞の部位診断（前壁梗塞，下壁梗塞，後壁梗塞，側壁梗塞）を迅速に行うことができる。心不全の場合には，経時的な心機能と血行動態のフォローアップが可能で，初期治療の治療方針決定に有用である。

- ▶ **Bモード**　最も基本的な機能で心臓全体，特に心房・心室の大きさやバランス，動きを視覚的に知ることができる。**長軸像**（図3-23），**短軸像**（図3-24）などがある。左房拡大，左室拡大などの異常を知ることができる。

- ▶ **Mモード**　知りたい部位の時間的変化を定量的に知ることができる。左室駆出率（ejection fraction；EF），左房径，大動脈径，左室壁厚などがわかる。このうちEFは左室の収縮能を定量的に知る指標として重要である（図3-25）。

- ▶ **カラードプラー**　心房，心室，大動脈に流れている**血流**を可視化しカラー表示する。プローブに近づく血流は赤く，遠ざかる血流は青く表示されることにより，血流の向きや

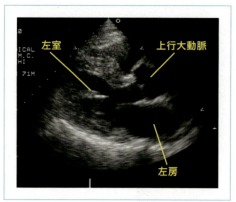

図3-23 長軸像

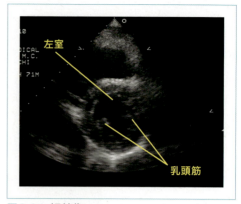

図3-24 短軸像

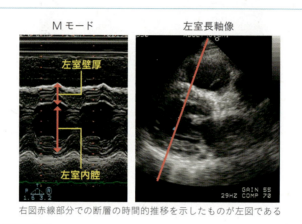

右図赤線部分での断層の時間的推移を示したものが左図である

図3-25 Mモード

強さを知ることができる。また弁膜症による逆流や先天性心疾患による心内シャント異常血流も検出することができる。

▶ **パルスドプラー** 対象部位の血流を測定する。主に遅い血流（左室流入血流波，肺静脈血流）に使用される。

▶ **連続波ドプラー** パルスドプラーと同じく対象部位（直線上）の血流を測定する。主に速い血流に使用される。血流速度から，狭窄部の圧較差を計算することができる。

▶ **経食道心エコー** 経胸壁心エコーが体表面から施行されるのに対して，経食道心エコーは**食道内**から，心臓を後方から観察する。このため経胸壁心エコーでは観察が困難な左房・左心耳内血栓の検出，人工弁の評価，僧帽弁逸脱症（弁葉の一部が左室側にひるがえって脱落すること）の評価，感染性心内膜炎の疣贅検出などに用いられる（図3-26）。

3. 心音図

心音図は，聴診器をあてて聴くことができる心音と心雑音を図示して可視化したものである（図3-27）。Ⅰ音・Ⅱ音や収縮期雑音・拡張期雑音を明瞭に区別することができる。

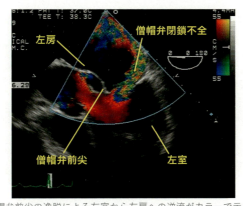

図は僧帽弁前尖の逸脱による左室から左房への逆流がカラーで示されており，僧帽弁逸脱＋僧帽弁閉鎖不全と診断される

図3-26 経食道心エコー

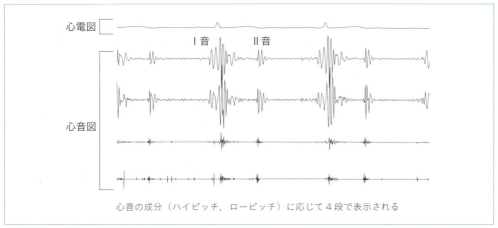

心音の成分（ハイピッチ，ロービッチ）に応じて4段で表示される

図3-27 心音図

しかし近年，臨床の現場において使用する頻度は少ない。心不全など病的心では，Ⅱ音とⅠ音の間の拡張早期に心室の急速充満によるⅢ音が聴取され，また拡張後期には心房が収縮し心室圧が上昇する際に生じる音であるⅣ音が聴取される。

4. CT検査

循環器疾患を対象とするCT検査は主に**動脈・静脈**の評価を目的としており，造影CTが施行される。大動脈解離や大動脈瘤の診断だけでなく，肺塞栓症や深部静脈血栓症の診断においても欠かせない検査である。

最近の進歩として，冠動脈病変の有無を診断するために**冠動脈CT**が広く行われるようになった（図3-28）。**造影剤**を静注し，心拍に同期させてマルチスライスCTを撮影することで冠動脈を描出する。冠動脈CTは，血管内にカテーテルを挿入し施行する冠動脈造影と比較して患者への侵襲が少ないことが最大の特徴である。入院の必要がなく外来検査と

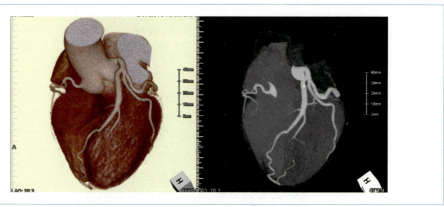

図3-28 冠動脈CT

して完結できる検査ではあるが，冠動脈壁に高度石灰化を有する症例では血管内の詳細な評価が困難なことが多い。

5. MRI検査

CT検査が主に血管の評価を目的としているのに対し，循環器疾患におけるMRI検査では**心臓**の機能，構造，**心筋**の評価を目的とすることが多い。シネMRIでは心室の形態と機能の評価が可能である（図3-29左）。ガドリニウム造影剤を注射したときに得られる心筋の遅延造影の存在は，心筋の障害や線維化を示しており，梗塞心筋の評価や心筋症の診断・評価に使用される（図3-29右）。CT検査と異なりX線を使用しない検査であるため，被曝の懸念はない。

6. 心臓核医学検査

循環器疾患の核医学検査で広く行われているのは**心筋シンチグラム**である。体内に放射

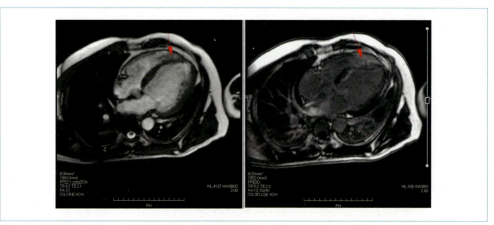

図3-29 心臓MRI（左：シネMRI，右：遅延造影）

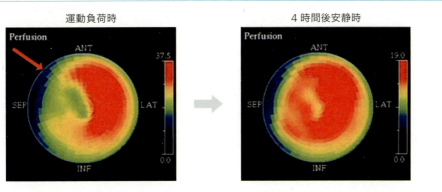

矢印で示すように，運動負荷時の像では中心から左上 1/4 にかけての部分の色が緑になっており，安静時ではその部分の色がほぼ赤に戻っている。冠動脈狭窄によって左室前壁中隔の虚血が生じていることを示している

図 3-30 労作性狭心症患者の運動負荷心筋シンチグラム像

性同位元素を投与して，体内臓器から発生するガンマ線を体表面近くに設置したガンマカメラにより，体外から検出・カウントすることで成立する。運動負荷心筋シンチグラムは，^{201}Tl（塩化タリウム）や ^{99m}Tc（テクネチウム）を使用して心筋虚血の診断を行う方法である。負荷時と安静時の心筋への集積を評価することにより，心筋虚血の診断と虚血部位の評価を行うことができる（図 3-30）。

近年の循環器疾患における核医学検査の進歩として **PET**（positron emission tomography）があげられる。主に ^{18}F-FDG（fluorine-18 fluorodeoxyglucose，フッ素-18 フルオロデオキシグルコース）という核種を使いブドウ糖代謝が可視化される。心筋生存能（myocardial viability）や心臓サルコイドーシスの診断に有用である。

D 心臓カテーテル検査

心臓カテーテル検査とは，心臓内もしくは冠動脈などにカテーテルと呼ばれる細く軟らかい管を入れ，その中の圧力を測定したり，造影剤を使って心臓の部屋や血管などの形状，動きを評価するものである。現在，心臓カテーテル検査とは主に後述する冠動脈造影のことをいうことが多いが，左室造影，肺動脈造影，心臓電気生理学的検査，心筋生検なども含める。

1. 冠動脈造影法

冠動脈造影（coronary angiography；CAG）とは心筋を栄養する**冠動脈**を造影し，冠動脈に狭窄や閉塞がないかどうかを調べるための検査である。急性心筋梗塞や狭心症といった**虚血性心疾患**の確定診断のために必要な検査である。冠動脈は右冠動脈と左冠動脈からなる。左冠動脈は左冠動脈主幹部から始まり，左前下行枝と回旋枝に分かれる。一般には右

冠動脈，左前下行枝，左回旋枝の3本の血管が心筋を栄養している。右冠動脈は左室心筋の下壁，左前下行枝は左室心筋の前壁および中隔壁，回旋枝は左室心筋の側壁，後壁を主に灌流している。3本の冠動脈はさらに細分化され，アメリカ心臓協会（American Heart Association：AHA）の分類番号（AHA分類）で呼称されることが多い（図3-31）。

冠動脈造影の実際の手順は，まず橈骨動脈，上腕動脈，大腿動脈のいずれかを穿刺し，**シース**（カテーテルを通すための短い管）を挿入する（図3-32）。穿刺にあたって，どの動脈が良いかは個々の患者によって異なるが，一般に橈骨動脈からの穿刺はカテーテル検査終了後の

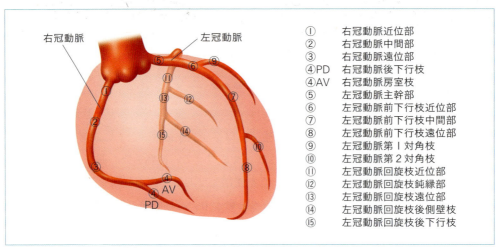

図3-31 冠動脈のAHA分類

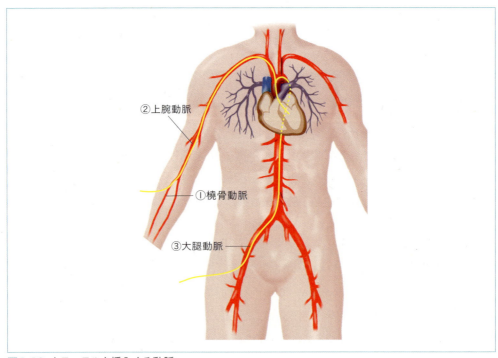

図3-32 カテーテルを挿入する動脈

安静時間を短くでき，近年用いられることが多い。一方で，径の太いカテーテルを入れる際には大腿動脈しか用いることができないため，冠動脈複雑病変の治療や近年行われるようになった経カテーテル大動脈弁置換術などの際には大腿動脈が使用される。

次にカテーテルを用いて，左右それぞれの冠動脈を造影する（図3-33）。通常，カテーテルの形状はジャドキンス型を用いて造影するが，冠動脈の形状によりアンプラッツ型などを用いることもある（図3-34）。造影に際しては，**造影剤**を直接冠動脈に注入するため，不整脈や造影剤アレルギーなどが起こり得る。

カテーテル検査中は心電図や血圧の十分なモニタリングが必要である。カテーテル検査が終われば，穿刺部位のシースを抜いて十分な圧迫が必要となる。動脈を穿刺していること，抗凝固薬のヘパリンナトリウムを使用していることなどから，穿刺部位の出血性合併症の危険は高く，一度止血しても**再出血**の危険があるため，決められた**安静時間**を確実に守ることが必要である。また，検査で使用した造影剤を体外に排出するため，検査後は十分な補液および水分補給が必要である。

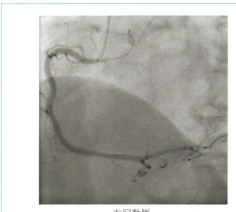
右冠動脈

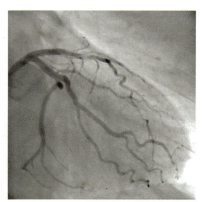
左冠動脈

図3-33 冠動脈造影

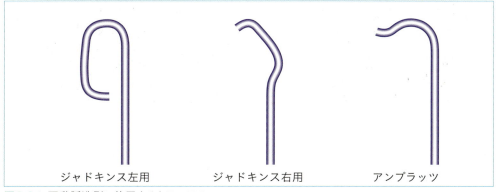

ジャドキンス左用　　ジャドキンス右用　　アンプラッツ

図3-34 冠動脈造影に使用するカテーテル

2. 血管内超音波法

血管内超音波法（intravascular ultrasound；IVUS）とは，血管内に**超音波発信トランスデューサー**を挿入し，冠動脈の断層面の情報を得る検査法である。IVUS は単独で行われることはまれで，通常は経皮的冠動脈インターベンション（percutaneous coronary intervention；PCI）の際に，治療方針を決定するために行われる。

IVUS と通常の冠動脈造影の違いは，冠動脈造影はあくまでも血液の流れている部分を造影剤で置換しただけの像であり，血管内部の状態を知ることはできても，血管壁の状況を知ることはできない。一方で，IVUS は**血管壁**の厚さや血管についた粥腫（プラーク）の性状を評価できる。したがって，血管自体の大きさの評価は IVUS のほうが優れており，PCI を行う際に IVUS を使用することで，より安全な治療が可能となる（図 3-35）。また，IVUS を用いることで造影剤の使用量を節約することにも役に立つ。

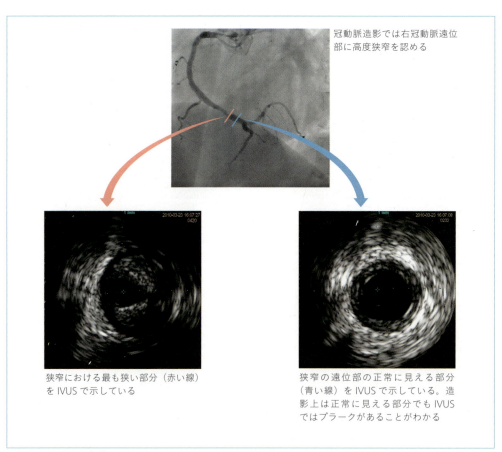

図 3-35 IVUS の実際

3. 光干渉断層法

光干渉断層法（optical coherence tomography：OCT）は，約 1,300nm の波長の**近赤外線**と**光干渉計**を用いて，微小な組織を観察することを目的とした断層画像技術である（図3-36）。

OCT は IVUS に比べて空間解像度がより高いため，プラークの細かな性状を観察することができる。また，冠動脈ステント留置後のステントが内皮化しているかどうかも OCT であれば検討することができる。一方で，使用するためには血管内の血液を一時的に排除しないと画像を得られないため，造影剤量が増えるなどの課題がある。現状では，IVUS もしくは OCT のいずれかを使用して PCI を行うことが多い。

4. 心臓電気生理学的検査

心臓電気生理学的検査（electrophysiologic study：EPS）は主に不整脈の診断および治療のために行われる。カテーテルは主に大腿静脈を穿刺し，同部位にシースを入れて，そこからカテーテルを挿入する。実際の検査は，**刺激伝導系**（洞結節・房室結節・ヒス束）の機能検査や，心房のオーバードライブなどを行うことで，恒久型ペースメーカー挿入の必要性

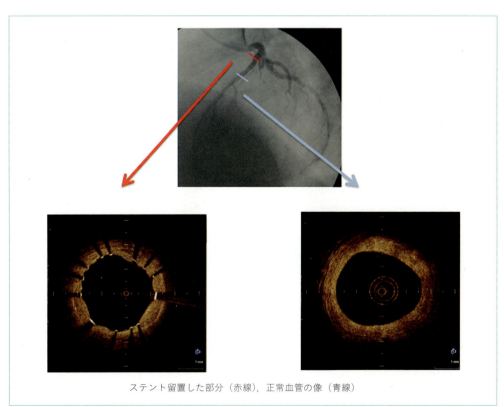

ステント留置した部分（赤線），正常血管の像（青線）

図3-36 OCTの実際

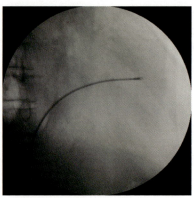
鉗子を用いて，右室壁を生検している

図3-37 心内膜心筋生検

や，より最適なペースメーカーのモードなどを検討する。また，心房粗動，発作性上室頻拍，心房細動，心室頻拍といった頻脈性不整脈の根治治療にカテーテルアブレーションがある。

5. 心内膜心筋生検

心内膜心筋生検（心筋生検）は，先端に開閉する鉗子が付いた生検用のカテーテルを用いて，**心筋の組織**を採取する（図3-37）。原因不明の心機能低下などの際に，生検により原因疾患が判明することがある。生検は右室，左室のいずれからも行われる。鉗子の構造は消化管内視鏡で用いるものと大きく異ならないが，心筋生検では生検する部位を直接見ることができない点で内視鏡とは異なる。圧や透視の補助を用いて行うが，心タンポナーデなどの合併症の可能性もあり手技自体のリスクが大きく，十分な安全対策のもと，経験豊富な術者が施行する。

採取した組織はカテーテル室でホルマリンなどに入れることになるが，ホルマリンは人体には劇薬であるため，手技を介助する看護師はホルマリンが決して清潔野に入らないようにするなどの注意が必要である。

E 血行動態モニタリング

1. 右心カテーテル検査

右心カテーテル検査（静脈を介して行う心臓カテーテル検査）は心臓のポンプとしての機能と心不全の重症度の評価に有用である。右心カテーテル検査では**肺動脈カテーテル**（スワン・ガンツカテーテル）を静脈内に挿入して，①右房圧（中心静脈圧［central venous pressure；CVP］），②右室圧，③肺動脈圧，④肺動脈楔入圧（pulmonary capillary wedge pressure；

PCWP）といった圧データと，心拍出量（cardiac output：CO）を測定する。心拍出量を体表面積で除した値を心係数（cardiac index：CI）とよぶ。

右房圧，右室圧，肺動脈圧は，直接的に測定されるが，肺動脈楔入圧は左房圧を反映し，左心不全の有無や程度を確認するために用いられる。これは，大動脈弁，僧帽弁という2つの弁の存在により左房の圧を測定することが容易ではないため，左房に直接カテーテルを挿入せずとも左房圧を推定できる方法である。ただし，肺動脈疾患や肺血管床に異常がある場合は解釈を慎重に行うべきである。

❶方法

①カテーテルを挿入する静脈には，内頸静脈，肘静脈，大腿静脈，鎖骨下静脈などが使用される（図3-38）。

②穿刺する静脈を選択して，その周囲を広く消毒する。次に，清潔なガウンを着用した術者が患者の穿刺部に覆布をかけ，穿刺部を局所麻酔する。

③静脈を**セルディンガー法**により穿刺し，細いカテーテルを静脈内に進めた後，カテーテルの出し入れをスムーズにするためのシースを挿入する。挿入されたシースから種々のカテーテルを出し入れすることが可能である。

④シースから静脈内に肺動脈カテーテルを挿入し，右心房・右心室を経て肺動脈まで先端を進める。一般的にはカテーテル室で透視モニターを見ながらカテーテル挿入を行うが，肺動脈カテーテルは集中治療室や手術室で圧モニターを見ながら挿入することも可能である。

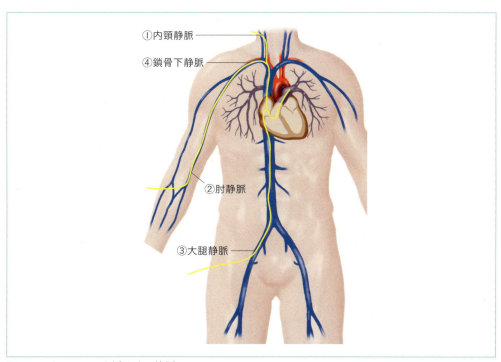

図3-38 カテーテルを挿入する静脈

⑤圧測定する部位にカテーテル先端を進めた後に，カテーテル遠位部と圧トランスデューサーを接続し，内圧を測定する。

⑥心拍出量は，5ccまたは10ccの氷水をカテーテルをとおして右房内に急速静注し，カテーテル先端の温度センサーで血流の温度変化を測定し心拍出量を計算する（熱希釈法）。

⑦心房中隔欠損症などのシャント疾患では，心腔内各部位よりサンプリングした血液の酸素飽和度から診断，重症度の評価を行う。

❷ 合併症

検査の合併症として，出血や感染，不整脈などが起こり得るほか，カテーテルによる肺動脈の損傷，カテーテル先端のバルーンの破裂が起こることもある。

❸ 測定項目

- **右房圧** 右心系の前負荷の指標となる。循環血液量の変化に合わせて変動する。また，右心不全，心タンポナーデで上昇する。
- **右室圧** 右室収縮期圧は肺高血圧で上昇する。拡張末期圧は右室梗塞，心タンポナーデで上昇する。収縮性心膜炎では dip and plateau を示す。
- **肺動脈圧** 左心不全や，呼吸器疾患，慢性肺塞栓症などで生じる二次性肺高血圧症や，特発性肺高血圧症で上昇する。
- **肺動脈楔入圧** 肺毛細血管床に病変がなければ左房圧を反映し，左心系の前負荷の指標となる。
- **心拍出量** 心臓のポンプ機能の指標であり低心拍出状態では低下する。熱希釈法は，高度三尖弁閉鎖不全症やシャント疾患があると計測の精度が低下する。
- **中心静脈圧（CVP）** 一般に，中心静脈圧が高値であれば血管内の体液量は多く，中心静脈圧が低値であれば血管内の体液量が少ないことを意味するので，循環血液量の評価に活用できる。

2. 観血的動脈圧モニタリング

観血的動脈圧モニタリングとは，動脈を外套付きの針で穿刺し，外套を接続チューブで圧トランスデューサーに接続して，観血的に動脈圧を測定することである。この方法の利点としては，次の2点がある。①常にリアルタイムの血圧が表示されるので，急な血行動態の変化が起こった際に迅速な対応が可能である。②動脈内にカテーテルが留置されていることで，その部分から採血を容易に行うことができる。したがって，人工呼吸器管理中など頻回な血液検査が必要なケースで有用であるが，穿刺部位の汚染や出血，血腫，虚血などが起こり得るので，利便性のみを追求して安易に施行することなく，重症例への短期間使用に限る必要がある。

3. 動脈血液ガス分析

動脈血液ガス分析とは，動脈血を採取して，**動脈血酸素分圧（Pao_2），動脈血二酸化炭素**

分圧（$PaCO_2$）などを測定する検査である。ガス交換の指標としての，PaO_2，$PaCO_2$，動脈血酸素飽和度（SaO_2）は呼吸機能や心機能で影響を受ける。酸塩基平衡の指標としてのpH，HCO_3^-（重炭酸イオン），BEなどは，呼吸機能とともに腎機能や糖尿病などの代謝異常でも影響を受ける。測定のためには，動脈から採血を行う必要がある。一般に，採血をする動脈として使用できる部位は橈骨動脈，上腕動脈，大腿動脈の3か所である。

橈骨動脈が最も細く，技術的には採血が難しいが，重大な出血性合併症を起こす危険が少ないので，安定した患者では最初に試みる部位である。採血後は，圧迫止血を十分に行い，検体は氷水につけて運ぶ。

4. 酸素飽和度

ヘモグロビンと酸素の結合度を表し，PaO_2によって変動する。PaO_2の低下に伴いSaO_2が低下し，低酸素血症を示す。パルスオキシメーターは指先に装着するだけで非侵襲的に酸素飽和度を測定できるが，指の高度な汚れやマニキュアがあると測定が困難となる。

III 循環器疾患にかかわる治療

A 薬物療法

循環器疾患の治療では，カテーテル治療，ペースメーカー治療，手術療法とともに，薬物療法もまた重要である。患者・家族に病態を十分に説明し，患者個人の病態に合った薬物療法を行うことで，QOL（クオリティ・オブ・ライフ）や予後の改善が期待される。

高齢者は合併疾患による併用薬が多い。薬物の有害作用のリスクを減らし，QOLと服薬のアドヒアランス*を高めるためには，薬剤数をなるべく減らし，処方を単純化する努力が求められる。

また，最近は，ジェネリック医薬品の使用頻度が増加しており，同じ薬剤が様々な商品名でよばれることも少なくない。医療従事者は，薬剤の一般名にも今まで以上に精通することが必要である。

1. カルシウム拮抗薬

作用

カルシウム拮抗薬は，細胞表面にあるカルシウムチャネルをブロックして血管平滑筋を弛緩させ，**血管拡張作用**と**降圧作用**をもつ。薬剤によっては，心筋細胞の収縮力，心臓の

＊**アドヒアランス**：患者が積極的に治療方針の決定に参加し，その決定に従って治療を受けることを意味する。

表 3-4 カルシウム拮抗薬

分類	一般名（製品名）	特徴
ジヒドロピリジン誘導体	ニフェジピン徐放薬（アダラートL®およびCR®）注1 アムロジピン（アムロジン®，ノルバスク®） シルニジピン（アテレック®） アゼルニジピン（カルブロック®） ニカルジピン（ペルジピン®）注2,3　など	血管拡張作用が強い。 降圧薬として使用される
フェニルアルキルアミン誘導体	ベラパミル（ワソラン®）注3	降圧効果は弱い。 刺激伝導系を抑制し，頻脈性不整脈に使う
ベンゾチアゼピン誘導体	ジルチアゼム（ヘルベッサー®）注1,2	上記2種類の中間タイプで降圧に使用される

注）1：冠攣縮性狭心症でも使われる。
　　2：緊急で降圧が必要なときに注射薬で使われる。
　　3：内服薬および注射薬療法で使われる。

刺激伝導系も抑制する。

❷適応

高血圧症に対する降圧効果が代表的な適応であるが，**冠攣縮性狭心症**（冠動脈が痙攣することで冠動脈が狭くなり発症する狭心症）の攣縮予防効果を有するものもある。

❸分類と特徴

表 3-4 に示す。

❹主な副作用

主な副作用として次のようなものがある。
①過度の降圧による低血圧や反射性頻脈。ニフェジピンの舌下投与は，脳梗塞を引き起こすおそれがあり禁忌である。
②顔面紅潮，頭痛，熱感，下腿浮腫，歯肉腫脹。
③徐脈，房室ブロック，心不全。
④そのほか，便秘，発疹，消化器症状など。

❺相互作用

グレープフルーツジュースは小腸や肝臓にある薬物代謝酵素であるチトクロームP450 3A4の働きを阻害し，カルシウム拮抗薬の血中濃度を上昇させるため，過度の血圧降下が生じる。この際，カルシウム拮抗薬の血中濃度上昇は，3～4日程度持続することもあり，注意が必要である。

2. 硝酸薬

❶作用

硝酸薬は血中でNO（一酸化窒素）を産生させ，**血管**を**拡張**させる。冠動脈拡張により心筋細胞への酸素供給量を増やす。これにより，抗狭心症作用を示す。

表 3-5 硝酸薬（経口薬，貼付薬）

種類	一般名	商品名
速効性のもの （舌下錠やスプレー製剤） 狭心症発作時に使用	ニトログリセリン	ニトログリセリン錠®，ニトロペン錠®，ミオコールスプレー®
	硝酸イソソルビド	ニトロール錠®，ニトロールスプレー®
持効性のもの （内服薬，テープ製剤）	一硝酸イソソルビド	アイトロール®
	硝酸イソソルビド	ニトロール R 錠®，フランドル錠®，フランドルテープ®
	ニトログリセリン	ミリステープ®，ニトロダーム TTS®
	ニコランジル	シグマート®，ニコランジル®

表 3-6 硝酸薬（注射薬）

一般名	商品名	用途
ニトログリセリン	ミリスロール®	急性冠症候群，急性心不全，高血圧症の治療
硝酸イソソルビド	ニトロール®	急性冠症候群，急性心不全の治療
ニコランジル	シグマート®	不安定狭心症，急性心不全の治療

❷ **適応**

狭心症の症状改善や**急性心不全**の急性期の治療（血圧が高過ぎる場合の降圧薬として）に用いられる。

❸ **経口薬・貼付薬**

表 3-5 に示す。

❹ **注射薬**

表 3-6 に示す。

❺ **副作用**

硝酸薬は安全性が高いが，頭痛，めまい，動悸，血圧の低下が認められることがある。

❻ **併用禁忌**

ホスホジエステラーゼ（PDE）-5 阻害薬とよばれる，肺高血圧症や泌尿器系疾患の一部の薬剤（ボセンタン，シルデナフィル，タダラフィル，バルデナフィルなど）との併用で過度の降圧作用を示すことがあり，死亡例も報告されている。

❼ **耐性の問題**

硝酸薬は長期に使用すると耐性が生じ，効果が低下する。

3. ACE阻害薬, ARB

❶ **作用**（図3-39）

アンジオテンシン変換酵素阻害薬（angiotensin converting enzyme inhibitor，ACE 阻害薬）とアンジオテンシンⅡ受容体拮抗薬（angiotensin Ⅱ receptor blocker：ARB）は，血圧上昇に関与する**レニン - アンジオテンシン系**を抑制する薬剤である。

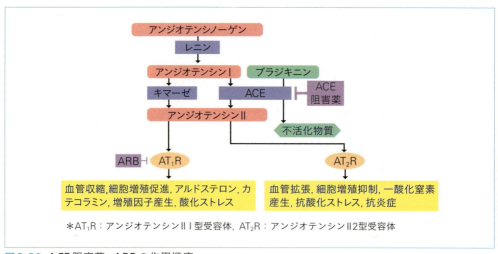

図3-39 ACE阻害薬，ARBの作用機序

❷適応

高血圧症に対する降圧目的，**2型糖尿病性腎症**に対して用いられるほか，**慢性心不全**の心不全再発や死亡の予防・抑制，**心筋梗塞**後の再発予防にも用いられる。

❸一般名・商品名と特徴

表3-7に示す。

表3-7 ACE阻害薬，ARB

分類	一般名	商品名	特徴
ACE阻害薬	エナラプリル	レニベース®	慢性心不全にも適応（心保護）。
	イミダプリル	タナトリル®	糖尿病性腎症にも適応（腎保護）。プロドラッグ[注1]，空咳の発現頻度が低い。
	ペリンドプリル	コバシル®	有効域が広く，血管リモデリング[注2]の改善作用あり。
ARB	ロサルタン	ニューロタン®	初のARB。降圧効果はやや弱い。尿酸排泄効果あり。2型糖尿病性腎症に効果あり。
	カンデサルタン	ブロプレス®	プロドラッグ。適当な降圧効果と持続性。心不全で心筋保護効果あり。
	テルミサルタン	ミカルディス®	AT_1選択性[注3]が高く，血中半減期が20～24時間とARB中最も長い。胆汁からほぼ100%排泄される。
	バルサルタン	ディオバン®	AT_1受容体に選択性が高い（ミカルディス®と同程度）。半減期は比較的短い。
	オルメサルタン	オルメテック®	プロドラッグ。AT_1受容体選択性が高い。降圧効果が高い。
	イルベサルタン	アバプロ®	腎症に対して豊富な臨床成績あり。
	アジルサルタン	アジルバ®	強い降圧作用。長時間作用型。夜間高血圧にも有効。

注）1：プロドラッグは投与された形では薬理作用を示さず，生体内で代謝されることで，初めて薬理活性を示す薬である。
  2：血管リモデリングとは，高血圧で血行力学的負荷が増大し，それによって血管の構造上の変化が生じることである（血管内腔の変化や中膜平滑筋の増殖など）。
  3：AT_1選択性とは，アンジオテンシンⅡ受容体（AT）にあるサブタイプⅠとⅡのうちの，AT_1受容体に結合しやすいことをいう。

❹ 副作用

① ACE 阻害薬と ARB* はともに，妊産婦，授乳婦，高カリウム血症，両側腎動脈狭窄には禁忌である。② ACE 阻害薬は服用者の 20 ～ 30％に**空咳**(痰はからまない)。ほかに発疹，頭痛，めまい，腎機能悪化，血管浮腫，亜鉛欠乏による味覚障害。③ ARB は腎機能悪化，血管浮腫，めまい，頭痛。

4. 利尿薬

❶ 作用

利尿薬は腎臓においてナトリウムの排泄を促すこと（ナトリウムの再吸収を抑制すること）で尿量を増加させるナトリウム排泄型利尿薬と，近年使用機会の増えてきた水利尿薬（腎臓において水の再吸収を抑制することで尿量を増加させる）に大別される。ナトリウム排泄型利尿薬はさらにサイアザイド系利尿薬，ループ利尿薬，抗アルドステロン薬の 3 つに分類される（表 3-8）。

❷ 適応

(1) ナトリウム排泄型利尿薬

高血圧症に対する降圧作用，浮腫の改善，尿路結石排泄促進作用で用いられる。また抗アルドステロン薬は，**心筋梗塞**後などで心機能が低下した場合の心保護薬として使用されることがある。

(2) 水利尿薬

心不全における体液貯留の改善，**肝硬変**における体液貯留の改善に用いられることが多い。また 2014（平成 26）年に**常染色体優性多発性嚢胞腎**の進行抑制にも保険適用となっている。

表 3-8 利尿薬

分類		一般名	商品名
ナトリウム排泄型利尿薬	サイアザイド系利尿薬	トリクロルメチアジド	フルイトラン®
		ヒドロクロロチアジド	ダイクロトライド®
		インダパミド	ナトリックス®
	ループ利尿薬	フロセミド	ラシックス®
		トラセミド	ルプラック®
		アゾセミド	ダイアート®
	抗アルドステロン薬	スピロノラクトン	アルダクトン A®
		カンレノ酸カリウム	ソルダクトン®
		エプレレノン	セララ®
水利尿薬	バソプレシン受容体拮抗薬	トルバプタン	サムスカ®

＊これら 2 種類の薬剤は，胎児の奇形，羊水過少症，胎児・新生児の死亡，新生児の低血圧・腎不全・高カリウム血症を起こす可能性がある。したがって，投与中に妊娠が判明した場合には，直ちに投与を中止する必要がある。

1 サイアザイド系利尿薬

❶作用と種類
遠位尿細管における Na-Cl 共輸送を阻害して，Na^+（ナトリウムイオン）と Cl^-（クロールイオン）の再吸収を抑制する。利尿作用が弱く，主に降圧薬として使用される。

❷副作用
低カリウム血症，高血糖，高尿酸血症，光線過敏症。

2 ループ利尿薬

❶作用
ヘンレのループ（ヘンレ係蹄）上行脚における Na-K-2Cl 共輸送を阻害し，Na^+ と K^+（カリウムイオン）の再吸収を抑制する。利尿作用は強いが，降圧作用は弱い。

❷副作用
低カリウム血症，低マグネシウム血症，高血糖，高尿酸血症。

3 抗アルドステロン薬

❶作用と副作用
アルドステロンは副腎皮質ホルモンの一つで，腎臓にあるミネラルコルチコイド受容体に作用し，Na^+ と水の血液中への再吸収と K^+ の尿中排泄を促進する。抗アルドステロン薬はアルドステロンの作用に拮抗して，腎臓ではカリウム保持性の利尿作用を示し，心臓に対しては心筋線維化を抑制するなど慢性心不全の治療薬として用いられている。スピロノラクトンはミネラルコルチコイド受容体に対する選択性が低く，性ホルモンの受容体にも結合してしまうため，女性化乳房，勃起障害（ED），月経異常などが起こる。一方エプレレノンは，ミネラルコルチコイド受容体の選択性が高い（性ホルモンの受容体への結合が少ない）ため，これらの副作用は起こりにくい。共通の副作用として高カリウム血症に注意が必要である。

4 バソプレシン受容体拮抗薬

❶作用
バソプレシンは腎臓の集合管にあるバソプレシン受容体に作用し，水の再吸収を促す。そのためバソプレシンは別名「抗利尿ホルモン」ともよばれ，血中の浸透圧に応じて下垂体から分泌される。バソプレシン受容体拮抗薬であるトルバプタンは，このバソプレシンの作用である水の再吸収を阻害することで**利尿作用**を発揮する。

❷副作用
トルバプタンはナトリウムを排泄せずに，水のみを体外へ排泄するため，脱水や高ナトリウム血症が主な副作用となる。急激に血中のナトリウム濃度が上昇すると，脳の神経細

胞が障害され（浸透圧性脱髄症候群），麻痺や意識障害，痙攣などを生じ，時に死に至る合併症となる。そのため，トルバプタンの導入，再開は入院にて行われる。また，もともと血中ナトリウム濃度が高い患者はもちろん，口渇を訴えられない患者，水分摂取ができない患者に対しての処方は禁忌である。

5. β遮断薬，α_1遮断薬

交感神経には**α受容体**と**β受容体**がある。α受容体は動脈と腎臓に多く分布し，刺激により血管収縮が起こる。β受容体はβ_1，β_2，β_3の3種類がある。β_1は主に心臓に存在し，刺激により心拍数と収縮力が増加する。β_2は気管支平滑筋や血管平滑筋に存在し，刺激により気管支と血管の拡張がもたらされる。

1　β遮断薬

❶作用
β受容体を抑制することにより，心収縮や心拍数を抑制し，血圧を下げる。

❷適応
高血圧症に対する降圧目的，**労作性狭心症**の症状改善，**頻脈性不整脈**の心拍数低下目的に用いられるほか，**心不全**の予後改善，**心筋梗塞**の再発予防などの効果も証明されている。

❸種類
表 3-9 に示す。

❹適応疾患
頻脈性不整脈，狭心症，高血圧症，虚血性心疾患や拡張型心筋症に基づく慢性心不全など。

❺副作用
心機能抑制，徐脈，高比重リポたんぱく（HDL）*低下，インスリン感受性低下。

表 3-9　β遮断薬，α_1遮断薬

分類	一般名	商品名	作用／適応
β遮断薬	メトプロロール	セロケン®	β_1受容体に選択的に結合して心臓機能を抑制する。作用時間は短い。
	アテノロール	テノーミン®	β_1受容体に選択的に結合して心臓機能を抑制する。作用時間は長い。
	ビソプロロール	メインテート® ビソノテープ®	β_1受容体に選択的に結合して心臓機能を抑制する。作用時間は長い。
	カルベジロール	アーチスト®	α_1およびβ_1遮断作用をもつ。慢性心不全への適応あり。
α_1遮断薬	ドキサゾシン	カルデナリン®	高血圧症のみ。
	プラゾシン	ミニプレス®	前立腺肥大にも適応あり。

＊ **高比重リポたんぱく**：リポたんぱく質の一つで，血管内皮に蓄積したコレステロールを掃除したり，動脈硬化を抑える働きをするので，「善玉コレステロール」とよばれることもある。

❻禁忌

急性心不全，気管支喘息，徐脈がある場合は禁忌である。

2 ｜ α_1遮断薬

❶作用

α_1受容体は，交感神経末端の血管平滑筋接合部にあり，α_1遮断薬は，この受容体へのノルアドレナリンの作用を遮断することにより**血管**を**拡張**させ血圧を下げる。

❷適応

高血圧症に対する降圧目的のほか，**褐色細胞腫**という副腎由来の腫瘍に続発する高血圧症にも特に用いられる。

❸種類

表 3-9 に示す。

❹副作用

起立性低血圧によるめまい，動悸，失神，脱力感など。

6. 強心薬・昇圧薬

強心薬・昇圧薬は，**心原性ショック**で脳，肝臓，腎臓などの重要臓器への血流低下があるとき，収縮期血圧や平均血圧，あるいは心係数が低い場合に使用する。なお，ドパミンやドブタミンについては，ここに示した商品名以外のものもあるため，各施設で用いられる商品名を確認する必要がある。

1 ｜ カテコラミン

❶作用と種類

交感神経受容体を刺激して作用をもたらす。種類は表 3-10 に示す。

❷使用方法

カテコラミン静注薬の大量投与は末梢血管収縮による後負荷の増大や，血圧上昇，心拍数の増加に伴う心筋酸素消費量増加があり，心臓への負担が増す。その使用は必要不可欠の場合のみとし，できるだけ少量，短期投与を心がける。

❸副作用

不整脈，動悸，過度の血圧上昇。

2 ｜ ホスホジエステラーゼ（PDE）-Ⅲ阻害薬

❶作用と種類

心収縮を増加させ，血管拡張をもたらす。種類は表 3-10 に示す。

❷使用方法

使用開始時は少量から投与を始める。

表3-10 カテコラミン，PDE-Ⅲ阻害薬

分類	一般名	商品名	作用
カテコラミン	ドパミン	イノバン®	低用量で腎血流増加作用，高用量で血圧上昇。
	ドブタミン	ドブトレックス®	心収縮力増加作用，肺動脈圧を低下，ほかの強心薬と併用が多い。
	アドレナリン	ボスミン®	ショック時に使用，強心作用と血圧上昇作用，気管支拡張作用。
	ノルアドレナリン	ノルアドレナリン®	ショックによる循環不全に用いる。ドパミン，ドブタミンの効果が不十分なとき，昇圧と心拍出量増大の目的で使用する。作用は一過性。
	ドカルパミン	タナドーパ®	維持療法ではなく，ドパミンからの離脱困難例に使用する内服製剤。
ホスホジエステラーゼ（PDE）Ⅲ阻害薬	オルプリノン	コアテック®	ほかの薬剤で効果不十分な急性心不全に用いる。強心作用と血管拡張作用をもつ。
	ミルリノン	ミルリーラ®	ほかの強心薬との併用で効果増強。
	ピモベンダン	アカルディ®	Ca感受性増強作用，慢性心不全で使用。

❸ **副作用**

不整脈，血圧低下，血小板減少，消化器症状など。

3 ジギタリス

❶ **作用**

心筋細胞内のカルシウム濃度を上昇させ，**心収縮力**を**増加**させる作用と，迷走神経や房室結節に作用し**心拍数**を**低下**させる作用をもつ。

❷ **使用方法**

臨床では心収縮力増加のみを期待して使用されることは稀である。多くは，心拍数低下作用を期待し，**頻脈性の心房細動**の心拍数コントロールに用いられる。

❸ **副作用**

過量の投与で，消化器症状，神経症状，視覚症状，不整脈を生じ，この状態はジギタリス中毒といわれる。低カリウム血症があるときに起こりやすい。

7. 抗血小板薬，抗凝固薬，血栓溶解薬

❶ **作用と種類**

血栓の予防には，抗凝固薬と抗血小板薬が用いられる。心房細動による左房内血栓に続発する脳梗塞，深部静脈の血栓，肺塞栓には抗凝固薬を，狭心症や心筋梗塞，心房細動以外の原因の脳梗塞など，動脈硬化に基づく血栓には抗血小板薬を使用する。最近，抗凝固薬として直接経口抗凝固薬（direct oral anticoagulant：**DOAC**）や，新しい抗血小板薬が登場している。DOACは従来使用されてきた抗凝固薬である**ワルファリンカリウム**と比較す

ると，同等かそれ以上の有効性を有し，その一方で副作用である出血のリスクが少ないというメリットもある．また，ワルファリンカリウムでは納豆や抹茶など**ビタミンK**含有量の多い食材は避けなければならなかったが，DOACでは特に食べ合わせの悪い食材がないことも服薬アドヒアランスを維持するうえで重要なメリットといえる．一方，ワルファリンカリウムと比較し高価である．血栓溶解薬は，急性心筋梗塞，肺塞栓などで血栓や塞栓を溶解することが目的である．種類を表3-11に示す．

❷適応

抗血小板薬は**狭心症，心筋梗塞，脳梗塞，下肢動脈狭窄**，また**冠動脈バイパス術後**の血栓形成予防に用いられるほか，冠動脈や頸動脈，下肢動脈への**ステント留置後**，また経カテー

表3-11 抗血小板薬，抗凝固薬，血栓溶解薬

分類	一般名		商品名	作用と注意点
抗血小板薬	アスピリン		バイアスピリン®	かむと15分で，腸溶錠としては4時間で効果が出る．
	クロピドグレル		プラビックス®	副作用である肝障害，血小板減少性紫斑病，顆粒球減少症のため，投与開始後2か月間は2週間ごとの検査が必要．
	チクロピジン		パナルジン®	副作用である肝障害，血小板減少性紫斑病，顆粒球減少症のため，投与開始後2か月間は2週間ごとの検査が必要．
	プラスグレル		エフィエント®	効果発現が早く，安定した抗血小板作用．
	シロスタゾール		プレタール®	脈拍数増加，狭心症発現があるので胸痛に注意．
	イコサペント酸エチル		エパデール®	血清脂質低下作用．
	ベラプロストナトリウム		ドルナー®	PGI_2誘導体，抗血小板作用が強い．
抗凝固薬	ヘパリンナトリウム		ヘパリン®	注射薬．即効性がある．ACT[注1]やaPTT[注1]の値によって投与量を調節．
	ワルファリンカリウム		ワーファリン®	ビタミンKに拮抗する．INR[注2]の値によって投与量を調節．
	トロンビン直接阻害薬	ダビガトラン	プラザキサ®	非弁膜症性心房細動の脳梗塞予防に適応，高齢者・腎機能障害では投与注意．
	直接Xa阻害薬	リバーロキサバン	イグザレルト®	
		アピキサバン	エリキュース®	
		エドキサバン	リクシアナ®	非弁膜症性心房細動の脳梗塞予防，静脈血栓症の治療・予防に適応，高齢者・腎機能障害では投与注意．
	合成Xa阻害薬	フォンダパリヌクス	アリクストラ®	静脈血栓症の治療・予防に適応，皮下注射で用いる．
血栓溶解薬	ウロキナーゼ		ウロキナーゼ®	注射薬．プラスミノーゲンのプラスミンへの活性化．
	t-PA[注3]	アルテプラーゼ	アクチバシン®	
		モンテプラーゼ	クリアクター®	

注) 1：活性凝固時間（activated coagulation time；ACT），活性化部分トロンボプラスチン時間（activated partial thromboplastin time；APTT）は，共に，ヘパリンの投与量を決定する際に行う凝固能を測定する指標である．
 2：国際標準比（international normalized ratio；INR）とは，ワルファリンカリウムの投与量を決定する際に行う凝固能をみる指標である．
 3：組織型プラスミノーゲンアクチベータ（tissue plasminogen activator；t-PA）

テル大動脈弁留置術（**TAVI**）後のステント血栓症や血栓弁の予防として，一定期間，二剤併用療法として用いられる。

抗凝固療法は，**心房細動に伴う脳梗塞の予防，エコノミークラス症候群**の治療や再発予防に用いられる。

❸ 副作用

いずれの薬剤も投与中は出血性合併症に注意が必要である。

❹ 相互作用

ワルファリンカリウム投与時には，ほかの薬剤や食物との相互作用に十分注意する必要がある。ワルファリンカリウム内服時はビタミンKを多く含む納豆，クロレラ，青汁の摂取は避けるべきであり，緑黄色野菜の摂取時には作用が低下するので注意が必要である。

8. 心房性ナトリウム利尿ペプチド（ANP）

❶ 作用

ナトリウム利尿ペプチドの一種で，血管拡張作用，ナトリウム利尿作用を併せもつ。急性心不全の治療で使用される。点滴静注薬である。

❷ 一般名（商品名）

カルペリチド（ハンプ®）

9. 抗不整脈薬

❶ 分類と適応疾患

不整脈に対しては数多くの薬剤が開発されているが，日常診療でよく用いられている**ヴォーン-ウイリアムズ**（Vaughan–Williams）**分類**によって4群に分けられる。分類と適応疾患を**表 3-12** に示す。また，薬剤の心機能や心電図への影響など，より臨床使用に即した分類として，1991（平成3）年に**シシリアン・ガンビット**（Sicilian Gambit）**分類**が提唱された。

❷ 副作用

心臓への陰性変力作用，催不整脈作用，QT延長，刺激伝導系の抑制がある。アミオダロンには，間質性肺炎，甲状腺機能障害，肝機能障害などの副作用がある。

10. 合剤

❶ 合剤のメリット

合剤とは複数の薬効成分を1つの薬として配合した薬剤をいう。合剤は高血圧症においては多種類にわたる薬剤があり，降圧目標達成のためには，複数の種類の降圧薬を組み合わせた併用療法が有用である。合剤は1錠で2種類の薬剤の投与を可能にし，服薬アドヒアランスの向上に効果的である。最近は，高血圧治療薬のカルシウム拮抗薬と脂質異常症治療薬のスタチン（HMG-CoA還元酵素阻害薬）との合剤，抗血小板薬と胃潰瘍治療薬の

表3-12 抗不整脈薬(Vaughan–Williams)分類

分類		活動電位持続時間	ナトリウムチャネル結合解離	一般名（商品名）	適応疾患
Ⅰ群 (ナトリウムチャネル抑制)	Ia群	延長	中間	プロカインアミド（アミサリン®） ジソピラミド（リスモダン®）	期外収縮，心房細動，発作性頻拍，心室頻拍
	Ib群	短縮	速い	リドカイン（キシロカイン®） メキシレチン（メキシチール®）	心室期外収縮，心室頻拍
	Ic群	不変	遅い	フレカイニド（タンボコール®） ピルジカイニド（サンリズム®）	頻脈性不整脈
Ⅱ群 (β遮断薬)				プロプラノロール（インデラル®） メトプロロール（セロケン®） アテノロール（テノーミン®） ビソプロロール（メインテート®）	頻脈性不整脈（洞性頻拍，期外収縮），心房細動・心房粗動の心拍数調節
Ⅲ群 (カリウムチャネル抑制)				アミオダロン（アンカロン®） ソタロール（ソタコール®）	心房細動（肥大型心筋症合併），心室頻拍，心室細動
Ⅳ群 (カルシウム拮抗薬)				ベラパミル（ワソラン®） ジルチアゼム（ヘルベッサー®）	上室頻拍，ある種の心室頻拍，心房細動・心房粗動の心拍数調節

合剤も存在する。

❷ 合剤の種類

表3-13～16に合剤の種類を示す。

❸ 副作用

基本的には含まれる薬剤の副作用が起こり得るが，ARBと利尿薬の合剤では，効果が高まるだけでなく，副作用も軽減されることが明らかになっている。

B 食事療法

循環器疾患の食事療法は，冠危険因子（リスクファクター）である高血圧，脂質異常症，糖尿病，肥満の予防と治療，加えて動脈硬化性疾患（狭心症，心筋梗塞）の予防と治療として重要である（図3-40）。

循環器疾患の食事療法の目的は，1次予防，2次予防を問わず，禁煙，身体活動の増加，適正体重の維持と内臓脂肪の減少を考慮した生活習慣の改善であり，長期にわたる包括的なプログラムのなかで行われるべきである。食事療法のポイントを表3-17に示す。また，患者にとって食事療法を実践，継続することは簡単ではない。効果的な食事療法を行うにあたっては，医師，看護師，管理栄養士，理学療法士などの多職種のスタッフの連携が重要である。

表3-13 ARBと利尿薬の合剤

商品名	ARB	利尿薬
プレミネント®	ロサルタン	ヒドロクロロチアジド
ミコンビ®	テルミサルタン	
コルディオ®	バルサルタン	
エカード®	カンデサルタン	
イルトラ®	イルベサルタン	トリクロルメチアジド

表3-14 ARBとカルシウム拮抗薬の合剤

商品名	ARB	カルシウム拮抗薬
レザルタス®	オルメサルタン	アゼルニジピン
エックスフォージ®	バルサルタン	アムロジピン
ユニシア®	カンデサルタン	
ミカムロ®	テルミサルタン	
アイミクス®	イルベサルタン	
アテディオ®	バルサルタン	シルニジピン
ザクラス®	アジルサルタン	アムロジピン

表3-15 カルシウム拮抗薬とスタチンの合剤

商品名	カルシウム拮抗薬	スタチン
カデュエット®	アムロジピン	アトルバスタチン

表3-16 抗血小板薬と胃潰瘍治療薬の合剤

商品名	抗血小板薬	胃潰瘍治療薬
タケルダ®	アスピリン	ランソプラゾール

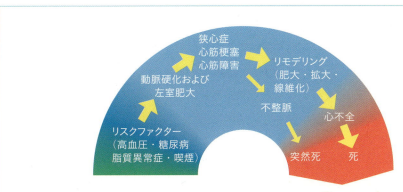

　循環器疾患は，図に示すような経過をとる。動脈硬化や左室肥大の原因となるリスクファクターに始まり，狭心症，心筋梗塞，不整脈，心不全と進行して，最後は死に至る連鎖が存在する。循環器疾患の予防にはリスクファクターをもっている初期の段階から治療に介入することが重要である。
　心筋梗塞後には梗塞部位が線維化を伴い薄くなり，拡大する。機能低下を補うため健常の部分の心筋肥大が起こり，さらに左室全体が拡張することを左室リモデリングという。難治性の心不全を引き起こす原因にもなる。
資料／Dzau, V. 他, 1991.

図3-40 冠危険因子から心不全・死への進行

表3-17 食事療法のポイント

❶ 1日の摂取エネルギーを適正にする
❷ 塩分制限
❸ 多様な食物を摂取する
❹ 食事に伴う消化の仕事量の増加に注意
❺ 摂取した水分による血行動態への影響に注意

1. 脂質の内容

　脂質には脂肪酸，グリセリン，油脂（脂肪酸とグリセリンからなる），コレステロールなどが含まれる。脂肪酸（図3-41）は，構造上二重結合をもたない飽和脂肪酸と，二重結合を1つ有する一価不飽和脂肪酸，2つ以上有する多価不飽和脂肪酸に分けられる。グリセリンに脂肪酸が3個つながったものが**トリグリセリド**（中性脂肪，TG）である（図3-42）。**コレステロール**は生体膜に含まれ，それを安定化させたり，性ホルモン，副腎皮質ホルモンなどのステロイドホルモンやビタミンDの原料にもなる。

　コレステロールを多く含む球状粒子はリポたんぱくとよばれ，種類には，カイロミクロン（キロミクロン），超低比重リポたんぱく（VLDL），低比重リポたんぱく（LDL），中比重リポたんぱく（IDL），高比重リポたんぱく（HDL），超高比重リポたんぱく（VHDL）がある。LDLコレステロール高値とTG高値は動脈硬化と関係が深い。

1 脂肪酸の種類

❶ **飽和脂肪酸**（saturated fatty acid：S）

　炭素鎖12〜16で，脂身の多い肉類，乳製品に多く含まれ，過剰摂取でLDLコレステロール値が増加する。

❷ **一価不飽和脂肪酸**（monounsaturated fatty acid：M）

　オリーブ油に多く含まれるオレイン酸などがある。HDLコレステロール値を低下させずにLDLコレステロール値を低下させる効果がある。

❸ **多価不飽和脂肪酸**（polyunsaturated fatty acid：P）

　エイコサペンタエン酸（EPA）やドコサヘキサエン酸（DHA）は，背の青い，脂身の多い

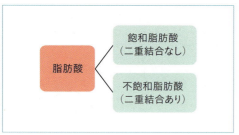

図3-41 脂肪酸

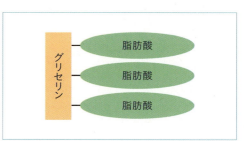

図3-42 トリグリセリド（中性脂肪）

魚（サバ，ブリなど）に多く含まれる。LDLコレステロール値の低下作用は強くないが，HDLコレステロール値を下げずに中性脂肪値を下げる作用がある。また，血小板凝集抑制効果も報告されている。以上のように，脂肪酸は種類により作用が異なり，各脂肪酸の比率をS：M：P＝3：4：3にするのが理想的な摂取バランスである。

2　脂質異常症の治療

動脈硬化の危険因子の是正は，それぞれの病態に適した内容で食事療法を展開して効果を早期に得ることが求められる。2018（平成30）年版のガイドラインは，脂質異常症治療のためだけでなく，複数の動脈硬化危険因子に対して包括的に対応するものである（表3-18）。そのなかで，高LDLコレステロール血症を改善する食事の内容として，飽和脂肪酸，コレステロール，トランス脂肪酸の摂取を減らすことを推奨し，コレステロールの摂取は1日200mg未満に制限している。LDLコレステロール値が改善されたのちのコレス

表3-18　脂質異常症の治療

- 脂質異常症をきたしうる原疾患があればその治療を行う。
- 個々の患者のリスクを評価して治療方針を決定する。
- まず生活習慣の改善が基本である。

【生活習慣の改善】
- 禁煙し，受動喫煙を防止する。
- 過食を抑え，適正体重を維持する。
- 肉の脂身，動物脂，乳製品の摂取を抑え，魚類，大豆製品の摂取を増やす。
- 野菜，きのこ，未精製穀類，海藻の摂取を増やす。
- 食塩を多く含む食品の摂取を控える（6g/日未満）。
- アルコールの過剰摂取を控える（25g/日以下）。
- 中強度以上の有酸素運動を毎日30分以上を目標に行う。

■運動療法について
【運動療法の効果】
- 体力を維持もしくは増加させる。
- 動脈硬化性疾患の予防・治療効果がある。
- 脂質代謝を改善し，血圧を低下させる。
- インスリン感受性や耐糖能を改善する。
- 精神的ストレスや認知機能の低下を抑制する。

【運動療法の実際】
- 中強度以上の有酸素運動を定期的に（毎日合計30分以上を目標に）行うことがよい。

【運動療法指針】

種類	有酸素運動を中心に実施（ウォーキング，速歩，水泳，エアロビクスダンス，スロージョギング，サイクリング，ベンチステップ運動など）
強度	中強度以上を目標
頻度・時間	毎日合計30分以上を目標（少なくとも週に3日は実施）

中強度以上とは3メッツ以上の強度を意味する。メッツは安静時代謝の何倍に相当するかを示す活動強度の単位。
通常歩行は3メッツ，速歩は4メッツ，ジョギングは7メッツに相当する。

出典／日本動脈硬化学会：動脈硬化性疾患予防のための脂質異常症診療ガイド2018年版，日本動脈硬化学会，2018.

テロール摂取量については，患者の生活習慣や生活改善実践能力，薬物療法の内容などを勘案し，個々の患者によって栄養素などの摂取量を決定することが勧められる。

2. 塩分制限

❶ 高血圧における塩分制限

日本人の1日の塩分の平均摂取量は約10gとなっている（2016［平成28］年）。一方，高血圧の治療には1日の塩分摂取量は6g未満が望ましい[1]。

❷ 心不全における塩分制限

慢性心不全においては，減塩によるナトリウム制限が最も重要である。

細胞外液中ではナトリウムをはじめとする電解質の濃度は厳密に保たれており，塩分の過剰摂取は腎臓での水分の再吸収を促進し，体液量の増加をもたらす。これにより心臓への負担が増加する。

重症心不全では1日の塩分摂取量3g以下の厳格な塩分制限が必要である。食事指導により，パンやうどんなどの加工食品自体にも相当量の食塩が含有されていることを教育する。軽症心不全では，厳格なナトリウム制限は不要であり，1日およそ7g以下程度の減塩食とする。高齢者においては，過度の塩分制限が食欲を低下させ栄養不良となり得るため，味つけには適宜調節が必要である[2]。

❸ 虚血性心疾患の塩分制限

虚血性心疾患の1次予防，2次予防を問わず，塩分摂取1日6g未満が推奨される[3]。

3. 食事・消化に伴う心血管系への影響

食事を摂ることにより酸素摂取量が増加するといわれており，急性心不全，心筋梗塞急性期では，循環と利尿の安定確保ができない限り，栄養摂取を目的とした経口摂取は控えるべきである。しかし，積極的な循環管理が長期にわたって行われる場合，患者のストレスを考慮し，日常のリズムと精神の安定を目的として，少量の経口摂取は早期から開始する必要がある。

経口摂取は，酸素投与量が減量できて，鼻カニューレでも酸素飽和度を維持できるようになれば可能である。心不全では，腸管の浮腫により食欲が低下するため，経口摂取が困難なら，中心静脈栄養も考慮すべきである。

C 心臓カテーテル治療

心臓カテーテル法は，虚血性心疾患での冠動脈の検査・治療のため，また心不全など心機能障害の原因を調べるために，心内腔や血管内に**カテーテル**を挿入する手技である。また，不整脈の治療のため同様の手技を用いて経皮的カテーテル心筋焼灼術（カテーテルアブレーション）が行われる。また，近年は，弁置換術による外科手術が不可能，もしくはリ

スクが高く適応とならない重症大動脈弁狭窄症患者に対し，カテーテル法による大動脈弁置換術が行われるようになってきている。

心臓カテーテル法は，医師，看護師，放射線技師，臨床工学士などがチームとなり，連携して取り組むことが大切である。

1. 経皮的冠動脈インターベンション

経皮的冠動脈インターベンション（percutaneous coronary intervention；PCI）とは，狭心症や心筋梗塞において冠動脈の狭窄部や閉塞部をカテーテルを用いて拡張し，狭窄の解除を行うものである。適応疾患は急性冠症候群（急性心筋梗塞，不安定狭心症），安定狭心症である。

心臓カテーテル検査の禁忌には次のような場合がある。

❶絶対的禁忌*

患者の同意が得られない場合，実施施設の設備が不十分な場合，抗凝固・抗血小板療法が行えない場合は絶対的禁忌である。

❷相対的禁忌*

造影剤アレルギー，管理されていない高血圧，出血傾向，感染，発熱，貧血，妊娠，重篤な腎不全または無尿，検査に非協力的な患者は相対的禁忌とされる。

1 カテーテルの挿入部位（図3-43）

❶大腿動脈穿刺

大腿動脈は，急性心筋梗塞，不安定狭心症では多く穿刺が行われている部位である。利点は比較的操作がしやすいこと，安全に行えることである。欠点は**止血**の処置に時間を要す（20〜30分程度）ことと，術後の**安静時間が長い**（約6時間）ことである。

❷上腕動脈穿刺

利点は術後の安静時間が短いことである。欠点として，圧迫止血が不十分なときに内出血が高度となり，伴走する神経を圧迫すると難治性の手指のしびれなどが出現し，最悪の場合後遺症が残ることがある。

❸橈骨動脈穿刺

橈骨動脈は表在しているので穿刺が容易であり，出血・止血をコントロールしやすい。検査の前には，手首から末梢が阻血にならないようにアレン（Allen）テスト*を行うことが望ましい。利点は穿刺側上腕を動かさなければ安静時間が短く，患者の苦痛と出血合併

---

* **絶対的禁忌**：患者の生命を脅かしたり，不可逆的な障害を招いたりするなど，患者の予後を大きく悪化させる医療行為。
* **相対的禁忌**：絶対的禁忌ほどの危険性はないものの，医療上，通常は行ってはならない医療行為。
* **アレンテスト**：上肢の動脈閉塞の有無を確認する方法。患者に手を握りしめてもらい，橈骨動脈と尺骨動脈を用手的に圧迫し，一時的に閉塞させる。次に，患者に手を広げてもらうと，手は阻血状態のため青白くなる。その後，尺骨動脈の圧迫を解除して手の赤みが戻れば，橈骨動脈を穿刺に使用できる。

Ⅲ 循環器疾患にかかわる治療

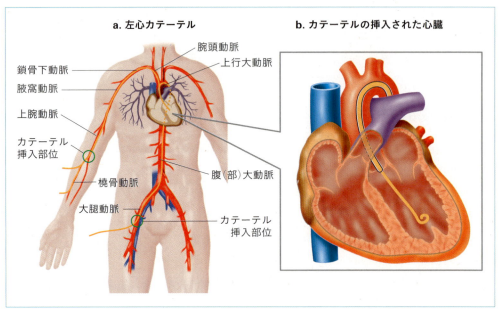

図3-43 左心カテーテル

症が少ないことであり，わが国ではカテーテル検査，治療に際し用いられることが多い。欠点として，橈骨動脈は大腿動脈や上腕動脈よりも細いため，使用するカテーテルの太さとデバイスに制限があることである。

2 PCIと冠動脈ステント

PCIはまずは，穿刺部位から**ガイディングカテーテル**とよばれる細長いカテーテルを通し，治療を行う冠動脈の入口部にこのカテーテルを挿入することから始まる。カテーテルには目的に合わせていくつかの形状があり，患者に適したものを選ぶ（図3-44）。その後，ガイディングカテーテル内へ**ガイドワイヤー**とよばれる非常に細く軟らかい"針金"を通し，治療する冠動脈へ到達させる。ガイドワイヤーをさらに冠動脈内へ挿入し，治療部位を通過させる。その後ガイドワイヤーに沿って，治療部位へバルーンカテーテルを挿入し

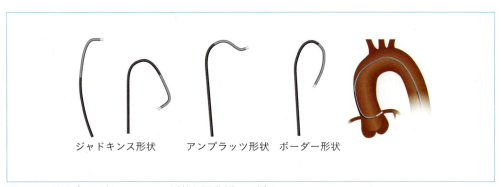

図3-44 ガイディングカテーテルの形状と冠動脈への挿入

これを拡張する（バルーン拡張術）。その後，確実な冠動脈の開存の維持・拡張が不十分な場合や，血管に解離を生じた場合に**ステント**（金属製の網目の筒のような構造をもったもの）を植え込む（ステント留置術）（図3-45）。

冠動脈に留置されるステントには大きく2種類ある。一つは金属に何も処理をしていない**金属ステント**（bare metal stent：BMS）で，もう一つは，金属に薬剤を塗布してある**薬剤溶出性ステント**（drug eluting stent：DES）である（図3-46）。DES は塗布された薬剤の効果で，ステント留置後の内膜形成が抑制されるため，ステントの再狭窄が起こりにくい。その半面，DES 留置後は抗血小板薬を2種類，半年から1年にわたり内服する必要がある（BMSでは，抗血小板薬2種類内服はより短い期間でよい）。このように，BMS，DES は共にメリット，デメリットを有するため，各患者背景をしっかりと把握したうえで，バルーン拡張術のみで終わるのか，BMS を留置するのか，DES を留置するのかを決定することが重要である。

また，冠動脈の石灰化が強い場合には，**ロータブレーター**により削る治療法がある（図3-45）。

さらに，病変部を機械的に拡張するだけではなく，広げることによって末梢に飛ばしてしまう血栓や粥腫（プラーク）による末梢塞栓を予防する方法もある（血栓吸引療法，末梢保護デバイス）（図3-45）。

2. カテーテルアブレーション

カテーテルアブレーション（catheter ablation，経皮的カテーテル心筋焼灼術）は，不整脈の原因となる心筋の部位を，特殊なカテーテルを用いて**高周波**により**加熱**し，限局的に凝固壊死させることで不整脈を治療するものである。侵襲的な手技であり，重篤な合併症も起こり得る。

1 カテーテルアブレーションの方法（図3-47）

局所麻酔を行い，標準的には大腿静脈，鎖骨下静脈あるいは内頸静脈からカテーテルを挿入する。症例によって（左心系に病変がある場合）大腿動脈穿刺を追加する。

不整脈のメカニズムを診断し，アブレーションの方針を決定するために，電気生理学的検査（本章-Ⅱ-D-4「心臓電気生理学的検査」参照）を行う。また，**マッピング**という手法で，具体的にアブレーションを行う至適部位を探す。アブレーション用カテーテルの先端は温度センサーを内蔵しており，50～60℃の設定で30～60秒間通電する。不整脈を根絶するまで，このように高周波通電を数回から十数回繰り返す。

最近は，心房細動の治療で左右の肺静脈や左房内をアブレーションすることが多くなり，カテーテルを心房中隔に穿刺して右房から左房に通す手技（**経静脈的心房中隔穿刺法**［ブロッケンブロー法］）が用いられる。また，心腔内を血管内超音波で観察する心腔内心エコー法も用いられることがある（図3-48）。

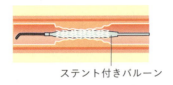
ステント付きバルーン

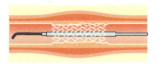
ステントが挿入され広がったところ

ステントの例

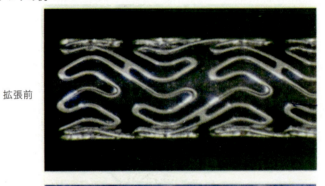
拡張前

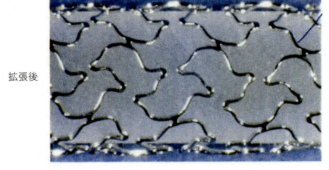
拡張後

ロータブレーターが粥腫（プラーク）を削っているところ
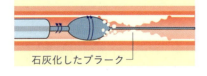
石灰化したプラーク

血栓吸引を行っているところ
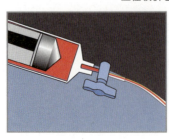
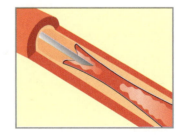

図3-45 経皮的冠動脈インターベンション（PCI）の手技

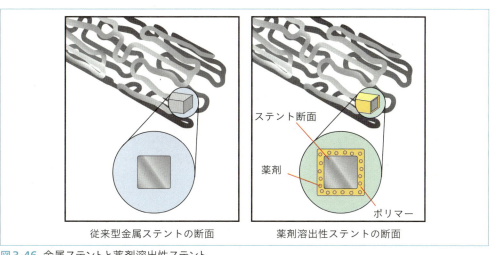

図 3-46 金属ステントと薬剤溶出性ステント

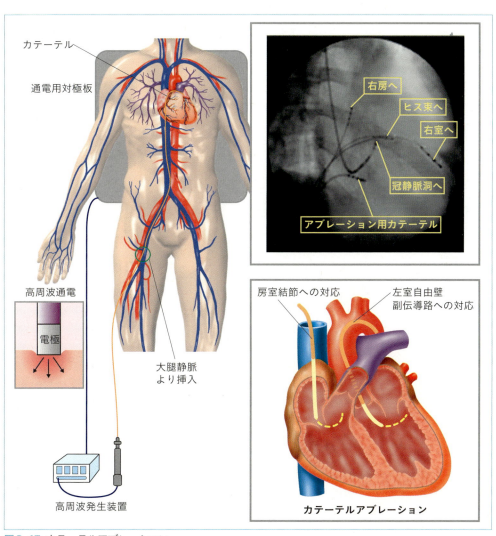

図 3-47 カテーテルアブレーション

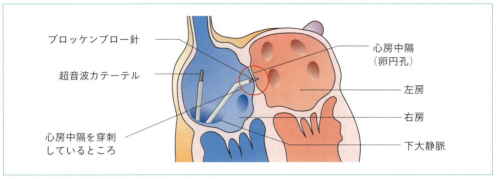

図3-48 心房中隔穿刺法と心腔内心エコー法

2 適応疾患

❶ 上室頻拍（SVT）

WPW症候群（潜在性を含む）に伴う房室リエントリー性頻拍と偽性心室頻拍，房室結節リエントリー性頻拍，心房粗動，心房細動，心房頻拍。

❷ 心室頻拍

特発性心室頻拍，そのほかの特発性期外収縮。

❸ 器質的心疾患に伴う心室頻拍

不整脈原性右室異形成症（不整脈原性右室心筋症），心筋症（肥大型心筋症など），陳旧性心筋梗塞，脚間リエントリー。

3. 大動脈弁狭窄症に対するカテーテル治療

経カテーテル大動脈弁留置術（transcatheter aortic valve implantation：TAVI）は，重症大動脈弁狭窄症に対する治療法で，2013（平成25）年よりわが国でも保険償還となった比較的新しい治療法である。開胸して人工心肺を用いて行う大動脈弁置換術とは異なり，TAVIでは開胸は行わずにカテーテルを用いて大動脈弁の位置に生体弁を留置する。特徴は，人工心肺を使用しないため，患者の負担が少なく，入院期間が短いことである。TAVIは高齢であったり，そのほかのリスクが高いために外科手術が受けられない患者が対象となる。合併症として，心筋や血管を損傷して結局開胸が必要になることがあることや，冠動脈が閉塞してしまいPCIが必要になることがあること，また脳梗塞やペースメーカー留置術が必要になること，などがある。

　TAVIには大きく2つのアプローチ方法があり，大腿動脈からカテーテルを穿刺する「経大腿動脈アプローチ」と，肋間を切開し心尖部からアプローチする「経心尖部アプローチ」がある。詳細は本節-G「各種手術法」を参照。

表3-19 心臓カテーテル治療に伴う合併症

- 穿刺部位の出血および局所の血腫形成
- 穿刺部周囲の神経障害
- 偽性動脈瘤，動静脈瘻
  穿刺部位の血管雑音で疑う
- 迷走神経反射（悪心・嘔吐，めまい）
- 腎機能障害
- 脳血管障害
- 急性心筋梗塞
- 大動脈解離や心臓大血管の穿孔
- 不整脈（心室頻拍，心室細動）
- 心タンポナーデ
- 心不全
- 発熱，感染
- 気胸，血胸
- 肺梗塞
- 内膜剝離による動脈血栓塞栓症（コレステロール塞栓症）
  ブルートウ（blue toe）症候群に注意
- 後腹膜血腫
  低血圧，頻脈，治療後の急速なヘマトクリット値の減少などで疑う
- 造影剤アレルギーとアナフィラキシーショック
- ヘパリン起因性血小板減少症（HIT）
  ヘパリンの副作用による血小板減少や塞栓症
- 器具の残留
  PCIによるステントの脱落
- 放射線障害
  長時間の手技で注意が必要。背中（肩甲骨周囲）の紅斑
- 完全房室ブロック
  カテーテルアブレーションに特有で，焼灼する部位の近くに伝導路があると起こることがある

4. 心臓カテーテル治療に伴う合併症

心臓カテーテル治療（PCI，カテーテルアブレーション）は，熟練医師が行ってもある一定の確率で，表3-19にあげるような合併症が起こることがある。患者には，心臓カテーテル治療によるメリット，デメリットを十分に説明する必要がある。

D ペースメーカー治療

ペースメーカー（pacemaker）は**徐脈性不整脈**に対し，心筋に人工的な**電気刺激**を与え規則正しい心収縮をもたらす装置で，バッテリーと集積回路からなる本体部分と，リード線からなる。このペーシングシステムにより，徐脈や心停止でめまいや失神などの脳虚血症状を呈している症例や，労作時息切れや呼吸困難などの心不全症状を呈する症例に対し，心臓に周期的に電気刺激を与えて心拍動を維持させる。ペースメーカーには，緊急のときに一時的に用いる体外式と，体内に植え込む恒久型の2種類がある（後出表3-20，図3-49〜51）。

1. 体外式（一時的）ペーシング

1 目的

徐脈性不整脈のなかでも，**アダムス-ストークス発作**や，徐脈が原因の心不全を起こしていて緊急に対処が必要な患者に対して，機械的にペーシングを行い，心拍数を一定に保つ。

2 種類

経静脈的心腔内電極が一般的に使用される。心外膜取り付け電極は主に開胸・開心術中に心外膜に縫着される。経皮体表電極は心停止などの際に緊急避難的に使用される（表3-20）。

3 適応

徐脈性不整脈（モビッツ型房室ブロック，完全房室ブロック，洞不全症候群，徐脈性心房細動など）で心不全や頻回のアダムス-ストークス発作を起こしている患者では，体外式および恒久型ペースメーカーが適応となり，リエントリー性の頻脈性不整脈（薬剤抵抗性の場合），予防的挿入（急性心筋梗塞時，心臓手術後や，徐脈出現の可能性が大きい患者）では体外式ペースメーカーが適応となる。

4 方法

右内頸静脈，右鎖骨下静脈，大腿静脈などから経静脈的に電極の付いたリード線を挿入

表3-20 ペーシング法の分類

一時的ペーシング	体外式	経静脈的心腔内電極（floating 電極）
		心外膜取り付け電極（開心術後）
		経皮体表電極
恒久型ペーシング	植込み型	経静脈的挿入電極
		心外膜取り付け電極

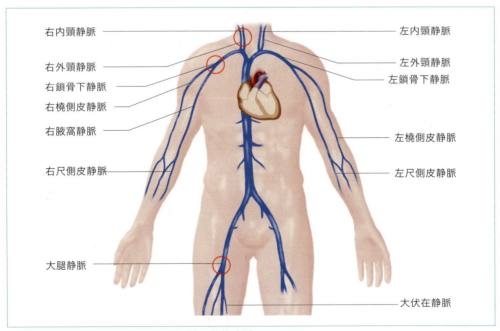

図3-49 経静脈的なペースメーカーの挿入部位（○）

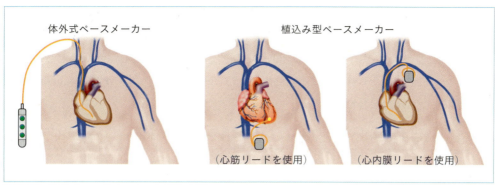

図3-50 体外式ペースメーカーと植込み型ペースメーカー

し，右室心尖部に挿入する（図3-49, 50）。

2. 恒久型ペーシング（植込み型）

1 恒久型ペースメーカーの種類と適応

　一般的にペースメーカーといえば恒久型ペースメーカーを指す。徐脈性不整脈で心拍数を維持する方法である。ペースメーカーを植え込む場所により，経静脈的挿入電極，心外膜取り付け電極の2種類がある（図3-51）。

3. 特殊な恒久型ペースメーカーの種類と適応

1 植込み型除細動器

　植込み型除細動器（implantable cardioverter defibrillator：ICD）は，**心室頻拍**（ventricular tachycardia：VT）や**心室細動**（ventricular fibrillation：VF）など心室性不整脈を感知し，速や

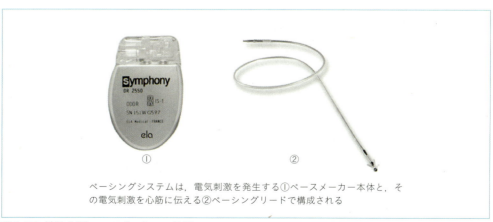

図3-51 植込み型ペースメーカーの外観

かに電気的除細動を行う装置である。VTやVFは薬物治療やカテーテル治療で根治させることは難しく，ICDは現時点でVTやVFによる突然死を予防する最も有効な方法である。適応疾患は，VT・VFを合併する陳旧性心筋梗塞および拡張型心筋症，肥大型心筋症，心サルコイドーシス，不整脈原性右室心筋症，QT延長症候群，ブルガダ（Brugada）症候群，特発性心室細動などである。

2　心臓再同期療法

　重症心不全患者では心電図上，左脚ブロックを示し，左室収縮の同期不全を呈する場合が多い。同期不全とは，左心室の局所の収縮のタイミングがずれることである。心臓再同期療法（cardiac resynchronization therapy：CRT）は左心室の収縮のタイミングの「ずれ」を，右心室内と左室側壁にある心臓の静脈にリード電極を挿入して補正する治療法である。このように両心室を同時に刺激する方法を**両心室ペーシング**という。適応は，重症慢性心不全で薬物治療に抵抗を示し，心電図上で幅の広いQRSをもつ左室収縮の低下した症例である。前述したICD機能をもった両心室ペーシング機能付き植込み型除細動器（cardiac resynchronization therapy defibrillator：CRT-D）という機種もあり，CRTとICDの適応を満たす症例に使用される。

4. 恒久型ペースメーカーの植込み方法

1　経静脈的挿入電極

　鎖骨下静脈穿刺（左側が多い），あるいは橈側皮静脈切開により電極の付いたリード線を挿入する。リード線を留置する場所は不整脈のタイプによるが，慢性心房細動がない場合は心房と心室の両方にリード線を挿入し，慢性心房細動がある場合は心室のみに挿入する場合が多い。挿入したリード線の先端を心房リードは右心耳もしくは心房中隔，心室リードは右心室心尖部や心室中隔にそれぞれ固定する。ペースメーカー本体は，大胸筋膜上に作成した空隙（ポケット）に埋め込んで切開部を縫合する。

2　心外膜電極

　心外膜電極の装着法には胸骨正中切開法，開胸法，非開胸・非胸骨切開法（剣状突起下切開法，左肋骨弓下切開法）がある。電極は主に右心室下壁に装着する。本体は季肋部もしくは左肋骨弓下に埋め込む。

3　植込み型除細動器

　植込み型除細動器は前述した通常のペースメーカーと同様に，前胸壁皮下に経静脈的に心内膜リード線を挿入する。

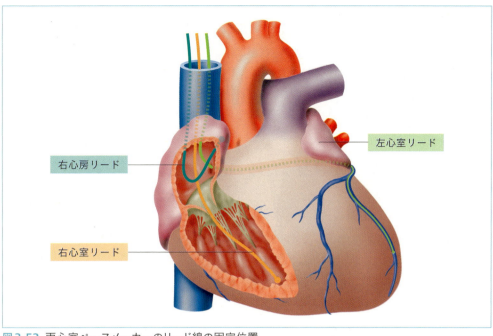

図3-52 両心室ペースメーカーのリード線の固定位置

4 心臓再同期療法

CRTの場合は,鎖骨下静脈に3本の電極リード線を穿刺し挿入する。右心房と右心室に1本ずつ電極リード線を固定し,もう1本は右心房から冠静脈洞を経由して枝に挿入する。左心室の側壁から心臓を刺激するように留置する(図3-52)。

5. 恒久型ペースメーカーの合併症

恒久型ペースメーカーの使用において起こり得る合併症は,ICD,CRTともに共通のものが多い。術後急性期と遠隔期で異なる。主なものを表3-21にあげる。
以前はペースメーカー,ICD,CRT-Dなどの植込み患者においてMRI撮影は禁忌であっ

表3-21 ペースメーカー・ICD・CRTに共通の合併症

急性期	遠隔期
出血・感染	感染
創部血腫	リード断線
血気胸	横隔神経刺激
リード線逸脱	
心室穿孔,心タンポナーデ	
横隔神経刺激	
	ICDに特有
	不適切作動
	頻回作動
	精神的不安

たが，最近は MRI 対応の機種が基本的に使用されている。ペースメーカー・ICD・CRT-D 植込み術後であっても MRI に対応した機種に限り MRI 撮影も可能である。ただし，リード線と本体の組み合わせによって撮影ができない場合も多いので注意が必要である。

6. 植込み後の指導・日常生活動作の注意

- 半年に 1 回は医療機関を受診し，外来でペースメーカーのチェックを行う。施設や機器のメーカーによっては，自宅にペースメーカーチェック機能のある送信機を置いて，遠隔診療でペースメーカーの管理を行うこともできる。
- 1 日 1 回**自己検脈**を行う。
- 創部は清潔にし，感染徴候がないかチェックする。
- めまい・失神，動悸，胸痛，労作時の息切れなど心不全症状に注意する。
- 吃逆がある場合は横隔神経刺激の可能性があり注意する。
- ICD/CRT-D 植込み患者は自動車の運転（職業運転も含む）の制限が道路交通法により規定されているため注意が必要である。

7. 最新の治療

1 皮下植込み型除細動器

ICD 植え込み時の心臓損傷やリード感染，リード断線は重篤な合併症である。このような合併症を回避するために，皮下植込み型除細動器（subcutaneous implantable cardioverter defibrillator；S-ICD）が利用され始めている。S-ICD では腋の下の皮下に本体，胸骨前部（皮下）にリード線を植え込み，不整脈を感知し電気ショック治療を行う。

2 リードレスペースメーカー

S-ICD 同様にリード感染，リード断線のリスクや手術侵襲を回避するため，小型のペースメーカーシステムのみを直接右室内に留置する。従来のリードシステムや本体を植え込むための皮下ポケットの作成も不要である。心房はペーシングできない。

E 補助循環療法

補助循環療法とは機能が低下した心臓の**ポンプ機能**を補助，あるいは代行することにより全身の循環を維持し，諸臓器の血流を維持する治療法である。補助循環は，不全心の仕事量を減らし，心臓の酸素需要と供給のバランスを回復させ，薬物療法との併用により自己心機能の回復を生じる例もある。

急性心筋梗塞，急性心筋炎など急激に心機能が低下し**心原性ショック**となる例に，大動脈内バルーンパンピング（intra-aortic balloon pumping；IABP）は緊急で挿入可能である。

冠血流の増加と心機能の回復により数日で離脱できる一方，IABP でも全身の循環が維持されない場合は，経皮的心肺補助装置（percutaneous cardiopulmonary support：PCPS）が考慮される。また 2017 年に補助循環用心内留置型ポンプカテーテル（IMPELLA®）がわが国でも保険償還された。短期使用の経皮的補助人工心臓であり，左主幹部など広範囲急性心筋梗塞や，心室中隔穿孔など心筋梗塞の機械的合併症例など，重度の心原性ショックに適応される。IABP，PCPS は緊急で経皮的に挿入可能であるが，長期使用で下肢虚血など合併症が増えるため，1 週間程度で離脱困難な場合は，開胸下に長期にわたる強力な循環補助が可能な，体外循環用遠心ポンプを使用した veno-arterial extracorporeal membrane oxygenation（V-A ECMO，静脈脱血-動脈送血経皮的人工心肺補助装置）や左心バイパス，体外設置型補助人工心臓へ移行する。拡張型心筋症など慢性心不全が徐々に増悪し，静注強心薬で安定，あるいは静注強心薬投与下でも臓器障害が徐々に進行する場合，長期予後の改善に心臓移植登録を行い，移植待機中の循環を維持する目的で，駆動ポンプが体内に植込みされた植込型補助人工心臓（ventricular assist device：VAD）を装着する。欧米では心臓移植を前提としない，**長期在宅治療**（destination therapy：DT）としての VAD の使用が認可されており，年々その数は増加している。わが国においても DT の導入が検討されている。

1. 大動脈内バルーンパンピング（IABP）

1 原理

心周期に同期させて，**バルーンの拡張**（inflation）と**収縮**（deflation）を繰り返す（図 3-53，54）。心拡張期にバルーンを拡張することにより，冠動脈を含めたバルーンより手前の大動脈血流を増やすことができる。心収縮期には急速にバルーンを収縮させ，吸引効果で後負荷を軽減する。

2 効果

①冠動脈血流量（酸素供給量）の増加
②バルーン収縮時の後負荷軽減による心仕事量の軽減，心筋酸素消費量の減量
③拡張期血圧上昇による平均大動脈圧の維持

3 適応

①心原性ショック（心係数 2.0L/ 分 /m² 以下，収縮期血圧 90mmHg 以下）
②急性冠症候群
③ハイリスク経皮的冠動脈インターベンション（percutaneous coronary intervention：PCI）や冠動脈バイパス手術（coronary artery bypass grafting：CABG）のバックアップ
④難治性心室性不整脈
⑤重症僧帽弁逆流を伴う心不全急性期など

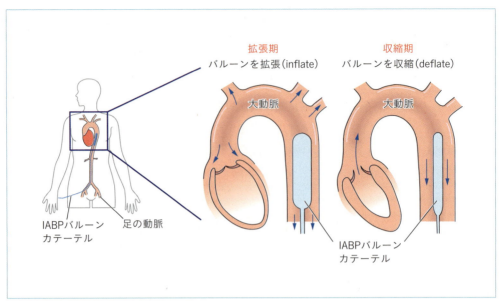

図3-53 IABPの原理

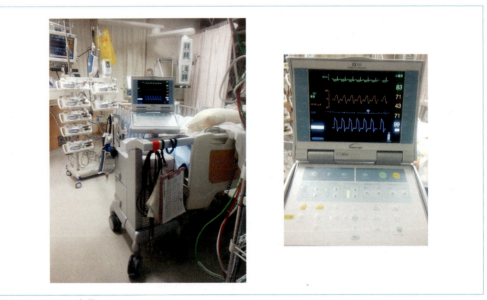

図3-54 IABPの実際

4 禁忌

2度以上の大動脈弁閉鎖不全症，大動脈解離や胸部・腹部大動脈瘤，高度の両側閉塞性動脈硬化症などの場合は禁忌である。

5 駆動方法および実際の管理

駆動装置はバルーン内にヘリウムガスの送脱気を繰り返し，バルーンを拡張・収縮させ

る。この駆動タイミングには通常心電図が用いられる。電気メスを使用する場合などは大動脈圧信号トリガーで駆動する。バルーンの拡張・収縮のタイミングを至適に調整することが非常に重要で，タイミングが不適切となるとむしろ心負荷を増強し有害となる場合がある。またIABP挿入中は，ヘパリンによる抗凝固療法を行う。

6 | 合併症

下肢の虚血，動脈損傷，出血，血栓塞栓症，神経障害などの合併症が起こり得る。挿入中は下肢冷感の有無，足背動脈の拍動触知の有無を確認する。IABP挿入中に上半身を起こしたり挿入側の下肢を屈曲すると，バルーンカテーテルが屈曲したり留置位置がずれて合併症の原因となるため，患者はベッド上での安静が必要である。腓骨頭部（膝外側）の圧迫による，一過性の知覚異常や尖足などの腓骨神経障害があり注意する。また血小板減少も比較的頻度が高い合併症であるが，IABP抜去後は自然に回復することが多い。

2. 経皮的心肺補助装置 (PCPS)

1 | 原理と定義

遠心ポンプと**膜型人工肺**を用いた閉鎖回路の人工心肺装置で，主に大腿動静脈経由で心肺補助を行うもの，補助循環を目的とした動-静脈バイパスで末梢血管からアクセスするものを総称してPCPSとよんでいる（図3-55）。海外ではV-A ECMOという呼称が一般的である。IABPが圧補助であるのに対しPCPSは流量補助である。PCPSを要する場合，IABPも併用する場合が多い（図3-56）。

2 | 利点

①脱血条件が良ければ，全身に必要な循環を維持する流量を確保できる。
②両心補助が可能であり，同時に呼吸補助も行うことができる。
③システムが簡便で，経皮的に比較的短時間で挿入が可能である。

3 | 欠点

①補助流量によっては心臓の後負荷を増すため，肺うっ血の解除や心機能の回復が得られにくい。
②装置の抗血栓性は改良されているが，ヘパリンなどの抗凝固療法が必須である。
③人工肺や遠心ポンプの耐久性の問題や，抗凝固療法に伴う出血，感染，下肢阻血といった合併症のため，長期補助は困難である。

4 | 適応

①急性心筋梗塞や急性心筋炎などの心原性ショック，心停止

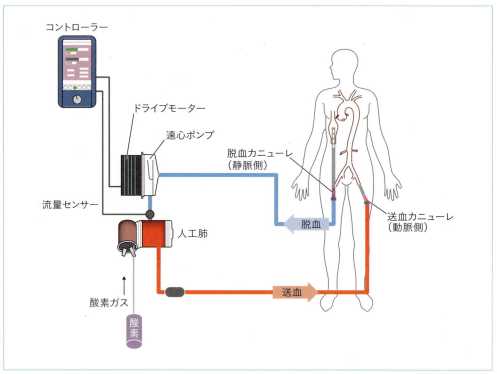

図3-55 PCPSの構成

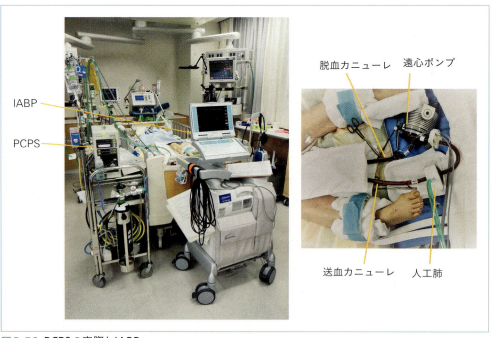

図3-56 PCPSの実際とIABP

②人工心肺離脱困難，開心術後の急性心肺不全
③難治性重症不整脈
④重症冠動脈疾患に対するハイリスクPCI中の補助
⑤急性肺塞栓症(そくせん)に伴う循環虚脱

5 禁忌

高度の大動脈弁逆流，コントロール困難な出血，最近の脳血管障害，外傷性心障害，高度の末梢(まっしょう)動脈疾患などの場合は禁忌(きんき)である。

6 装置の構成と作動中の血行動態，実際の管理

PCPSは送脱血カニューレ，回路，血液ポンプ（遠心ポンプ）およびその駆動装置，膜型人工肺，熱交換機（成人では用いない場合もある）から構成される（図3-55）。

PCPSの補助流量は大動脈弁が開放する程度に調整する。補助流量を増していくと全身の循環は維持されるが，大動脈弁が開放せず左室内血栓ができやすくなる。駆動中は厳密な抗凝固療法を行う。大腿(だいたい)動脈より送血する場合は下肢(かし)阻血に，また動静脈カニューレ刺入部の出血，血腫に注意し，貧血に対しては適宜輸血を行う。PCPS駆動中は心負荷を軽減するため十分な鎮静を行う。

3. 体外循環用遠心ポンプ

PCPS装着後も肺うっ血が改善しない場合や，合併症などでPCPSの継続が困難だが循環補助の継続が必要な場合に，開胸下に右房または左室心尖(しんせん)部に脱血カニューレを装着し，上行大動脈に送血カニューレを装着して体外循環用遠心ポンプ（図3-57）で駆動する，補助循環法がある。システム的には後述する体外設置型補助人工心臓と同様であるが，現在，保険的には補助人工心臓と認可されていない。そのため補助が長期化する場合は，体外設置型補助人工心臓にスイッチされることが多い。

4. 補助人工心臓

補助人工心臓（ventricular assist device：VAD）治療とは，自己心を温存しながらそのポンプ機能を代行する**血液ポンプ**を用いた治療法の総称である。VADには，経皮的に挿入可能な，補助循環用心内留置型ポンプカテーテル（IMPELLA®），開胸を要しポンプが体外にある**体外設置型**VAD，ポンプが体内に植込みされている**植込型**VADがある。体外設置型VADは緊急装着が可能であるが院内使用限定である。植込型VADは退院して在宅療養が可能であるが，わが国では心臓移植までのブリッジ（橋渡し）使用としてのみ保険で認可されており，主に心臓移植登録済みの移植待機患者に使用される。また植込型VADの装着は，関連協議会による認定施設でのみ手術が可能で，2018年10月時点で全国に48施設である。

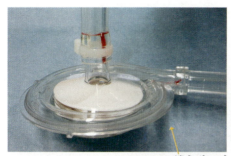
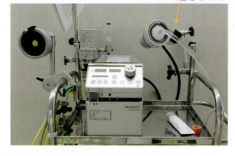
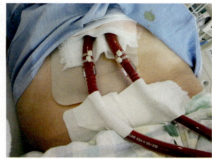

図3-57 ROTAFLOW® 体外循環用遠心ポンプ（左上下）および送脱血カニューレ（右）

1 補助循環用心内留置型ポンプカテーテル（IMPELLA®）

わが国では心原性ショックに対し、経皮的 VAD として IMPELLA® 2.5 と 5.0 が承認されている。いずれも大腿動脈もしくは腋窩動脈から逆行性に大動脈弁を通過させて左室内に先端を留置する。小型の軸流ポンプを内蔵しており、左室内から脱血し上行大動脈に送血する。2.5 はシースによる挿入が可能であるが、5.0 は血管を切開するカットダウン法で挿入する必要がある。また関連学会による認定施設でのみ使用が可能である。

2 体外設置型補助人工心臓と植込型補助人工心臓の適応

体外設置型 VAD は、虚血性心筋症、弁膜症、拡張型心筋症、拡張相肥大型心筋症、産褥心筋症、拘束型心筋症、心筋炎、先天性心疾患、二次性心筋症（心サルコイドーシス、薬剤性心筋症など）、重症な致死性不整脈による心不全など、ほぼすべての心疾患において適応となる。一方、植込型 VAD の適応疾患は心臓移植の適応に準じる。小児は心臓移植登録症例であっても体格の問題で植込型 VAD が装着困難な場合、体外設置型 VAD が適応となる。

心臓移植の適応疾患であっても心臓移植適応判定がまだされておらず、急激に心原性ショック・循環不全に陥った場合にも体外設置型 VAD の適応となる。VAD による循環補助で臓器障害が回復し、心臓移植登録が完了すれば植込型 VAD へコンバートし（bridge to bridge；BTB）退院が可能となる。また急性心筋炎など体外設置型 VAD の装着後に心機

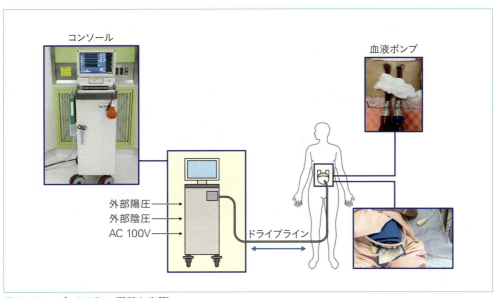

図3-58 ニプロVADの概略と実際

能が回復し、VAD離脱が可能となる例もある（bridge to recovery；BTR）。

3 体外設置型補助人工心臓の種類と予後，管理上の注意点

2018年10月現在，わが国で保険適用となっている体外設置型VADは，ニプロ社製補助人工心臓（ニプロVAD，前身が東洋紡VAD）（図3-58），AB5000（アメリカABIOMED社），EXCOR® Pediatric（ドイツBerlin Heart社）の3機種で，いずれも開胸を要する拍動流型VADである。わが国で使用されている体外設置型VADはニプロVADがほとんどで，主要な施設での90日生存率93％，360日で81％と良好である[1]。アスピリンとワルファリン（ニプロVADの場合，目標PT INR 3.0～4.0）による強力な抗血栓療法が必要であり，血栓塞栓症および脳出血，消化管出血，感染症といった合併症がある。

4 植込み型補助人工心臓の種類と予後，管理上の注意点

2018年10月現在，わが国で保険適用となっている植込型VADには，遠心ポンプのEVAHEART®，DuraHeart®，軸流ポンプのHeartMate II™，Jarvik 2000®があるが，DuraHeart®は2015（平成27）年で生産終了となっている。HeartMate II™は世界で2万人以上に使用され，海外ではDTとして認可されており，わが国でも最も使用されている（図3-59）。植込み型VADのわが国における1年生存率は92％，2年生存率は89％と良好である[4]。アスピリンとワルファリン（HeartMate II™では目標PT INR 2.0～2.5）による**抗血栓療法**を要し，感染，脳血管障害，消化管出血といった合併症に加えて，植込型VADに特有の合併症である遠隔期の右心不全，大動脈弁逆流症の発生に対する管理も重要となる。また植込型VAD患者は，在宅療養にあたり介護者がいることが必要とされている。長期

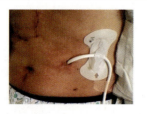
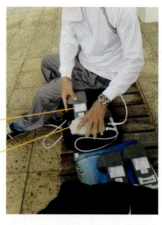

バッテリー
システムコントローラー

図 3-59 HeartMate II™の皮膚貫通部, システムコントローラーとバッテリー

化する移植待機の間, 植込型 VAD 患者の社会復帰や地域での生活, 介護者の負担軽減, 合併症発症時の迅速な対応に, 病病・病診連携システムの構築が検討されている。

手術療法

1. 循環器疾患における手術療法

　循環器疾患における手術療法は心臓や血管の疾患を対象としており, その専門性によっておおまかに**先天性心疾患, 後天性心疾患, 血管疾患**に分けられる。心臓や血管の手術は, 一時的に血流を遮断したり心臓を停止させたりすることが多く, 人工心肺装置などの補助循環を必要とする。心停止下で行う手術は時間的制約があり, 迅速で的確な手技が求められるため高い専門性を有している。

　図 3-60 に日本での心臓大血管手術の症例数の推移を示す。手術手技の向上や, 麻酔, 人工心肺装置, 心筋保護, 術後管理などの改善・改良により 1990 年代から症例数が増加し, 現在では 1 年間に 6 万例を超える心臓, 胸部大血管の手術が行われている。傾向としては, 弁膜症と大動脈瘤 (胸部) 手術が増加, 虚血性心疾患に対する手術は少し減少, 先天性心疾患はほぼ一定となっている。また, これとは別に腹部動脈瘤や末梢血管の手術が年間 3 万例程度行われている。

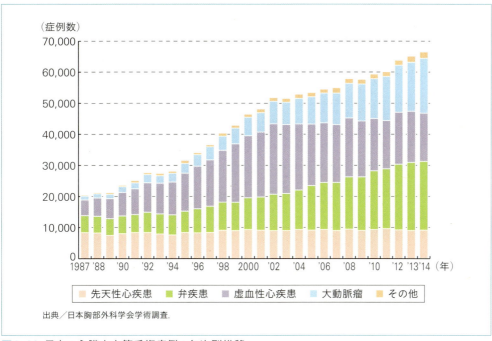

図3-60 日本の心臓大血管手術症例の年次別推移

1 対象とする疾患

❶先天性心疾患に対する手術

　先天性心疾患は心臓の発生過程で何らかの異常が生じ心奇形を生じた結果，循環や酸素化に悪影響を及ぼす疾患である。先天性心疾患の発生頻度は出生する児の約1％で，そのうちの1/4程度は新生児期に心不全や低酸素状態を発症して診断され生後1か月以内で手術が必要になる。その一方で成人期まで病気の存在に気づかない場合もわずかながらある。

　生後1か月以内で手術を行うものを**新生児期手術**，1年以内を**乳児期手術**とよび，手術においては一度に解剖学的に正常な状態に戻す**一期的根治手術**と，一時的に肺循環や体循環のバランスを改善させ，患児の成長を待つ**姑息手術**に分けられる。主な疾患は動脈管開存症，心房中隔欠損症，心室中隔欠損症など比較的単純な疾患から，ファロー四徴症，大血管転位症，左心低形成症候群など複雑な心奇形まで，手術時期や方法が異なる。単独の心房中隔欠損症や心室中隔欠損症などでは欠損孔を閉鎖することにより解剖学的に修復可能となる一期的根治術が選択される一方，左心低形成症候群などでは肺血流を制御する姑息手術を行い，患児の成長を待って段階的に手術を行い，解剖学的ではなく機能的に循環を正常化させる**機能的根治術**が選択される。

　また，先天性心疾患を伴ったまま成人期に達した患者や，小児期に手術を行った後に成人期に再度手術が必要になる場合があり，これらを**成人先天性心疾患**とよび，その患者数は医療の発展に伴い手術可能な先天性心疾患が増え，成人期まで達することが多くなった

ことなどにより増加している。

❷ 後天性心疾患に対する手術

　後天性心疾患は形態的な心臓奇形以外の心臓の疾患で，動脈硬化が原因となる虚血性心疾患や心臓の血流を制御している弁に障害が生じる弁膜症が代表的な疾患である。虚血性心疾患では，薬剤やカテーテル治療では改善が見込めない症例に対して冠動脈バイパス術が行われており，後天性心疾患の代表的な手術法となっている。一方，弁膜症は弁の開きが悪くなり血流が妨げられる**狭窄症**と弁の閉鎖が不完全なために血液が逆流する**閉鎖不全症**に分けられ，人工弁置換術や自己の弁を修復する弁形成術が行われていて，その症例数は近年増加傾向にある。

❸ 血管疾患に対する手術

　血管疾患は動脈に異常が生じる場合と静脈に異常が生じるものに分けられ，動脈性疾患では，大動脈に主病変がある大動脈疾患と末梢血管に主病変を有する末梢血管疾患に分けられる。大動脈疾患では血管の壁が拡大し瘤を生ずる大動脈瘤と，大動脈の壁が裂ける大動脈解離が代表的な疾患で，病変部を切除し人工血管にて置換する人工血管置換術や，病変部に骨格を有した人工血管で病変部の内張りを行うステントグラフト内挿術も増加している。

　一方，末梢動脈に閉塞や狭窄を伴う閉塞性動脈硬化症では，病変部をバイパスして血流を改善させる血行再建術やカテーテルにて病変部を広げステントとよばれる特殊な金属の筒を用いる経皮血管形成術（percutaneous transluminal angioplasty；PTA）も増えてきている。静脈疾患では下肢静脈瘤が最も多く，ストリッピング（静脈抜去術）や高位結紮術などの手術のほか，最近ではレーザーや高周波を用い静脈瘤を焼灼する血管内治療が美容的観点から選択されることも多くなってきている。

2 緊急度による分類

　循環器疾患のなかには発症した後に病状が急激に進行し，保存的治療では生命の危機に陥る危険性が非常に高い疾患があり，そのような場合できるだけ早く手術を行う必要がある。心臓や血管は生命を維持するのに極めて重要な臓器である。たとえば心臓は1分間に50〜80回程度，収縮と拡張を繰り返して，血管を通して頭から足の先まで血液を循環させており，その機能が低下，あるいは失われると循環が保てなくなり，即座に各臓器の機能低下を引き起こし，生命の危機に陥る。

　一般的には発症後24時間以内に手術を行うものを**緊急手術**（emergent operation），発症後1〜2日以内に手術を行う必要があるものを**準緊急手術**（urgent operation），それ以外で予定を立てて行うものを**待機手術**（elective operation）と定義する。緊急手術では手術までの時間が生死を分けることもあり，迅速な診断と緊急手術を行える体制が極めて重要で，外科医のみならず救急医，麻酔科医，手術室スタッフ（看護師，臨床工学技士）などの協力が必要となる。疾患の重症度と全身状態にもよるが，一般的に同じ疾患でも緊急手術

表3-22 緊急手術を必要とする代表的な疾患

手術分類	疾患
先天性心疾患	左心低形成症候群 大血管転位症 総肺静脈還流異常症 大動脈弓離断症
後天性心疾患	
心臓	急性冠症候群（急性心筋梗塞，不安定狭心症），心筋梗塞後合併症（心室中隔穿孔，心破裂，乳頭筋断裂），感染性心内膜炎（大動脈弁閉鎖不全症，僧帽弁閉鎖不全症）
大血管	急性大動脈解離，胸部・腹部大動脈破裂
末梢血管	急性動脈閉塞

のほうが待機手術よりも手術成績が悪くなる傾向にある。

先天性心疾患に対する手術では総肺静脈還流異常症や左心低形成症候群など，成人心臓疾患ではカテーテル治療を施行できない不安定狭心症，心筋梗塞後の合併症，心不全や感染を制御できない感染性心内膜炎，大血管の疾患では急性大動脈解離，胸部および腹部大動脈破裂，末梢血管疾患では急性動脈閉塞などが緊急手術の対象となる（表3-22）。

2. 循環器疾患手術のアプローチ

1 心臓・大血管へのアプローチ

心臓および上行・弓部大動脈に対しては，心臓は胸骨の下にあるために胸骨を頭側から尾側に縦に切開する**胸骨正中切開**でアプローチするのが一般的である（図3-61）。前胸部の胸骨切痕から心窩まで皮膚を切開し，胸骨を縦に二分，開胸器をかけて肋骨を左右に広げるようにする。心臓は心膜とよばれる心臓を包む膜に包まれており，この心膜も中央で切開して左右に広げて心臓，大血管を露出する。

一方，胸部下行大動脈へは左側胸部を切開，肋骨の間で開胸し肺を圧排して術野を確保

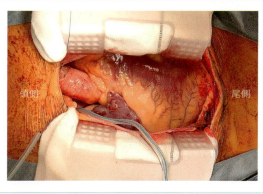

図3-61 胸骨正中切開での心臓手術の様子

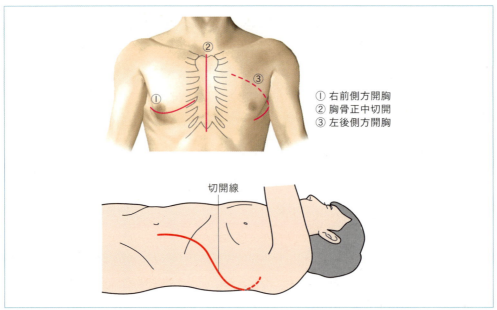

図3-62 心臓・大血管へのアプローチ法

する側開胸が用いられることが多く，さらに胸部大動脈から横隔膜を超えて瘤が存在する胸腹部大動脈瘤では胸部から腹部にかけてらせん状に切開を置き，胸部大動脈と腹部大動脈を露出する（図3-62）。腹部大動脈瘤の手術では腹部正中切開で開腹し，腸をよけて術野を確保する方法と，側腹部を切開し，腹腔を開放しない後腹膜アプローチの2とおりがあり，状況に応じて選択される。

2 低侵襲手術によるアプローチ

　心臓・大血管の手術では胸骨正中切開や側開胸など比較的大きく切開してアプローチする方法がとられているが，最近では創を小さくする美容的な観点や，全長にわたる胸骨切開を避けることで感染症のリスクを軽減し回復を早める低侵襲アプローチが考案されていて一部の施設で症例を選んで用いられている。低侵襲心臓手術（minimally invasive cardiac surgery：MICS）には人工心肺装置を用いない冠動脈バイパス術（off-pump coronary artery bypass grafting：OPCAB）などの手術と，人工心肺装置は用いるが胸骨正中切開を行わずに肋間や胸骨部分切開で行う弁膜症の手術がある（図3-63）。

3. 循環器手術における補助手段

1 人工心肺装置による体外循環

　近年，心臓血管外科領域では麻酔法や手術手技の改良も加わって，手術成績が向上している。そのなかでも人工心肺装置を用いた体外循環の方法や心筋保護法，脳保護法なども一段と改良され，手術成績向上に大きく寄与している。このような人工心肺装置をはじめ

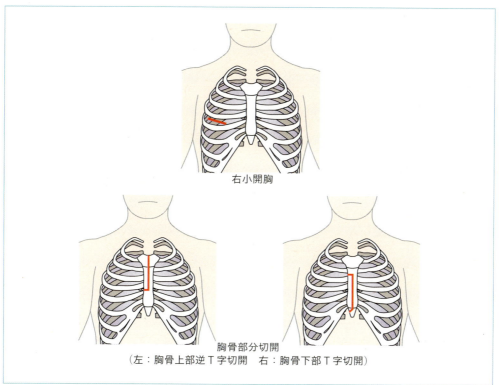

図3-63 低侵襲手術によるアプローチ

とする体外循環の操作は手術を安全かつ効率良く行うために非常に重要で，1987（昭和62）年から体外循環技術認定制度により体外循環技術認定士が認定されている。

以前は医師が体外循環を操作，管理することもあったが，現在では専門職としてこの体外循環技術認定士の資格を持った臨床工学技士などのスタッフが麻酔医，外科医，看護師などチームを形成して患者情報を共有して手術に携わっている。

❶ 人工心肺装置の仕組み

人工心肺装置は心臓のポンプ機能が低下または停止している間，これに代わって全身の臓器への血液の循環を行い，同時に肺の呼吸機能を代行し血液の酸素化をはじめ血液ガス

> **Column　体外循環技術認定士**
>
> 体外循環技術認定制度は，人工心肺などの体外循環装置を操作するための技術を有する能力を日本人工臓器学会，日本胸部外科学会，日本心臓血管外科学会，日本体外循環医学会の4学会が認定するもので，認定は臨床工学技士など特定の医療国家資格取得者で，体外循環に関する経験3年以上で一定の体外循環症例を経験し，セミナーの受講による規定単位の修了などの条件を満たしたうえで，筆記試験ならびに面接試験に合格することによって「体外循環技術認定士」として認められる。

Ⅲ　循環器疾患にかかわる治療

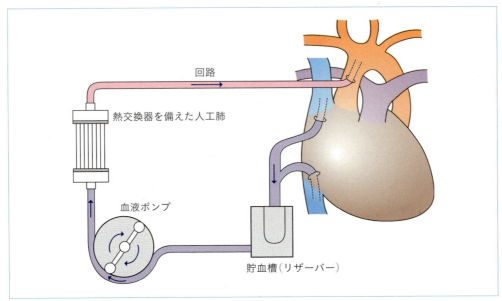

図3-64 人工心肺回路の模式図

の交換を行って生命を維持する役割を果たすもので，**血液ポンプ**，**人工肺**，**回路**，血液をためる**貯血槽**（**リザーバー**）および**熱交換器**を組み合わせて成り立っている（図3-64）。

❷ **人工心肺を用いた体外循環の方法**（図3-65）

　通常の開心術では右房あるいは上下大静脈にそれぞれカニューレ（脱血管）を挿入して血液を脱血する。脱血された血液は貯血槽に溜まり，血液ポンプを介して人工肺に送られガス交換で酸素化され，同時に熱交換器により温度が調節されて上行大動脈に挿入されたカニューレ（送血管）を介して肺を除いた全身に送られる。また心腔内に溜まった血液はベントカニューレにて，心嚢内に溜まった血液も吸引カニューレにて貯血槽に返血され，これにより心臓を過伸展させることなく，**無血術野**を得ることができる。

　送血部位は一般的には上行大動脈であるが，上行大動脈に病変がある場合は大腿動脈や腋窩動脈から送血させることもあり，低侵襲手術や再手術症例では大腿静脈から長い脱血

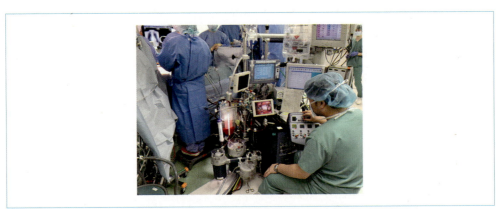

図3-65 人工心肺操作中の様子

管を右房にまで上げて脱血する方法が選択されることもある．いずれにせよ，人工心肺中は良好な脱血を保つことが極めて重要である．

人工心肺に最初に充填される充填液は乳酸リンゲル液に炭酸水素ナトリウム，マンニトール製剤など浸透圧を補正する薬剤を加えたものが使用されるが，施設によって異なっている．人工肺や回路の充填量を減らすことにより，成人では通常充填液に血液を使用しない無輸血充填が行われるが，術前から貧血がある症例や低体重例，新生児，乳児の手術では体外循環にて極度の血液希釈となる場合が予想される時はあらかじめ充填液に血液を混ぜて血液充填が行われる．

人工心肺の開始にあたっては回路や人工肺で血液が凝固しないように，心臓や大血管の露出が終わった時点でヘパリンを投与し，活性化凝固時間（activated coagulation time；ACT）を測定し，人工心肺中はACT値が最低でも400秒以上になるよう調節する．体外循環が開始されれば必要に応じて血液の温度を下げて，開心術では上行大動脈を鉗子で遮断し，心臓に心筋保護液を注入して心停止状態にし，**静止術野**を得る．一連の心臓操作が終了したら，大動脈遮断を解除し心臓に血液を灌流させることによって，心停止状態から離脱，加温とともに心拍動が自然に再開されることもあるが，心室細動の状態であれば心表面に直接パッドを当て直流電流（direct current；DC）によるカウンターショックにて除細動を行い，心拍を再開させる．人工心肺離脱後はヘパリンの拮抗薬であるプロタミンを投与し，血液凝固を正常な状態に戻す．表3-23に一般的な開心術の麻酔医，外科医，人工心肺技士の手順を示す．

❸心筋保護法

大動脈遮断を行うと心臓に血液が循環しなくなり，心筋細胞が虚血状態に陥る．この虚

表3-23 一般的な開心術の手順

	麻酔医	外科医	人工心肺技士
入室	麻酔導入	体位，手洗い	装置の準備
	循環管理	執刀	
	ヘパリン投与	術野（心臓）を展開 動静脈カニューレ装着 ベントカニューレ装着	体外循環開始 冷却開始
	呼吸停止	大動脈遮断 心停止後，心内修復 心内修復終了 大動脈遮断解除	完全体外循環 心筋保護液注入 加温開始
	呼吸再開	心拍再開（必要に応じて除細動）	
	経食道エコーで心機能評価		部分体外循環
	循環作動薬投与開始	一時的ペーシングワイヤー装着 人工心肺から離脱	体外循環離脱準備 体外循環終了
	プロタミン投与	カニューレ抜去	回路血回収，洗浄
	回収血輸血	止血，閉創	
退室	麻酔終了	集中治療室（ICU）へ搬送	

血状態からなるべく心筋細胞を助ける働きをするのが心筋保護液である。心筋保護法の目的は心臓を静止状態にすることと心筋のエネルギー需要を減少させることにより心筋のダメージを軽減することである。心筋保護液には市販されている**晶質性心筋保護液**(crystalloid cardioplegia) と**血液添加心筋保護液**（blood cardioplegia）があり，どちらも高カリウムをベースとして調合されており，通常は低温による心筋の代謝率の低下を目的として 4℃程度に冷却して用いられる。

　心筋保護液の注入は大動脈遮断と同時に大動脈基部に挿入したカニューレから順行性に行われ，心停止を得たのちにはおおよそ 30 分ごとに注入する。大動脈弁閉鎖不全症がある場合や大動脈解離などでは左右の冠動脈口から直接注入し，また右房経由で冠静脈洞にカニューレを挿入し，冠静脈から心筋細胞へと逆行性に投与する場合もある。いずれにせよ長時間の心停止は心筋障害を惹起するため，術前の心機能と心停止時間を考慮して術式を選択する必要がある。

4. 循環器手術の管理

1 術前評価

　心臓血管手術ではその多くが全身麻酔による手術で全身に及ぼす侵襲も大きいため，術前の評価は対象となる循環器疾患はもちろんのこと，呼吸機能，腎機能，肝機能，脳血管疾患の有無など全身の状態，予備能力を十分精査する必要がある。緊急手術であっても最低限の胸部 X 線写真，心電図，血算，血液生化学検査，凝固機能検査，感染症検査（肝炎，梅毒など）などの検査は必須である。待機手術ではこれに加え，一般尿検査，CT 検査，心エコー検査，24 時間心電図モニターによる不整脈の有無のチェックなど行い，大血管手術や末梢血管手術では下肢上肢血圧比（ankle-brachial index：ABI）の測定や血管エコーや 3DCT で大血管から末梢血管まで狭窄の有無や性状を把握しておく。

　既往歴を聴取し，併存症の把握に努めるとともに薬剤アレルギーの有無などについても各スタッフと情報を共有する（表 3-24）。

2 術前管理

❶ 感染リスクの軽減

　喫煙者は慢性の気管支炎により術後に痰の分泌が多くなり，呼吸器合併症を併発する危険性が高くなるので可及的早期に禁煙することが望ましい。また う歯や歯周病は人工弁や人工血管を用いる手術において感染の誘因となったり，気管挿管や人工呼吸器装着中に問題となる歯が存在する場合があるため，口腔ケア・管理（口腔機能管理）を行う。さらに術前に鼻腔培養を行いメチシリン耐性黄色ブドウ球菌（Methicillin-resistant Staphylococcus aureus：MRSA）の保菌者かどうかをチェックしておくことも抗菌薬の選択の助けとなる。糖尿病患者で血糖コントロールが不良な場合に血糖コントロールを厳重に行う。切開予定

表3-24 術前検査の一覧表

緊急手術であっても必要な検査（必須項目）
- 胸部X線写真
- 12誘導心電図
- 血算・血液生化学検査
- 凝固機能検査
- 感染症検査

待機手術での追加検査
- 一般尿検査
- 血液ガス検査
- 24時間心電図（ベッドサイドモニターあるいはホルター心電図）
- CT検査（頭部，胸部，腹部など）
- 心エコー検査
- 呼吸機能検査
- 心臓カテーテル検査
- 下肢上肢血圧比（ABI）
- 頸動脈エコー検査
- アレルギーの有無など

部の皮膚などは清潔に保ち，カミソリによる剃毛は皮膚を傷つけ感染のリスクを助長させるため行わず，体毛が皮膚切開部にかかり邪魔となる場合のみサージカルクリッパー（図3-66）にて皮膚を傷つけないように除毛を行う。

❷ 内服薬の術前中止

虚血性心疾患などの患者では術前から抗血小板薬（アスピリン，クロピドグレル，チクロピジンなど），心房細動を有する患者ではワルファリンなどを内服していることが多く，内服したまま手術を行うと凝固機能が低下し出血傾向となるため，薬の作用時間に応じて術前に中止し，ヘパリン点滴に置き換えることが多い。

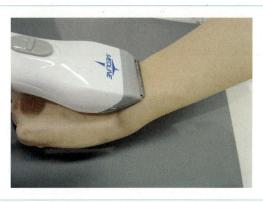

図3-66 サージカルクリッパーによる剃毛

3 術中管理

❶ 循環モニター

心電図モニターで心拍数，不整脈，虚血性変化などを観察する。血圧は通常，橈骨動脈に留置したカニューレを介して動脈圧を電気的信号に変えて測定し，リアルタイムの血圧を表示する（観血的動脈圧測定）（図3-67）。

スワン・ガンツカテーテルを内頚静脈から挿入し，先端を肺動脈内に留置して，同じくリアルタイムで肺動脈圧（PAP），中心静脈圧（CVP）を表示し，カテーテルの先端にある風船を膨らませることにより左房圧を反映する肺動脈楔入圧（PCWP）の測定を適宜行う。さらにこのカテーテルにより心拍出量（cardiac output：CO），それを体表面積で除した心係数（cardiac index：CI）を測定し，赤外線分析法により混合静脈血酸素飽和度（SvO$_2$）を測定し，心機能を評価する。また指先に装着した経皮的酸素飽和度モニターにより動脈血酸素飽和度（Spo$_2$）を測定し酸素化の指標とする。そのほか脳血流の指標として近赤外線モニターを行う場合もある。

❷ 術中管理

術中の管理の実際は麻酔医，人工心肺技士，看護師（外回り看護師）によって行われるが，

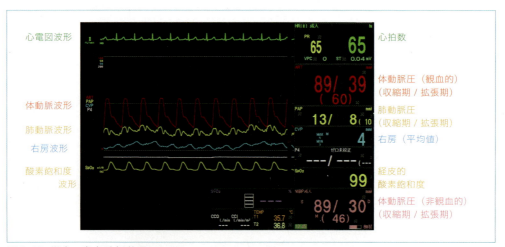

図3-67 術中の患者監視装置モニター

> **Column　心臓血管麻酔専門医**
>
> 日本心臓血管麻酔学会は2013年から麻酔専門医のサブスペシャリティーとして心臓血管麻酔に専門的な知識と技量を有し，心臓血管麻酔の教育的指導を行うものを心臓血管麻酔専門医として認定している。認定には心臓血管麻酔の経験数，筆記試験，周術期経食道心エコー（JB-POT）合格などの要件をクリアしたものが認定され，今後術中の管理などはより専門性の高い心臓血管麻酔専門医が中心となると考えられる。

手術の進行に合わせて術者および心臓手術に熟練した麻酔医が中心となって指示を出す。術前のカンファレンスなどで患者の状態の把握，手術の内容，予想される経過など十分に情報を共有し，不測の事態が生じた場合でも冷静に対処することにより危機的状況を脱する。

具体的な管理としては，体温（食道温，膀胱温）をモニターし状況に応じて体温調節を行う。血液検査により電解質や貧血の程度，血糖，血液ガス分析，活性化凝固時間（ACT）を経時的にチェックして適宜補正する。また経食道心エコー検査は心臓や弁の動きを詳細に確認することができ，開心術では心腔内に溜まった空気などを描出でき，心臓大血管手術では欠かせないツールとなっている。

❸ 体外循環からの離脱

体外循環からの離脱時には人工心肺への脱血を徐々に減らして自己心への返血量を増やしていく。この際に少量のドパミンやドブタミンなどのカテコラミン（強心薬）を投与し，血管拡張薬も併用して心拍出量を徐々に上げていく。徐脈の場合や房室ブロックを認める場合は右心房や右心室に留置した一時的なペーシングワイヤーを利用して心拍数を60〜80/分とする。体血圧だけではなく肺動脈圧や中心静脈圧を指標として，経食道心エコーにて左室の大きさや壁運動を見ながら人工心肺から離脱する。人工心肺離脱時の理想的な循環動態の指標を表 3-25 に示す。血圧が十分上がらない状態で血管が弛緩している場合にはノルアドレナリンやアドレナリンを使用し，それでも不十分であれば大動脈内バルーンパンピング（intra-aortic balloon pumping；IABP）を挿入して循環を維持するが，それでも不十分であれば経皮的心肺補助装置（percutaneous cardiopulmonary support；PCPS）の装着を考慮する。人工心肺離脱後は血圧低下に注意しながらヘパリンの拮抗薬であるプロタミンを投与する。また，人工心肺では血液希釈，血小板減少，凝固因子の消耗が生じるため，必要に応じて輸血や止血剤などを投与して凝固能を高め，止血が得られた時点で心嚢内および胸骨裏面にドレーンを留置し，ガーゼカウントを行い異物の残存がないことを確認して閉創する。

表3-25 人工心肺離脱時の理想的な循環動態

心拍数	70〜80/分
体血圧（収縮期）	80〜120mmHg
肺動脈圧（収縮期）	20〜25mmHg
中心静脈圧（CVP）	5〜10mmHg
心係数	2.2L/分/m² 以上
混合血酸素飽和度（SvO_2）	65％以上
動脈血酸素飽和度（SpO_2）	95％以上
尿量	1mL/kg/時間
体温	36℃前後

4 術後管理

　心臓大血管の術後の管理は，手術の内容や侵襲度，術前の併存症の有無などによって異なる。特に新生児，乳児，小児の手術の術後は体重や手術の内容，根治術か姑息手術かによっても大きく異なり，大血管手術では開胸の手術かステント留置かによっても違う。ここでは一般的な成人の開心術の術後管理について記載する。

❶ICU入室時

　開心術の術後の患者は集中治療室（ICU）に未覚醒のまま入室する。気管チューブは人工呼吸器，術中に使用した心電図や動脈圧ライン，スワン・ガンツカテーテルはICUのモニターに接続し，ドレーンを低圧持続吸引器に取り付けて吸引を開始する。手術室からICUまでの移動は移動式のモニターを付けて行うが，その間に循環が変化することも多く，一連の作業を迅速かつ的確に行うことによって患者の循環に与える影響を最小限に抑えることが重要である。その後，状態が安定した時点で血液ガスをチェックし，人工呼吸器の設定変更やカリウムなどの電解質の調整，アシドーシスの補正や血糖コントロールなどを行う。術中の状況や今後予想される経過，注意点を麻酔医や手術室看護師からICU医師，看護師に申し送る。図3-68に一般的な集中治療室での機材の配置を示す。

❷ICU入室から覚醒まで

　術後早期は頸部から挿入された中心静脈カテーテル（CVカテーテル）から輸液，カテコラミン，冠拡張薬，血管拡張薬，一時的ペースメーカーなどで心収縮力，循環血液量，心拍数，末梢血管抵抗などを調節し，適正な循環を維持する。一般的には心拍数は70～80/分，収縮期体血圧は80～120mmHg，心係数は2.2L/分/m^{2}以上，SvO_2は65％以上，尿量0.5～1mL/kg/時間を目標とする。循環管理として問題となるのは低心拍出量症候群と体液過多によるうっ血で，カテコラミンや血管拡張薬によって**前負荷**（心臓に戻ってくる

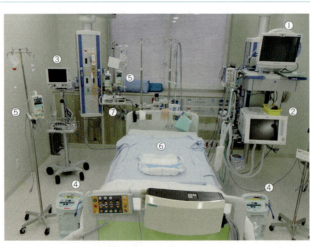

①循環モニター
②人工呼吸器
③心機能モニター
④低圧持続吸引器
⑤輸液ポンプ
⑥可動式ベッド
⑦シリンジポンプ

図3-68　集中治療室（ICU）の機材の配置

血液量）や**後負荷**（血管抵抗）を調節し，必要に応じて利尿薬を投与する。体温低下は末梢循環不全を誘発するため，膀胱温などを指標に体温調節を図る。術中の麻酔深度にもよるが，患者は数時間で麻酔薬が代謝され，徐々に覚醒傾向となる。それに伴い内因性カテコラミンの放出によって循環も経時的に変化し，創部痛や体動，気管内吸引時の刺激などにより，急に血圧が高くなることがある。急な血圧上昇は心臓や血管への負担を増やすことになるとともに，縫合部の破綻を引き起こし，再出血の原因となる。それを回避するためにも，覚醒傾向が認められ人工呼吸器離脱までに時間を要するようであれば，いったんプロポフォールなどの鎮静薬を点滴静注し鎮静を図り，血圧の変動に注意する。この間はドレーンの排液の量や性状に注意して，急に血性度が高くなったり，一気に排液量が増えたりした場合は再出血の可能性が高く，循環が不安定になれば再開胸止血が必要となる。

❸ 人工呼吸器の離脱まで

通常は麻酔から十分覚醒し，呼びかけにうなずく，四肢を動かすなどの指示動作に従うことが確認され，循環動態および呼吸動態が安定していて，術後出血もコントロールされている状態で人工呼吸器から離脱する。人工呼吸器管理中は動脈血酸素分圧（PaO_2）は90〜150mmHg，動脈血二酸化炭素分圧（$PaCO_2$）は35〜40mmHgを目標とし，PaO_2が低い場合は吸入酸素濃度（FiO_2）または呼気終末陽圧（positive end expiratory pressure；PEEP）を上げ，$PaCO_2$が高い場合には一回換気量（tidal volume；TV）または呼吸回数を増加させる。ただし，PEEPや一回換気量の大幅な増加は胸腔内圧を高め前負荷減少により心拍出量の低下を招くので注意が必要である。人工呼吸器の離脱に際してはSIMV（同期式間欠的強制換気）モードの呼吸回数を徐々に下げていき，最終的にはCPAP（持続的気道陽圧）モードで十分な酸素化としっかりとした自発呼吸が認められれば気管チューブを抜去し，酸素マスクを装着する。抜去直後は呼吸循環動態の変動に注意し，特に頻呼吸や肺動脈圧の上昇を認める場合は再挿管を考慮する必要がある。

❹ 人工呼吸器離脱からICU退室まで

人工呼吸器を離脱したら再度意識状態を確認して四肢麻痺やしびれなどがないかを確認し，深呼吸を促して無気肺などの呼吸器合併症を防止する。手術中はおおよそ数リットルの輸液が付加されている状態で，循環が安定していれば術直後は尿量が多く，その後血管透過性の亢進により血管内からサードスペースとよばれる組織内に水分が移動するため，循環血液量は相対的に減少する。この時点では十分な輸液が必要で，尿量の増減に従ってカリウムやナトリウムなど電解質も変化する。特に血清カリウム値の変動は不整脈を誘発するため，尿量が安定するまで4.5〜5.0mEq/Lを目標に適宜補正が必要である。血糖のコントロールも感染予防の観点からも重要で，特に糖尿病患者では厳重なコントロールが必要となる。一般的に術直後は耐糖能が低下し血糖値が上昇するが，適宜レギュラーインスリンを投与して血糖値を140〜180mg/dLを目標に維持する。

❺ ICU退室後

術後1〜2日で一般病棟へ戻ったのちには内服可能となり，食事摂取量も増えてきて，

点滴類は減らされていく。この時期になるとサードスペースから血管内に水分が移ってくることにより，尿量が1日あたり1000〜2000mLと多くなり利尿期に入る。留置していたドレーンの排液も血性から淡血性，漿液性と性状が変化して，排液量が1日あたり100mL以下になれば適時ドレーンを抜去する。心機能に問題がなければベッドから降りて歩行訓練を行う。床上安静が長いと筋力は低下する。動きはじめのうちは創痛とも相まってふらつきや転倒の危険性があり，起立，歩行には看護師，理学療法士が積極的に関与することが重要である。その後，1週間程度心電図モニターで不整脈がないことを確認し，採血で貧血の改善や，炎症反応の低下を確認する。歩行や食事，排泄など身の回りのことを自分でできるようになれば自宅退院となる。最近では心臓リハビリテーションを術後に導入する施設も増えてきて，各自の体力や心機能に応じた効率的なリハビリテーションを行うことにより，術後回復を早め，社会復帰に寄与している。

5. 循環器手術の合併症

1 低心拍出量症候群

心臓血管手術後では手術操作や人工心肺による影響を受けることで，術直後は多かれ少なかれ心機能の低下を生ずる。特に術前から心筋虚血や弁膜症などで心機能が低下している場合，心臓が十分な血液量を拍出できなくなる状態となり，これを低心拍出量症候群（LOS）とよぶ。心係数（CI）は2.2/分/m^{2}以下となり収縮期血圧および脈圧が低下し，尿量低下，末梢冷感やチアノーゼなどの末梢循環不全が生じる。この状態が続くと腎障害や肝障害など多臓器不全（multiple organ failure；MOF）に陥る。その原因は様々であるが，心拍出量を規定する前負荷・後負荷・心収縮能・心拍数が適正に維持できていない，あるいはバランスが崩れていることが考えられ，その原因に応じた治療が必要となる（表3-26）。前負荷が足りないのであれば輸液や輸血を行い，後負荷によるものであれば血管拡張薬，収縮能低下に対してはドパミンやドブタミンなどのカテコラミン投与が行われる。

表3-26 心拍出量を規定する因子

因子	内容	主な指標
心拍数	1分間に拍出する回数	心電図 （頻脈・徐脈・不整脈）
心収縮力	心臓のポンプの力	脈圧 （収縮期血圧と拡張期血圧の差） 心エコー （心室の収縮能・壁運動など）
前負荷	心臓に戻ってくる血液量	静脈の怒張や虚脱 中心静脈圧（CVP）
後負荷	血管抵抗	末梢の冷感（末梢血管の収縮） 血圧 体血管抵抗

薬剤投与でも循環動態の改善が十分でない場合はIABPを挿入して補助を行い，極めて重症であればさらなる補助循環であるPCPSや最近臨床導入されたインペラ®（補助循環用ポンプカテーテル）を装着する。

2 術後出血，心タンポナーデ

人工心肺を用いる手術では血液凝固を阻害するヘパリンを使用し，また血小板や凝固因子が消費されるために出血傾向となる。十分な止血を行い，出血した血液が心囊内に貯留して心臓を圧迫しないように心囊や心臓前面の前縦隔にドレーンを留置して低圧持続吸引器で排液する。この排液の性状は当初血性であり徐々に薄くなっていくが，急に血性度が増し，排液量（200mL/時）が増えた場合には再出血を念頭に置く必要がある。血圧のコントロールや止血剤投与でも治まることがなければ循環が破綻する前に適切に判断して再開胸を行い止血する必要がある。

また，ドレーンからの排液が多くなくても血圧が低下し，頻脈となりCVPが上昇してくる場合はドレーンが閉塞して心囊や縦隔内に血種が溜まって心臓を圧迫する心タンポナーデを生じている可能性がある。胸部X線検査で心陰影や縦隔陰影の拡大がないかを確認し心エコーで血種がないか検査する。心タンポナーデは，術後数日から十数日後に心膜の炎症によって発生することもある（遅発性心タンポナーデ）。

3 不整脈

開心術後は心停止や心筋切開などの影響で心臓の刺激性が高まって不整脈が発生しやすい状態になっており，術後早期から1週間程度，その発生には注意が必要で，24時間心電図モニターを装着し発生した場合には適切に対処する。不整脈は大きく**期外収縮**，**頻脈性不整脈**と**徐脈性不整脈**に分けられ，その対処が異なる。（表3-27）

❶ 期外収縮

期外収縮は正常な規則正しい心拍と心拍の間に早いタイミングで異常な心拍が発生するもので，上室性（心房由来）と心室性（心室由来）がある。上室性期外収縮（PAC）は心房細動へ移行し，心室性期外収縮（PVC）は心室細動に移行することがあり，多発するようであれば注意が必要である。心室性期外収縮が正常な脈の後半に重なる（R on T型）と心室細動の引き金となることがあり，頻発したり心電図の形の違う期外収縮（多源性期外収縮）

表3-27 術後不整脈の分類

	上室性不整脈	心室性不整脈
期外収縮	上室性期外収縮	心室性期外収縮
頻脈性不整脈	発作性心房細動 心房粗動 心房頻拍	非持続性心室頻拍 持続性心室頻拍 心室細動
徐脈性不整脈	洞機能不全症候群 房室ブロック	

が出た場合はリドカインを使用し，刺激性を抑える．心室細動（VF）は発生すると即座に循環を破綻させるため，速やかに直流電流（DC）によるカウンターショックをかけ除細動を行う．また心室頻拍（VT）が生じた場合は血圧が保たれていなければ心室細動と同じくカウンターショックをかけ，血圧が保たれていればアミオダロンなどの抗不整脈薬を投与する．

❷ 頻脈性不整脈

術後に最も頻度が高い頻脈性不整脈は心房細動（AF）で，循環に影響を及ぼすようであればカルシウム拮抗薬の点滴静注やβ遮断薬の投与，抗不整脈薬の投与を考慮するが，数日で自然に洞調律に復すことも多い．

❸ 徐脈性不整脈

手術の操作により刺激伝導系が障害されると房室ブロックが生じ徐脈傾向となる．房室ブロックの場合は手術時に装着した一時的ペーシングワイヤーを用いて心房 - 心室順次ページング（DDDモード）でペーシングを行い，洞機能不全により徐脈となっている場合は心房ペーシング（AAIモード）でペーシングを行う．心房細動による徐脈の場合は心房ペーシングは無効であるため，心室ペーシングのみ行うが，いずれの場合も心拍出量を保つために80回/分あたりの心拍数とする．

4　呼吸不全

長時間に及ぶ手術や人工心肺装置を使用する手術では，大量の輸液負荷の影響と肺毛細血管の血管透過性が亢進することにより呼吸障害が惹起されやすい状態になる．特に喫煙者や極度の肥満の患者，術前より慢性閉塞性肺疾患（COPD）や喘息を有する患者では術後呼吸不全を起こしやすく適切な人工呼吸器管理が必要で，人工呼吸器から離脱した後でも喀痰排出など呼吸理学療法を積極的に行うことが重要である．

5　脳梗塞，脳出血

上行大動脈や弓部大動脈に手術操作が及ぶ手術では，粥状硬化によって脆くなった大動脈内膜壁の破片が剥がれて脳血管に詰まり，その結果脳梗塞を引き起こすことがある．また頸動脈や頭蓋内血管が閉塞・狭窄している場合でも人工心肺による循環では脳血流の低下が生じ，脳障害を併発する危険性がある．さらに感染性心内膜炎では感染により脳動脈瘤を形成することがあり，致命的な脳出血を引き起こすことがある．脳循環のモニターを行っていても全身麻酔中は意識がないため，脳障害の発生を診断することは難しく，術後覚醒遅延により気づくことが多く，障害の範囲が大きければ後遺症として残る．脳梗塞を発症した場合は，腎機能に問題がなければエダラボン（脳保護薬，フリーラジカルスカベンジャー）を投与し，脳浮腫を認めればグリセオール®を投与する．

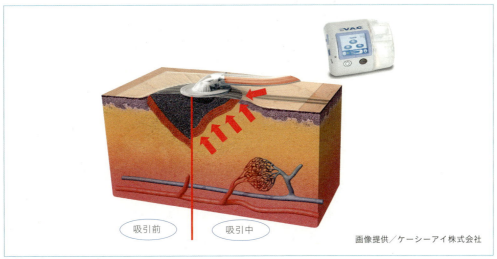
図3-69 陰圧閉鎖療法の原理

6 感染症

　心臓血管手術は本来清浄度の高い手術室（クリーンルーム）で行われ，消化管の手術と違い手術野に細菌はほぼない無菌手術である。しかし，人工弁や人工血管など人工材料の使用が多いために感染への抵抗性が少なく，補助手段として体外循環を用いるため細菌が入りやすい状況にもある。特に糖尿病，肥満，血液透析患者などの手術機会も増えており，このような易感染性の患者では感染のリスクはさらに高まる。一般的には表皮常在菌や環境細菌が予防の対象となり，ペニシリン系やセフェム系の抗菌薬を術中に投与し，手術時間の短縮，3時間経過した時点での手袋の交換などにも留意する。

　縦隔炎は胸骨を中心に感染が波及するもので，発生すると治癒に時間を要し，敗血症に陥る危険性もあり，致命的になることがある。従来は創部の洗浄や大網充填にて治療を試みていたが，最近は陰圧閉鎖療法により創部を被覆し低圧で持続吸引することにより治癒を促進する方法が広まっている（図3-69）。

　人工呼吸器からの早期離脱，早期離床，早期の経腸栄養は感染予防に重要であるが，その一方長期の抗菌薬投与は推奨されていない。

7 術後せん妄

　術後せん妄は手術を契機に起こる一過性の精神障害で，術後1～3日経過してから錯乱，幻覚，妄想状態を引き起こす状態で，高齢者や緊急手術などで生じやすい。通常は5～6日で自然に軽快していくが，せん妄の間は点滴ルートの抜去や転倒などの危険性が高まるため，睡眠・覚醒のリズムを整える，会話などで不安感を取り除く，早期離床を図るなどの対策を行い，それでも不十分で患者の攻撃性が高くなり循環に影響を及ぼすようであれば，短期間のみ抗精神病薬を投与し鎮静を図る。

G 各種手術法

1. 冠動脈バイパス術

　虚血性心疾患の外科的治療として最も広く行われているのは，冠動脈バイパス術（coronary artery bypass grafting：CABG）である。虚血性心疾患は心臓の栄養血管である冠動脈に狭窄または閉塞をきたして心筋の酸素需要と供給のバランスが崩れた状態で，狭心症や心筋梗塞などが対象疾患となる。虚血性心疾患と診断された場合，まずは抗血小板薬や冠血管拡張薬などの薬物治療が導入されるが，冠動脈に有意狭窄（75％以上の狭窄）があり，その冠動脈の支配領域の心筋に虚血が認められた場合，冠動脈の狭窄部や閉塞部にカテーテルをとおして拡張する経皮的冠動脈インターベンション（PCI）による血行再建が考慮される。一方で，左冠動脈主幹部の高度狭窄や多くの冠動脈に狭窄を有する症例など，外科的冠血行再建術であるCABGがカテーテル治療より生命予後改善効果の点で優れている場合もある。最終的な治療選択は年齢や糖尿病の合併の有無などの患者背景を考慮して循環器内科医と心臓血管外科医およびコメディカルを含めたハートチームで決定するよう推奨されている。CABGは年間1万5000例程度行われているが，PCIとの比率は1：10程度で日本では欧米に比べPCIの比率が非常に高い。特にPCIへの再狭窄率の低い薬剤溶出ステント（DES）の導入により，CABGは減少傾向にある。

1 術式

　冠動脈の狭窄部や閉塞部を直接広げるPCIとは異なり，CABGは狭窄部などの病変部より末梢の部位に自分の血管を吻合して移植し，迂回路を作る手術である。（図3-70）迂回路に使用する自身の血管を**グラフト**，新しい迂回路を**バイパス**と呼び，迂回路が作られた冠動脈の数を**バイパス枝数**とよぶ。たとえば3か所の冠動脈にグラフトを吻合した場合，3枝冠動脈バイパス術とよぶ。吻合する冠動脈血管径は2〜3mm前後であるため，術者は拡大鏡付きの眼鏡をかけて，極めて細いモノフィラメント糸で吻合を行う。吻合の形態が悪いとバイパスの開存性が低下するため熟練した技量が必要となる。（図3-71）

　グラフトは他人の血管や小口径の人工血管などではすぐに閉塞してしまうため，冠動脈に太さが近い採取可能な自己の血管が選択される。グラフトの材料には動脈と静脈があるが，静脈グラフトの血管壁は高い動脈圧に対応していないため，動脈硬化により劣化し10年で4割程度が閉塞するとされている。グラフトのなかで内胸動脈が動脈硬化や攣縮が起こりにくく，遠隔期の開存性が最も高く第1選択となる。橈骨動脈も動脈グラフトとして用いられるが，攣縮を起こしやすく，冠動脈の狭窄があまり強くない症例では血流の競合を生じ閉塞のリスクが高くなる。そのほかの動脈グラフトとして右胃大網動脈があるが，長期成績は内胸動脈には劣る。静脈グラフトとしては下肢の大伏在静脈が一般的で多

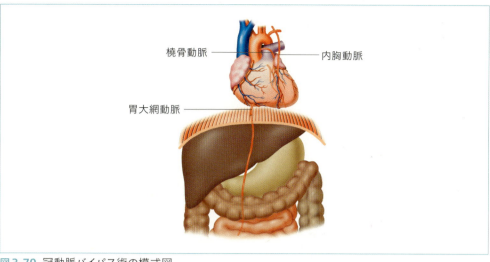

図3-70 冠動脈バイパス術の模式図

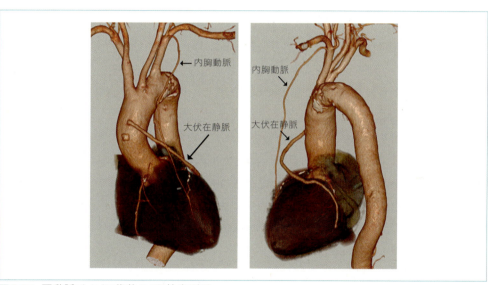

図3-71 冠動脈バイパス術後のCT検査所見

くの症例で用いられ，高齢者のバイパスでは一般的になっている。内胸動脈や右胃大網動脈は剝離した後，その末梢を冠動脈に吻合するが（in-situ graft），大伏在静脈や橈骨動脈などは中枢側を上行大動脈に吻合する必要がある（free graft）。上行大動脈に中枢吻合を行うにあたって上行大動脈の性状が悪いと脳梗塞を併発する危険性があり，このような場合上行大動脈に操作を加えない（aorta no-touch technique）などの工夫が行われている（表3-28）。

2 人工心肺を使用しないバイパス術（オフポンプバイパス術）

CABGは人工心肺装置を用いて心停止下に，無血視野にてグラフトと冠動脈を吻合す

表3-28 各種バイパスグラフトの特徴

	内胸動脈	大伏在静脈	橈骨動脈	右胃大網動脈
使用頻度	1位	2位	3位	4位
中枢吻合が不要	○	×	×	○
動脈硬化が少ない	○	×	△	△
攣縮が起きにくい	△	○	×	×
長期の開存率が良好	○	×	△	△

るのが一般的であった。しかし，この十数年で，人工心肺装置を用いず，心臓を拍動させたまま循環を自己心で維持した状態でバイパスの吻合を行うオフポンプバイパス術（off-pump coronary artery bypass grafting；OPCAB）が開発され，日本ではバイパス手術の主流となってきた。OPCABは通常の手術と同じように胸骨正中切開で心臓を露出し，心臓の先端に心尖部吸引（ハートポジショナー）を付けて吻合すべき冠動脈を展開し，心臓全体の動きを妨げることなく吻合部位だけ吸盤の付いた器具（スタビライザー）で固定して，冠動脈の血流を一時的に遮断して吻合を行う方法である（図3-72）。OPCABは人工心肺に伴う脳梗塞などの合併症の発生率を低下させ，特に高齢者などハイリスク症例ではその有用性が認められている。術後の回復も早く，ICUおよび入院期間を短縮させ，輸血使用量も減少，医療コストも安価であることが分かっている。日本では単独CABGの2/3程度がOPCABで行われている。

PCIの普及によりCABGの対象となる症例はより重症化しており，虚血性心筋症のように著しい低心機能の症例や急性冠症候群などで循環動態が不安定な場合には，人工心肺は用いるが心停止させず心拍動下に吻合を行う（on-pump beating CABG）も行われている。さらには全身状態が不良な症例では最も重要な左冠動脈前下行枝のみ内胸動脈を用いてバイパスを行い，左回旋枝や右冠動脈にPCIを追加するという治療（ハイブリッド療法）が選択されることもある（表3-29）。

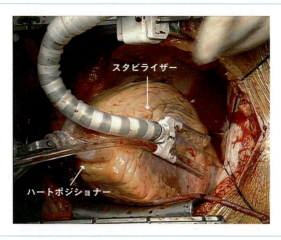

図3-72 オフポンプバイパス術の様子（後壁の展開）

表3-29 冠動脈バイパス術の方法と利点・欠点

術式	利点	欠点
体外循環を用いる手術		
心停止下冠動脈バイパス術 (on-pump arrest CABG)	・無血,静止術野となるため,冠動脈吻合がより正確にできる	・体外循環使用,心停止による合併症のリスクがある
心拍動下冠動脈バイパス術 (on-pump beating CABG)	・心停止による心機能低下などの合併症を防ぐことができる	・体外循環使用による合併症のリスクがある ・血管吻合が無血,静止視野ではなくなる
体外循環を用いない手術		
心拍動下冠動脈バイパス術 (off-pump CABG)	・体外循環による合併症を回避することができる	・血管吻合が無血,静止視野ではなくなる ・心機能が悪い症例などでは,循環が保てなくなることがある

　CABG全体の手術死亡率は2％弱であり,急性冠症候群などで緊急手術を行う場合や低心機能症例,血液透析症例,さらにはオフポンプからオンポンプに移行した症例も手術成績は不良となる。

2. 人工弁置換術

　弁膜症で形態的に異常をきたした弁は薬物で修復することは不可能で,手術適応と判断された場合,人工心肺装置を用いた開心術が必要となる。手術は自己弁を温存し修復する**弁形成術**と,自己弁を切除して人工弁を移植する**弁置換術**に分かれる。左心系の大動脈弁の手術では主に人工弁置換術が行われ,僧帽弁の手術では閉鎖不全症であれば弁置換術より術後のQOLが良好な弁形成術が積極的に行われている。また右心系の三尖弁では二次性変化による逆流が多く,弁輪形成術が主体となるが,一次性で弁自体に破壊がある場合は弁置換術が行われることもある。肺動脈弁の手術は頻度が少なく,感染性心内膜炎によるものかファロー四徴症術後に対してごく稀に行われている。

　日本での弁膜症手術は年々増加傾向にあり,特に大動脈弁狭窄症に対する手術が増加している。僧帽弁手術は狭窄症や高齢の閉鎖不全症に対しては弁置換術が選択されるが,閉鎖不全症に対する形成術が増加傾向にあり6割以上に達している。2014（平成26）年の胸部外科学会の集計では,手術死亡率は大動脈弁手術で2.4％,僧帽弁では形成術の死亡率が1.1％と低いのに対し,僧帽弁置換術は5.9％と高い。

1 術式

　人工弁置換術では,大動脈弁は大動脈基部を切開して自己弁にアプローチし,僧帽弁では右側左房切開あるいは右房を切開し心房中隔越しにアプローチする。その後,心停止下に罹患した自己弁を切除し,弁輪部にプレジェット付きの非吸収性縫合糸をかけて,その縫合糸を人工弁の弁輪にとおして結紮して縫着する（図3-73）。

　一方,僧帽弁の弁形成術では自己弁を温存して,逸脱した弁尖を切除し,または切れた

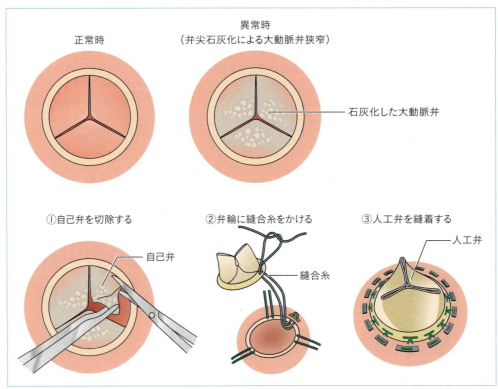

図3-73 大動脈弁置換術の手術法

腱索を人工腱索で再建，拡大した弁輪に人工弁輪を縫着する。

2 経カテーテル的大動脈弁留置術

　高齢で重篤な併存症により人工心肺下での手術に耐えることができない大動脈弁狭窄症の患者に対して2013（平成25）年10月から経カテーテル的大動脈弁留置術（transcatheter aortic valve implantation：TAVI）が臨床に導入された。これは折りたたまれた生体弁をカテーテルに装着して大動脈弁まで進めたのちに広げる方法で，広がった生体弁が自己弁に圧着し，そこにとどまって人工弁の機能を果たすものである（図3-74）。手術は循環器内科医と心臓血管外科医が中心となったハートチームで，手術室にカテーテル治療が可能な心・血管X線撮影装置を備え付けたハイブリッド手術室にて行われる（図3-75）。通常は鼠径

> **ハイブリッド手術室**
>
> 　ハイブリッド手術室とは手術室内にカテーテル治療に使用される高性能な心・血管X線撮影装置を設置した手術室のことで，動脈瘤に対するステントグラフト治療や大動脈弁狭窄症に対する経カテーテル的大動脈弁留置術など，手術とカテーテル治療を組み合わせた治療を行うことができる。

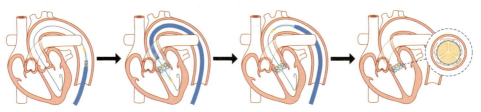

図3-74 経カテーテル的大動脈弁留置術の模式図

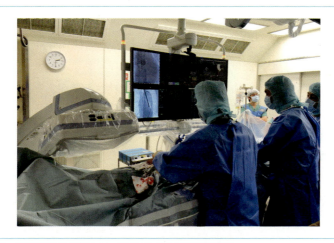

図3-75 ハイブリッド手術室での経カテーテル的大動脈弁留置術

部の大腿動脈からカテーテルを挿入しアプローチするが，血管径が細くカテーテルが通過できない場合は鎖骨動脈からアプローチする方法や左前胸を少し開胸して左心室の先端からアプローチする方法，直接上行大動脈から挿入する方法などいくつかの方法があり，人工弁は折りたたまれた弁を風船で拡張するもの（balloon-expandable）と，形状記憶合金により拡張する自己拡張型（self-expandable）の2種類があり，それぞれに特徴がある（図3-76）。X線透視下で経食道心エコーを参考に留置を行うが，圧着する人工弁が小さすぎた場合や自己弁の石灰化が強い場合は弁周囲逆流を生じ，逆に大きすぎた場合は弁輪破裂を生じ致命的となる。そのほか刺激伝導系の障害による房室ブロック，冠動脈閉塞，弁の脱落などの合併症があり，手技を正確に行うことだけでなく，術前にCT検査などで弁の評価を行い，適切にサイジングすることが極めて重要である。人工心肺装置を使用せずに人工弁を留置できるというメリットがあり，高齢の大動脈弁狭窄症患者の新しい治療戦略として急速に広まっている。

Ⅲ 循環器疾患にかかわる治療

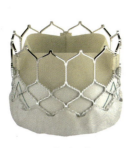
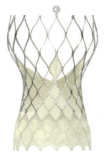

Sapien 3
写真提供／エドワーズライフサイエンス社

CoreValve™ Evolut™ PRO
写真提供／日本メドトロニック株式会社

図3-76 経カテーテル的大動脈弁留置術に用いる人工弁

3 人工弁の種類

　人工弁は**生体弁**と**機械弁**の2種類に大別される（図3-77）。生体弁はウシの心膜やブタの大動脈弁を加工したもので，機械弁は摩耗の少ないパイロライト・カーボンという炭素繊維で作られている。生体弁は抗血栓性に優れていて血栓症を発症するリスクが低いという利点があるが，耐久性が機械弁に比べ劣り，植込み後は徐々に変性して10～15年程度で人工弁機能不全を生ずる欠点がある。一方，機械弁の利点は耐久性に優れている点があるが，欠点として抗血栓性に劣り血栓症の予防のため，ワルファリンによる抗凝固療法を生涯にわたって行う必要などがある。大動脈弁と僧帽弁置換でも多少異なるが（僧帽弁の生体弁のほうが劣化が早い），65歳以下であれば機械弁，70歳以上であれば生体弁が第1選択で，65～70歳は患者の希望を踏まえて決定するのが1般的である。ただ，生体弁の耐久性は年々向上しており比較的若年でも生体弁を希望する患者も多く，高齢者の手術が増加していることも相まって生体弁の比率が年々増加してきている（表3-30）。

　そのほか，生体弁で弁尖を支える支柱がないステントレス弁や亡くなったヒトから大動脈弁を摘出し冷凍保存した同種大動脈弁（ホモグラフト）などもあるがそれらの使用頻度は限られている。

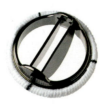
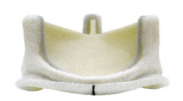

a 機械弁：二葉弁
写真提供／セント・ジュード・メディカル株式会社

b 生体弁：ウシ心弁膜
写真提供／エドワーズライフサイエンス株式会社

図3-77 人工弁の種類

表3-30 生体弁と機械弁の比較

	生体弁	機械弁
素材	ウシ心膜，ブタ大動脈弁	パイロライト・カーボン
耐久性	年齢によるが10〜15年で劣化	血栓形成などなければ生涯
抗凝固療法 （ワルファリンの内服）	なし （術後3か月間は必要）	生涯にわたり必要
血栓症・出血のリスク	機械弁より低い	生体弁より高い
適応患者	高齢患者 出産を希望する女性 出血傾向や凝固異常がある症例	若年〜中年患者 ワルファリンの服用が可能な症例

4 弁置換後の抗凝固療法

　人工弁置換術後はワルファリンによる抗凝固療法が，機械弁の場合は生涯にわたって，生体弁の場合でも術後3か月間必要となる。ワルファリンの効果は個人によって異なり，また服用している他の薬剤や食事によっても変化する。効きすぎると出血のリスクが高まり，効かないと血栓を作るリスクが高まる。そのため，適切な治療域に薬剤の投与量を合わせる必要がある。その指標となるのが国際標準化プロトロンビン時間（international normalized ratio of prothrombin time；PT-INR）で，人工弁置換術（生体弁，機械弁ともに）術後3か月はPT-INRが2.0〜3.0，機械弁では生涯にわたって大動脈弁位では2.0〜2.5，僧帽弁位2.0〜3.0を指標にコントロールする必要がある。また，ワルファリンはビタミンKにより効果が減弱するため，ビタミンKの含有量の多い納豆やクロレラ，青汁などは摂取を控える。抗凝固中に外傷や胃潰瘍による出血が起きた場合，ワルファリンを減量，中止して必要に応じてビタミンKを投与するが，それでも出血が治まらず重篤な状態に陥る危険性がある場合は新鮮凍結血漿を投与し凝固機能の改善を図る。待機的な手術の場合には3〜5日前までにワルファリンを中止して半減期の短いヘパリンに切り替えて手術を行い，術後止血が得られて時点でワルファリンを再開する。

3. 人工血管置換術

　血管に動脈瘤や解離が生じ破裂の危険性がある場合には血管の修復が必要となる。その際に用いられる手術法は大きく分けて2種類で，破裂の危険性のある血管を直視下に人工血管に置換する**人工血管置換術**と，ステントと呼ばれる自己拡張型の金属の骨格を取り付けた人工血管を血管の内腔に入れて内張りすることにより破裂のリスクを下げる**ステントグラフト治療**がある。

　腹部以外の大動脈を人工血管に置換する際には人工心肺装置が必要となり，治療すべき血管の部位によってその補助循環の方法も違ってくる。ただ，どの手術でも基本は同じで，病変部の血管の血流を一時的に止めて，病変部の拡大した血管を取り除き人工血管を中枢側，末梢側の正常な血管に吻合し，その間に重要な分枝があればそれも再建する。大血管

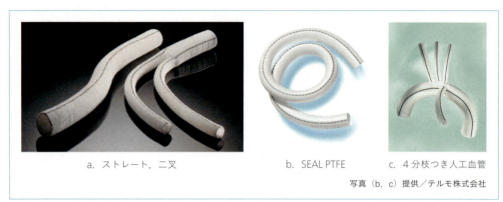

a. ストレート，二又　　b. SEAL PTFE　　c. 4分枝つき人工血管

写真（b, c）提供／テルモ株式会社

図3-78 各種人工血管

に用いる人工血管は合成繊維のポリエステルを織ってできていて，コラーゲンやゼラチンで漏れが少なくなるようにシールされており，用途に応じて人工血管に側管がついている。耐久性は非常に高く人工血管自体が劣化して再手術になることはまずない。ePTFE（ゴアテックス®）で作られた人工血管もあり，こちらは織物ではないため血液の漏出はなく抗血栓性も高いため，小口径の人工血管として使用されている（図3-78）。いずれも人工物であるため感染には弱く，いったん感染すると治療は非常に困難で人工血管の入れ替えが

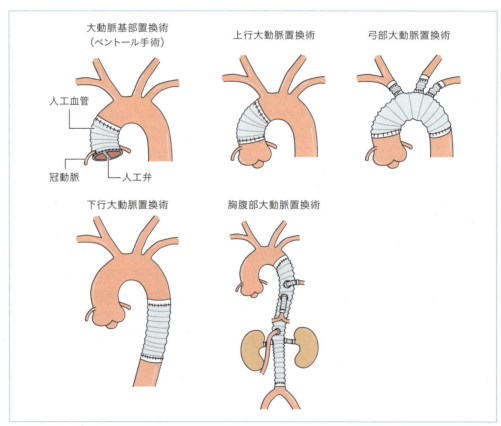

図3-79 部位ごとの人工血管置換術

必要になることもあり，歯科治療などにおいては人工血管を使用していることを告げ，予防的な抗菌薬投与が必要となる。

人工血管置換術を必要とする手術には，大動脈基部置換術，上行大動脈人工血管置換術，弓部大動脈人工血管置換術，下行大動脈人工血管置換術，胸腹部大動脈人工血管置換術，腹部大動脈人工血管置換術などがある。（図3-79）

4. ステントグラフト治療

従来，動脈瘤の手術はそのほとんどが人工血管置換術であったが，身体に対する侵襲性が高く，特に動脈硬化性変化を主因とする動脈瘤などの疾患では高齢で併存症の多い患者が多く，全身状態により人工血管置換術に耐えることができない場合がある。そのような患者を対象にステントグラフト治療が考案され，その低侵襲性から血管外科のなかでは新しい治療法の一つとして急速に広まった。ステントグラフトは人工血管に自己拡張性のある金属の支柱（ステント）を取り付けたもので，このステントグラフトを収納したカテーテルを鼠径部の大腿動脈から挿入し，大動脈瘤のある部位まで進めた後に動脈瘤をステントグラフトで内側からカバーするように展開する（図3-80）。展開されたステントグラフトは自己拡張力をもつステントと血圧によって血管内壁に圧着されることによって動脈瘤内への血流を遮断し，動脈瘤の破裂を予防する。腹部大動脈，下行大動脈が良い適応であるが，最近では弓部大動脈でも頭頸部の血管をバイパスしたのちにステントグラフトを留置する方法（デブランチング法）や弓部人工血管置換術の際に術野から下行大動脈にステントグラフトを留置する方法（オープンステント法）も症例に応じて用いられるようになった。低侵襲性である一方，ステントグラフト法で動脈瘤内への血流の漏れ（エンドリーク）やステントグラフトのずれが生ずることがあり，定期的なCT検査でのフォローが必須となっている。

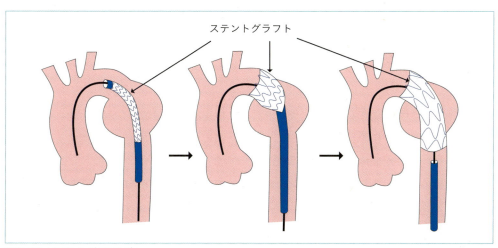

図3-80 ステントグラフト法

5. 静脈瘤手術

　下肢静脈瘤に対しては，生活習慣の改善や弾性ストッキングの着用などの保存的治療で軽快せず，症状が悪化してくる症例に対して外科的加療（手術あるいは血管内治療）が考慮される。

　下肢静脈瘤の手術には高位結紮術と血管を引き抜くストリッピング手術（静脈抜去術）があり，高位結紮術は鼠径部を切開し静脈瘤の原因となっている大伏在静脈を結紮する方法で静脈瘤内に薬剤を入れて固める硬化療法と組み合わせて行われることが多い。一方，ストリッピングは静脈瘤に対する基本術式で鼠径部，膝内側と足関節に切開を置き大伏在静脈を露出し，静脈内にワイヤーを入れて，ワイヤーごと大伏在静脈を引く抜く方法である。根治性は高いが静脈を抜き取るために痛みを伴うことと，血管の分枝が引きちぎれることにより出血のリスクがある。また残った静脈瘤も切除する必要があり，美容面でもやや劣る。

　血管内治療は静脈に細いカテーテルを挿入して，高周波（ラジオ波）やレーザーによって内側から熱を加えて静脈を焼灼する方法（endovascular thermal ablation；ETA法）で，焼かれた静脈は吸収される。局所麻酔で施行可能で，創部が目立たないなど美容的観点からストリッピングに代わる治療法として増加している。静脈瘤の程度，患者の希望を総合的に判断して上記治療法を選択する。

6. 血栓除去術

　急性動脈閉塞症は，塞栓症，血栓症，外傷，急性大動脈解離などによって引き起こされる。典型的な症状である疼痛（pain），脈拍欠損（pulselessness），蒼白（pallor），知覚異常（paresthesia），麻痺（paralysis）の5Pを認めたら，虚血から6～8時間のうちに血行再建を行わないと組織に不可逆的な変化を生ずる。急性期に血栓除去術の対象となるのは塞栓症と血栓症で，急性大動脈閉塞と診断したら，まずはヘパリンを投与して虚血の進展を予防し，次いで先端に風船（バルーン）がついた細いカテーテル（Fogartyカテーテル）を血管内に挿入して塞栓あるいは血栓を除去する（図3-81）。

1 手術手技

　下肢動脈の急性動脈閉塞の場合，局所麻酔下で鼠径部に皮膚切開を置き，総大腿動脈を露出し切開予定部の中枢と末梢をテーピングした後に血管を半周程度横切開する。同部位から血管径に合った血栓除去用のFogarty（フォガティー）カテーテルを挿入し，閉塞部や狭窄部を越えた時点で先端のバルーンを膨らませて，動脈切開口に向けて引き抜き，塞栓あるいは血栓を除去する（図3-82）。通常は末梢側，中枢側ともに行い，血流が再開したことを確認して手術を終了する。閉塞性動脈硬化症が基礎疾患にある場合は血栓除去だけでは効果が限定的で，バイパス手術や血管拡張術など追加処置が必要になることもある。

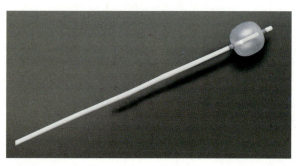

写真提供／エドワーズライフサイエンス株式会社

図 3-81 Fogartyカテーテル

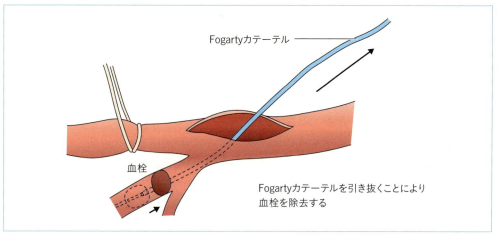

図 3-82 Fogartyカテーテルによる血栓除去

虚血範囲が大きく血流再開まで時間を要した場合には，血流再開後に虚血組織内に酸素化された血液が急速に流れ込むことにより，細胞障害を引き起こす再灌流障害，代謝性筋腎症候群（myonephropathic metabolic syndrome：MNMS）を発生することがあり，重篤な場合は致命的になる。このため不可逆的と判断した場合は，あえて血栓除去を行わず患肢の切断を考慮する。

H 心臓リハビリテーション

1. 心臓リハビリテーションの概念

　心臓リハビリテーションとは，医学的評価，運動処方，冠危険因子是正，教育およびカウンセリングからなる，長期にわたる**包括的プログラム**であると定義される。単なる体力回復訓練や冠危険因子改善の介入ではなく，「多面的効果（図 3-83）により心疾患患者の

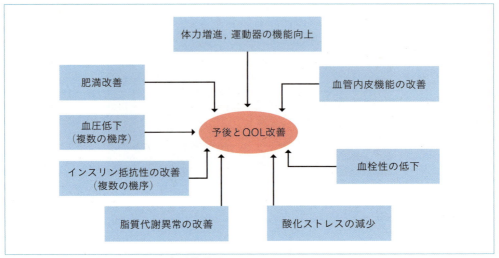

図3-83 心臓リハビリテーションの多面的効果

予後と生活の質（quality of life；QOL）の改善を目指す長期的介入」と認識されるようになり，急性心筋梗塞や慢性心不全治療のガイドラインにおいて推奨されている。

包括的心臓リハビリテーションは疾患発症後から生涯まで長期にわたり，かつ幅広い領域を含む概念である。そのため，患者の疾患経過によって心臓リハビリテーションの位置づけと役割を分けている。心臓リハビリテーションの時期的区分は急性期（入院から離床まで），回復期前期（離床後から退院まで）と回復期後期（退院後から社会復帰まで），維持期（社会復帰から生涯）からなる。

2. 心臓リハビリテーションの目的

心臓リハビリテーションにおける包括的プログラムの目的は，主に3つである。1つ目は個々の患者の心疾患に基づく運動耐容能の低下を是正し，早期の社会復帰を支援することである。心疾患患者では，日常生活での自覚症状や心肺機能の低下により安静時間が長くなることが多く，運動耐容能の低下をきたす。運動療法により運動耐容能を向上させることが重要である。2つ目は，二次予防（心不全増悪，突然死や再梗塞のリスクの軽減）として禁煙指導，栄養指導，服薬アドヒアランス向上のための教育などの介入を行う。運動療法以外にも，予後改善のために二次予防が重要である。3つ目は症状のコントロール，抑うつ・疾患への不安・恐怖などの心理的負担の軽減をとおしてQOLを改善することである。抑うつや不安は心血管疾患の危険因子であるため，カウンセリングなどによる抑うつ，不安の軽減はQOLの改善だけでなく心血管疾患の再発や死亡率を減少させる。このように医学的評価と運動療法だけでなく多職種の介入による効果を目指すことが目的である。

3. 心臓リハビリテーションの実際

先述の時期的区分において，急性期の目標は主に食事・排泄・入浴などの日常生活を安

全に行うことができるようにすることである。モニタリングなどにより急性期の心疾患増悪リスクに留意しつつ、段階的に身体動作による負荷をかけて**日常生活活動**（activities of daily living；ADL）の改善を目指す。

　回復期前期では、心疾患の医学的リスク評価に基づいて監視型運動療法、患者教育、生活・復職指導、心理カウンセリングを開始する。特に**運動療法**は運動耐容能、冠危険因子、QOLの改善や、心疾患の症状軽減などの効果があり、回復期以降において中心的な役割を担ってくる。運動療法は様々な心疾患に幅広く適応がある（表3-31）。一方、安全に運動療法を行うためには全身的なリスク評価が必要である。また、心肺運動負荷試験（cardiopulmonary exercise testing：CPX）（図3-84）を行い、安全かつ効果的な有酸素運動を行うための運動強度を決定する。CPXにより得られる嫌気性代謝閾値レベルの心拍数を、有酸素運動における目標心拍数とするが、CPXにより目標心拍数が決定されても、その日のコンディションによって患者の負担度は変化する。患者の自覚症状が最も重要で、これをボルグ指数（Borg scale）などで評価する。ボルグ指数：13程度（ややきつい）が適当である。CPXを施行できない場合は、カルボーネン（Karvonen）の式により簡易的に目標心拍数を決める。

　リハビリテーション室などで医療スタッフの監視のもとで運動療法を行うことを監視型

表3-31　心臓リハビリテーションにおける運動療法の適応疾患

医学的に安定した心筋梗塞後	心臓移植後
安定狭心症	弁膜症（術後）
冠動脈バイパス手術後	糖尿病、脂質異常症、高血圧のいずれかをもつ冠動脈疾患のリスクのある患者
冠動脈ステント留置術後	
代償化した心不全	運動療法プログラムや患者教育で利益を受ける患者

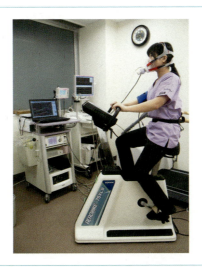

図3-84　心肺運動負荷試験

Ⅲ　循環器疾患にかかわる治療

運動療法という。準備体操や運動前の自覚症状・体調の確認，バイタルサイン・体重の測定，身体所見の確認を行う。モニター管理およびボルグ指数の確認を行いながら，エルゴメータやトレッドミルなどで運動を行う。運動終了時もバイタルサインや自覚症状の確認を行う。有酸素運動のほかに，レジスタンストレーニングなど患者の状態に合わせて個別にプログラムを作成することもある。また，緊急時の対応（心肺蘇生・AEDなど）の準備も必須である。

退院後は回復期後期にあたるが，継続して監視型運動療法を行い社会復帰を目指す。一般的に運動の強度や頻度は「中等度の運動強度で1週間当たり，少なくとも150分以上行うこと」を推奨している。維持期は，監視型運動療法から在宅での運動および自己管理に移行する。運動療法・生活習慣や冠危険因子は継続した管理が重要である。個々の運動耐容能や生活レベルに合わせて医療機関から民間の運動施設などで行われる。

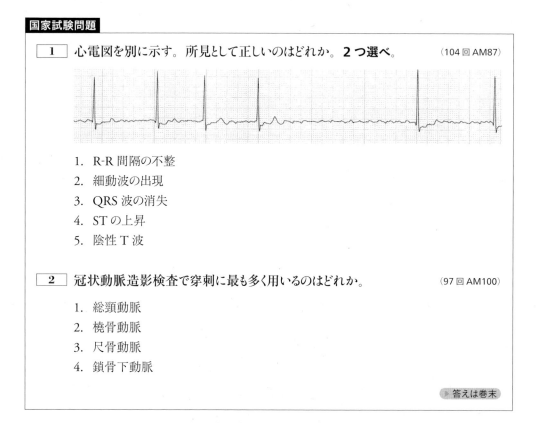

国家試験問題

1 心電図を別に示す。所見として正しいのはどれか。**2つ選べ**。 （104回 AM87）

1. R-R間隔の不整
2. 細動波の出現
3. QRS波の消失
4. STの上昇
5. 陰性T波

2 冠状動脈造影検査で穿刺に最も多く用いるのはどれか。 （97回 AM100）

1. 総頸動脈
2. 橈骨動脈
3. 尺骨動脈
4. 鎖骨下動脈

▶答えは巻末

文献

1) 日本高血圧学会高血圧治療ガイドライン作成委員会編：高血圧治療ガイドライン2014，日本高血圧学会，2014．
2) 日本循環器学会／日本心不全学会合同ガイドライン：急性・慢性心不全診療ガイドライン（2017年改訂版）．http://www.j-circ.or.jp/guideline/pdf/JCS2017_tsutsui_h.pdf （最終アクセス日：2018年11月19日）
3) 日本循環器学会他：循環器病の診断と治療に関するガイドライン（2010年度合同研究班報告）：心筋梗塞二次予防に関するガイドライン（2011年改訂版）．http://www.j-circ.or.jp/guideline/pdf/JCS2011_ogawah_h.pdf （最終アクセス日：2018年11月19日）
4) 日本臨床補助人工心臓研究会．J-MACS Statistical Report. J-MACS委員会．2017年10月．https://www.jacvas.com/adoutus/registry/ （最終アクセス日：2018年10月9日）

参考文献

- 日本循環器学会他：循環器病の診断と治療に関するガイドライン（2007-2008年度合同研究班報告）：冠動脈病変の非侵襲的診断法に関するガイドライン．http://www.j-circ.or.jp/guideline/pdf/JCS2010_yamashina_h.pdf（最終アクセス日：2018年11月19日）
- 日本動脈硬化学会：動脈硬化性疾患予防のための脂質異常症治療ガイド2017年版，2017．

循環器

第4章

循環器の疾患と診療

この章では

- 循環器疾患の原因・症状・治療について理解する。

国家試験出題基準掲載疾患

急性心不全｜慢性心不全｜上室頻拍｜心室頻拍｜徐脈性不整脈｜狭心症｜急性冠症候群｜冠状動脈硬化危険因子｜僧帽弁疾患｜大動脈弁疾患｜感染性心内膜炎｜肥大型心筋症｜拡張型心筋症｜心筋炎｜心タンポナーデ｜収縮性心膜炎｜大動脈瘤｜大動脈解離｜閉塞性動脈硬化症｜深部静脈血栓症｜下肢静脈瘤｜本態性高血圧｜2次性高血圧｜起立性低血圧｜動脈管開存症｜心室中隔欠損症｜心房中隔欠損症｜ファロー四徴症

I 心不全

A 定義

　心不全とは，何らかの心血管疾患のために心臓の**ポンプ**としての働きが悪くなり，血液の循環が不十分となった状態を指す症候群である。

　心臓を簡単なポンプとしてとらえると心不全を理解しやすい。図4-1は正常なポンプと異常なポンプの状態を示す。ポンプは水槽に入れられている水を汲み出している。正常なポンプ（図4-1a）は十分な量の水を汲み出すことができるため，水槽の水位は上昇しない。一方，異常なポンプ（図4-1b）は十分な量の水を汲み出せないため，水槽の水位が上昇する。ヒトの体内でも同様に心臓のポンプ機能が低下すると，水（血液）が汲み出されず流れが停滞し水位が上昇する。これが低心拍出状態とうっ血である。ポンプ機能が著しく低下すると最終的には生命を脅かす状態に至る。

　心不全には左心不全，右心不全とよばれる病態があるが，実際には両者が合併していることも少なくない。

B 病態生理・分類

1 血液の循環（図4-2）

　血液は心臓（左心室）から駆出され，大動脈，動脈，小動脈・細動脈を介して全身の各臓器へと供給される。各臓器を経由した後の血液は酸素量が減少しているため暗赤色を呈する（静脈血）。血液は静脈から再び心臓（右心房）へ戻り，右心室から肺動脈を経て，肺毛

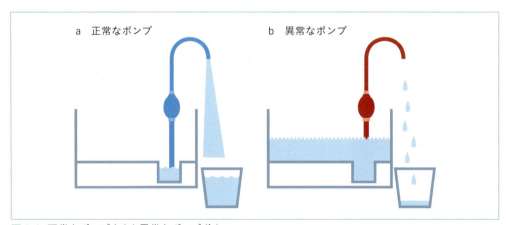

図4-1　正常なポンプ（a）と異常なポンプ（b）

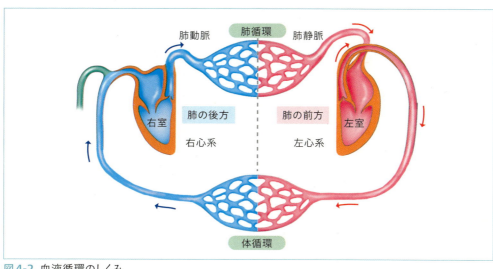

図4-2 血液循環のしくみ

細血管で酸素化された鮮赤色の血液（動脈血）が再び左心房へ戻る。左心房・左心室，各臓器，右心房・右心室，肺は直列に位置し，各臓器は並列に位置する。

2 左心不全・右心不全

　心不全は，機能の低下が生じた部位により，左心不全と右心不全に区別できる。左心不全とは左心を構成する心臓の機能低下により，循環に問題が生じた状態である。一方，右心不全とは，右心を構成する心臓の機能低下により循環に問題が生じた状態をいう（表4-1）。

❶左心不全
　心筋梗塞，心筋炎や心筋症など心筋そのものの機能が低下する場合のほか，僧帽弁や大

表4-1 左心不全，右心不全，低心拍出の対比

	左心不全	右心不全	低心拍出
自覚症状	労作時息切れ，頻呼吸，夜間呼吸困難，起座呼吸，ピンク色の泡沫状痰	体重増加，食欲低下，腹部膨満感，心窩部違和感	易疲労感，記銘力低下，不穏，意識障害
身体所見	過剰心音（特にⅢ音），乾性ラ音，水泡性ラ音，喘鳴	頸静脈怒張，静脈圧上昇，肝腫大，胸水，腹水，浮腫（特に下腿）	低血圧，四肢冷感，冷や汗，末梢性チアノーゼ，乏尿
検査所見	胸部X線：心拡大，肺うっ血 血液検査：BNP著明高値 血液ガス：酸素分圧低下 血行動態：左房圧・左室拡張末期圧の上昇	胸部X線：胸水貯留 血液検査：BNP高値，肝胆道系酵素の上昇 血行動態：静脈圧・右房圧の上昇	血液検査：BUN，クレアチニン上昇（BUN/Cr > 10） 血行動態：血圧低下，心拍出量低下
原因	心筋症，虚血性心疾患（特に心筋梗塞），高血圧性心疾患，心筋炎，弁膜症（僧帽弁・大動脈弁），不整脈	心筋症，右室梗塞，弁膜症（三尖弁，肺動脈弁），肺塞栓症，肺高血圧症，先天性心疾患，慢性肺疾患，収縮性心膜炎	広範囲心筋梗塞，劇症型心筋炎，心タンポナーデ

Ⅰ　心不全

動脈弁などの弁膜の異常のため心臓に過剰な負担が生じる場合，不整脈などにより心房，心室あるいは両者のリズムが著しく乱れる場合にも起こりうる。左心室への血流のうっ滞が起こり，左室拡張末期圧，左房圧，肺静脈圧，肺毛細管圧の上昇を招き，肺にうっ血を起こす。

❷右心不全

右室梗塞などで右心室の機能が低下する場合のほか，三尖弁や肺動脈弁などの弁膜の異常のため右心に過剰な負担が及ぶ場合，肺の循環が血栓により急に滞る場合や，肺動脈性の肺高血圧などにより生じる。右心室への血流のうっ滞が起こり，静脈圧，右房圧の上昇を招き，浮腫，肝腫大，腸管うっ血を起こす。左心不全と右心不全はしばしば合併し，**両心不全**を呈する。

3 収縮不全と拡張不全

心臓から血液を出すためには，心臓から全身に血液を押し出す機能（収縮機能）と肺から心臓内に血液を引き込む機能（拡張機能）の両方の働きが必要である。ここでは，それぞれの機能と不全状態について取り上げる。

❶収縮機能と収縮不全

心室の興奮が始まってから大動脈弁，肺動脈弁が閉鎖するまでの時相を**収縮期**という。

Column 両心不全について

左心室と右心室は全身の臓器と肺を介して直列につながれた臓器であるため，片方に問題があればいずれは他方に影響が及ぶ。また左心室と右心室は心室中隔を介して隣接しているため，片方の心室に負荷がかかり心内圧が上昇すると，他方の心室にその圧力の影響が及び，両方の心臓に影響が出る。このため左心不全が右心不全を引き起こす場合とその逆がある（図）。

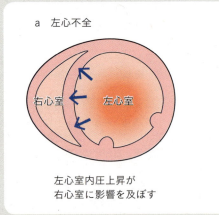 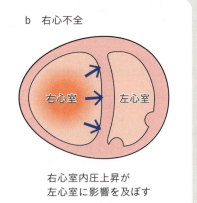

a　左心不全　　　　　　　　b　右心不全

左心室内圧上昇が　　　　　　右心室内圧上昇が
右心室に影響を及ぼす　　　　左心室に影響を及ぼす

図　拡張末期における心室相互の影響

収縮機能とは収縮期に心室筋が収縮して，心室内の血液を大動脈弁から全身へと押し出す一連の機能である．収縮機能が低下した状態を収縮障害といい，収縮障害により全身への血液の駆出が十分でないために生じた心不全を収縮不全*と称する．

❷ 拡張機能と拡張不全

大動脈弁と肺動脈弁の閉鎖から次の心室の興奮が始まるまでの時相を**拡張期**といい，この時相に左室が駆出する血液量を左房から受け入れる機能が拡張機能である．拡張機能は大まかに，拡張早期の流入を規定する左室弛緩機能と拡張中期から後期の血液の流入を規定する左室の硬度（stiffness）に影響される．

拡張機能の障害により心不全を呈する場合を拡張不全*と称する．拡張早期の障害は左室の弛緩異常による左房から左室へ血液を引き抜く力，簡単にいえば左室の吸引力（suction）の低下とみなすことができる．左室の弛緩機能の低下が存在すると，左室に血液が満たされるのに時間がかかることになる．一方，拡張中期の障害は左室が硬いことと関係する．左室が硬いと左室が十分に大きくならずに左室内圧が高まってしまい，左房からの血液が入りづらくなる．拡張中期までに血液が満たされないため，心房収縮により左室に血液が充満する量が増える．一連の拡張機能は，ドプラ心エコー法を用いて左室流入血流速度を測定し定量的に評価される（本節-D「検査所見」参照）．

4 急性心不全と慢性心不全

Digest

急性心不全		
概要	定義	● 心臓のポンプ機能の低下が急激に生じ，心不全症状が突然生じるもの．
	原因	● 心筋梗塞などによる心不全の突然の発症，慢性心不全の急性増悪など．
症状		● 呼吸困難，起座呼吸，心原性ショックなど．
検査・診断		● 血液生化学検査，心エコー検査． ● Forrester 分類，Nohria-Stevenson 分類などにより病態を分類する．

Column　EFについて

心臓の収縮機能を表す代表的な指標は駆出率（ejection fraction；EF）である．EF は拡張した心室容積から何％の血液を押し出したかを示す指標であり，正常値は 65〜75％である．EF は左室・右室造影，核医学検査，心エコー，MRI など様々なモダリティを用いて評価することができるためよく用いられる指標である．

* **収縮不全**：この用語は近年ほとんど用いられなくなった．近年は収縮不全に代わり，駆出率（EF，**Column** 参照）が低下した心不全（heart failure with reduced EF；HFrEF，ヘフレフ）という表現が用いられている．

* **拡張不全**：この用語も近年ほとんど用いられなくなった．拡張不全に代わり駆出率（EF）の保たれた心不全（heart failure with preserved EF；HFpEF）という表現が用いられている．

主な治療	・安静 ・酸素療法 ・薬物療法（利尿薬，血管拡張薬，強心薬） ・大動脈バルーンパンピング（IABP），機械的補助循環装置など。

Digest

慢性心不全

概要	定義	・心臓のポンプ機能の低下が長期間継続し，代償機構が働かず徐々に症状が進行していくもの。
	原因	・慢性的な心ポンプ機能の障害。
症状		・呼吸困難，倦怠感など。
検査・診断		・血液生化学検査，心エコー検査。 ・NYHA 心機能分類
主な治療		・薬物療法（RAA 系阻害薬，β遮断薬，利尿薬，ジギタリス，強心薬など）

　急性心不全は，新規発症や慢性心不全の急性増悪により起こるが，症状や徴候は軽症のものから致死的なものまで極めて多彩である。一方，慢性心不全は「慢性の心ポンプ失調により肺および／または体静脈系のうっ血や組織の低灌流が長期間継続し，日常生活に支障をきたしている病態」と定義される。自覚症状からみた心不全の重症度評価法としては **New York Heart Association（NYHA）分類**（表 4-2）が，予防の観点からは心不全の病期を定義づけた AHA/ACC のステージ分類（表 4-3）が臨床で用いられている。

表 4-2 New York Heart Association（NYHA）機能分類

重症度	状態
Ⅰ度	心疾患はあるが身体活動に制限はない。 日常的な身体活動では著しい疲労，動悸，呼吸困難あるいは狭心痛を生じない。
Ⅱ度	軽度の身体活動の制限がある。 安静時には無症状。 日常的な身体活動で疲労，動悸，呼吸困難あるいは狭心痛を感じる。
Ⅲ度	高度な身体活動の制限がある。 安静時には無症状。 日常的な身体活動以下の労作で疲労，動悸，呼吸困難あるいは狭心痛を生じる。
Ⅳ度	心疾患のためいかなる身体活動も制限される。 心不全症状や狭心痛が安静時にも存在する。 わずかな労作でこれからの症状は増悪する。

表 4-3 AHA/ACC（American Heart Association / American College of Cardiology）ステージ分類

病期	状態
ステージ A	危険因子を有するが，心機能障害がない。
ステージ B	無症状の左室収縮機能不全
ステージ C	症候性心不全
ステージ D	治療抵抗性心不全

急性心不全患者は以下の6病態に分けられる。それぞれの特徴を順にまとめる。

- **急性非代償性心不全** 心不全の症状，身体所見が比較的軽度で，心原性ショック，肺水腫や高血圧性急性心不全などの基準を満たさない，新規に急性心不全を発症した場合を指す。
- **高血圧性急性心不全** 高血圧を原因として心不全の徴候や症状を伴い，胸部X線で肺うっ血や肺水腫の所見を認める。
- **急性心原性肺水腫** 呼吸困難や起座呼吸を認め，聴診で水泡性ラ音を聴取する。胸部X線写真で肺水腫を認め，治療前には低酸素状態を示すことが多い。
- **心原性ショック** 心臓のポンプ機能が著しく低下し，末梢および全身の主要臓器（脳，腎臓，肝臓など）の微小循環が障害され，組織低灌流によって生じる重篤な病態。
- **高拍出性心不全** 心臓から拍出される血液量が安静にしていても極端に増加し，そのためポンプ機能に破綻をきたす状態である。貧血，甲状腺中毒症，短絡疾患，ビタミンB_1欠乏症（脚気心）などが原因となる。四肢は温かいにもかかわらず肺うっ血を認める。
- **急性右心不全** 静脈圧の上昇，肝腫大を伴った低血圧や低心拍出状態を呈している場合。

また，クリニカルシナリオ（clinical scenario：CS）による分類もよく用いられるようになってきた。収縮期血圧が高く浮腫は軽度のクリニカルシナリオ1（CS1）や血圧は正常で浮腫が優位のクリニカルシナリオ2（CS2）などがあり，CSによって治療法や治療目標も異なってくる。

C 診断

心不全のリスクとなる病歴や，息切れ，呼吸困難，浮腫などの典型的な症状があれば，比較的容易に診断できる。しかし心不全の症候として特異的なものはなく，心不全症状および身体所見，検査所見から総合的に心不全の診断をつける。特に呼吸器疾患との鑑別が重要であり，心不全の重症度と基礎心疾患の把握が大切である。最近の診療ガイドライン（図4-3）では，**血漿B型ナトリウム利尿ペプチド**による診断指針が示されている[1]。また身体所見からみた簡便な評価法として，うっ血所見や低灌流所見に基づいた「**ノーリア-スティーブンソン**（Nohria-Stevenson）**分類**」（図4-4）が用いられる。

D 検査所見

病歴や身体所見，検査所見などから，心不全の診断と重症度を評価する。また，心不全治療中の変化を経過観察することも大切である。

1. 血液生化学検査

血漿B型ナトリウム利尿ペプチド（BNP）およびその前駆体N端側フラグメント（NT-

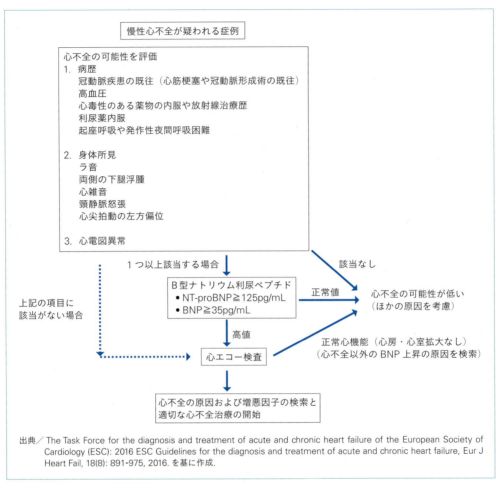

図4-3 慢性心不全の診断手順

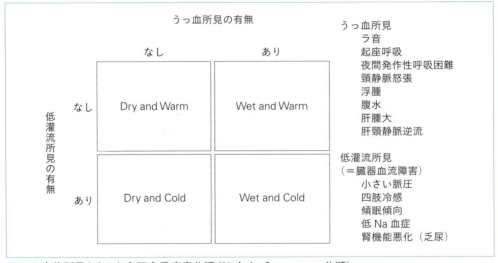

図4-4 身体所見からみた心不全重症度分類（Nohria-Stevenson分類）

proBNP）が心不全の補助診断に用いられる[2]。BNPは主に心室の負荷により分泌が亢進し，血中濃度が上昇する。心室への負荷の程度を鋭敏に反映する。NT-proBNPはBNPに比べ分子量が大きいため，腎機能低下による影響が大きい。BNPまたはNT-proBNPの測定は，①心不全の存在診断，②心不全の重症度診断，③心不全の予後診断に有用であり，心不全診療において非常に重要な**バイオマーカー**である。また急性心筋梗塞による心不全では，クレアチンキナーゼ（CK）などの心筋逸脱酵素や心筋トロポニンの測定が重要であり，虚血性心疾患による慢性心不全では心筋トロポニン濃度が心筋傷害のマーカーとして予後と関連する。そのほか，心不全では神経体液性因子が賦活するため，血漿ノルアドレナリン濃度，血漿レニン活性，血漿アルドステロン濃度が臨床経過の把握に有用である。また心不全患者では全身状態の把握のため，貧血の有無，腎機能，肝機能，ナトリウムやカリウムなどの電解質などのチェックも行う。

2. 尿検査

尿量測定が重要である。尿量から腎血流，ひいては心拍出量の目安となる。心臓と腎臓の機能には，相互作用（心腎連関*）があり，急性心不全の約30％が入院時に腎機能異常を呈しており，長期入院，死亡率の増加と関連する。腎機能により1日に必要な尿量の目標は異なってくるが，時間尿量40mL以上，1日尿量1,000mL以上が望ましく，最低でも1日尿量が500mL程度になるように努める。

重症心不全では，自分で水分や食事を摂取できないことが多く，時間尿量を測定し水分バランスと電解質管理を行う。尿中ナトリウムやカリウムなどの電解質を測定し，補液の種類を検討することも必要となる。

3. 胸部X線検査

心拡大と**肺うっ血**の有無を評価する。肺の葉間胸水貯留や間質浮腫によるカーリーB線（Kerley's B line）の出現に注意する（図4-5）。また立位では，両側の肋骨横隔膜角（cost-phrenic angle）に胸水が貯留しやすいので注意する。

4. 心電図

心筋梗塞や狭心症発作だけでなく，高血圧性心疾患や心筋症，不整脈による心不全などを調べるため，**標準12誘導心電図**は有用である。重症心不全では，経過中に致死性不整脈が出現することがあり，入院中は心電図モニターを施行する。

＊ **心腎連関**：心機能が低下している症例では，腎血流が低下し，尿量が減少することにより溢水による心不全（肺うっ血）を発症しやすい。一方，尿たんぱくや軽度の腎機能障害であっても心不全の予後を規定する重要な因子となり，心血管疾患のリスクとなる。このように心疾患と腎臓病には密接な関連があり「心腎連関」とよばれる。

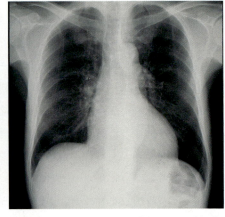

入院時胸部X線写真（左図）で，心拡大と両側下肺野に間質性肺水腫による線状陰影（カーリーB線）（矢印）が観察される。治療後の右図では，心陰影が小さくなり，下肺野の線状陰影も消失している。

図4-5 心不全患者の胸部X線写真

5. 心エコー図

　経胸壁心エコー図により，左室や右室の形態評価や収縮機能，拡張機能を評価できる。また心不全の成因となる心疾患（心筋梗塞，弁膜症，心筋症，心タンポナーデ，先天性心疾患など）の診断・評価が可能である。従来，**左室駆出率**（left ventricular ejection fraction；LVEF）50％以下を収縮機能障害としてきたが，最近ではLVEF 41〜49％を中等度（mid-range）収縮機能低下と表記し，LVEF 40％以下の群と区別している。中等度収縮機能低下例では拡張機能障害の特徴を併せもち，LVEF 40％以下の収縮機能低下例と治療に対する反応が異なる可能性がある。

　拡張機能の指標として，僧帽弁口血流速波形の拡張早期（E）波高と心房収縮期（A）波高の比であるE/A比およびE波のピークからの減速時間（deceleration time；DT）を測定する。また組織ドプラ法による僧帽弁運動速波形の拡張早期波高（e'）を求め，E/e'を算出し左室充満圧の指標として用いる。

　さらに下大静脈径による右房圧の推定や，三尖弁逆流から求める右室収縮期圧（＝肺動脈収縮期圧）の推定を行い，うっ血の程度や心不全治療に対する反応を評価する。

6. 冠動脈CT，心臓MRI

　心不全の基礎疾患として虚血性心疾患が疑われる症例では，冠動脈CTで冠動脈病変を評価する。心筋症などの心筋疾患が疑われる例では，心臓MRIにより心臓の解剖と機能を包括的に評価することができる。心臓MRIは左室重量と容積を評価するうえで，最も信頼性の高い検査といわれている。

7. スワン-ガンツカテーテル検査

スワン-ガンツカテーテルによって肺動脈楔入圧，心拍出量，混合静脈血酸素飽和度などを定量的に把握し，治療方針を決定する。**フォレスター分類**は，肺動脈楔入圧18mmHg，心係数 2.2L/分/m² を基準にして，肺うっ血と末梢低灌流の有無により血行動態を4つのSubsetに分類したものである。肺うっ血と末梢循環障害がみられるSubset Ⅳは最も重症で死亡率も高い（図4-6）。スワン-ガンツカテーテルは，侵襲的な検査であり感染症などのカテーテル留置に伴う合併症を考慮し，最近では適切な心不全治療にもかかわらず奏効しない場合に施行され，ICUでのルーチンの留置は行われなくなっている[2]。

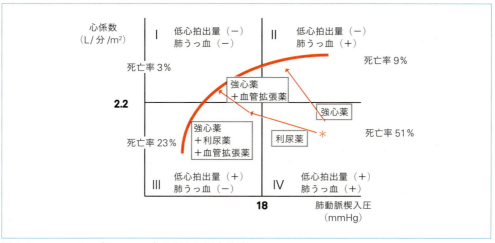

図4-6 フォレスター（Forrester）分類と心不全治療

Column 心不全患者への多職種チームによる介入

　わが国では高齢化社会を迎え心不全患者は増加しつつある。高齢心不全患者の再入院率も依然高く，退院後半年以内に過半数の症例が再入院する。心不全患者の再入院の原因は，心不全の再発や心血管イベントのみならず，がんや認知症，腎不全などの併存疾患に関連した入院であり，また独居，低収入などの社会的背景に問題のある患者も増えている。さらに高齢心不全患者では，低栄養により予後が悪化するため，その評価と介入も重要である。このような患者に対し，単に薬剤を処方するだけでは再入院を回避することはできず，予後を改善するためには，看護師，薬剤師，心臓リハビリテーション指導士，栄養士，ソーシャルワーカーなどの多職種が多面的に介入することが必要である。入院時から包括的に退院計画に沿って退院準備を進め，患者と介護者教育，訪問看護の適切な利用，外来通院間隔の設定などが重要となる。また心不全終末期においては緩和ケアを中心とした今後の治療と療養について，患者・家族と医療従事者があらかじめ話し合う，自由意思によるアドバンス・ケア・プランニング（ACP）の支援も必要になってきた。

E 治療

心不全治療の基本は，安静，食事療法，薬物療法である。まず心不全の誘因の除去と，冠動脈疾患など治療可能な疾患があれば個別の治療を行う。急性心不全では入院のうえ集中治療を行って血行動態を是正することが重要であるが，慢性心不全では生命予後の改善を目的とした治療法の選択が大切であり，適度な日常生活の活動を維持することも必要である。食事療法の基本は塩分制限であり，1日の塩分を7g以下に制限する。様々な内科的治療に抵抗して心不全を繰り返す患者の予後は不良であり，難治性の重症心不全患者では心臓移植適応の検討が必要となる。

1. 急性心不全の治療

急性心不全または慢性心不全の非代償期の患者は入院のうえ，安静と酸素投与とともにNohria–Stevenson分類，心エコー検査，動脈血液ガス分析，さらに必要な場合にはスワン-ガンツカテーテルによる血行動態を評価し，**重症度**に基づいた治療を行う[2]（図4-7）。フォレスター分類（図4-6）のSubset Iは血行動態が正常に保たれており，集中治療は不要である。Subset IIでは肺うっ血と容量負荷に対し利尿薬，血管拡張薬が使用され，Subset IVではこれに加え強心薬が用いられる。薬物療法で治療困難な場合には，**大動脈内バルーンパンピング**（IABP）や**機械的補助循環装置**を併用する。

2. 慢性心不全の治療

慢性心不全では重症度に合わせ，予後やQOL（クオリティ・オブ・ライフ）の改善を目指して治療法を選択する[2]。心不全では交感神経やレニン・アンジオテンシン・アルドステロン系（RAA系）などの**神経体液性因子**の賦活が予後を悪化させるため，左室駆出率40％以下に駆出率が低下した心不全（heart failure with reduced ejection fraction；HFrEF）では，ACE阻害薬やアンジオテンシンII受容体拮抗薬（ARB）が基本である。これらはAHA/ACCステージ分類のステージAの早期からの内服が推奨されている。ステージAは心機能障害がなく，将来的に心不全発症リスクを有する症例，すなわち高血圧や糖尿病などの基礎疾患を有する例である。ステージBは心機能障害を認めるが心不全症状のない時期であり，無症状の時期からβ遮断薬が推奨されている。ACE阻害薬またはARBと**β遮断薬**は，ステージCおよびDの進行した心不全においても有益であり，特にβ遮断薬（カルベジロールやビソプロロールフマル酸塩）は用量依存性に心機能を改善し死亡率，入院率を減少させることが示されている（Column参照）。浮腫や肺うっ血を認める症例では，症状の軽減を目的にループ利尿薬が使用されるが，慢性心不全に関する臨床試験では，ループ利尿薬は予後悪化因子であることが報告されており，純粋な水利尿を促進し，電解質異常やRAA系の賦活をきたしにくいバソプレシンV_2受容体拮抗薬が現在，臨床で使用されてい

る。またアルドステロンの増加はナトリウム貯留，心筋の線維化に関与するため，抗アルドステロン薬が心不全の死亡率を低下させることがわかっている。

このような薬物療法を十分行っても症状がとれないステージCおよびDの症例では，非薬物療法として**心臓再同期療法**や**植込み型除細動器**（Column参照）のデバイス治療が検討

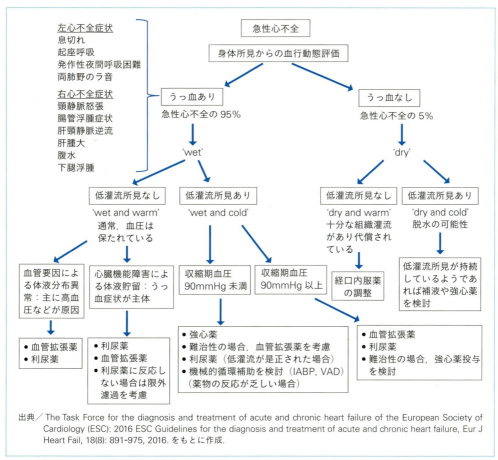

図4-7 急性心不全の診断・治療指針

β遮断薬と心不全

　β遮断薬は，左室駆出率の低下した慢性心不全（HFrEF）において，心血管死や全死亡を減少させるのみならず心不全入院を減少させ，慢性心不全に対する最も有効な治療薬の一つである。従来，β遮断薬は心筋の収縮性を抑制し心拍数を低下させるため，心不全には禁忌とされた時期もあったが，強心薬に関する数多くの臨床試験が不成功に終わり，心不全の予後の改善には交感神経機能の持続的な賦活を抑制することが大切であることがわかった。基本的には，慢性心不全の安定期に入院してβ遮断薬を開始することが多いが，最近では心不全急性増悪の回復期にβ遮断薬を開始することが多く，導入のタイミングが早まりつつある。β遮断薬は少量から投与し，心不全の悪化に注意し徐々に増量していく。忍容性が良ければなるべく最大用量まで増量する。

される（図4-8）。

　左室駆出率の保たれている心不全（heart failure with preserved ejection fraction；HFpEF）では，うっ血のコントロール，心拍数と血圧のコントロール，運動耐容能の改善が治療目標となるが，前述のHFrEFで有効とされたACE阻害薬，ARBやβ遮断薬は，臨床試験

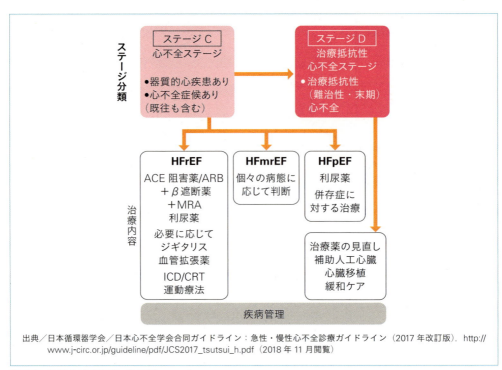

図4-8 心不全治療アルゴリズム

心臓再同期療法（cardiac resynchronization therapy；CRT）と植込み型除細動器（implantable cardioverter defibrillator；ICD）

　収縮力が低下したHFrEFでは，左室内腔拡大（リモデリング）をきたし，びまん性に壁運動が低下しているだけでなく，心筋局所の壊死や瘢痕化，線維化，伝導障害などにより局所心筋の収縮タイミングが不均一になる。収縮タイミングの不均一性は左室ポンプ機能を低下させ僧帽弁逆流を助長し，左室機能をさらに低下させる。この治療法として収縮が遅延した領域に人工的な電気刺激を加え，心臓全体の収縮を再同期させる手法が心臓再同期療法である。このような機能を有するペースメーカーを植込み，左室機能の改善を図る。また心臓再同期療法が適応となる重症心不全では，致死性の心室不整脈を有することが多い。致死性不整脈や突然死のリスクのある症例には，植込み型除細動器が使用される。重症心不全では重篤な不整脈を合併する例が多いため，心臓再同期療法の適応があり突然死リスクのある心不全には，両心室ペーシング機能付き植込み型除細動器（CRT-D）が行われる。

で有効性を示さなかった。HFpEF は高齢の女性に多く，高血圧や心房細動の合併が多い。特定の薬剤による心不全治療よりも，心不全のリスクとなる疾患の一般的治療，すなわち高血圧症における血圧コントロールなどが経験的に有効とされており，根本的な治療は今後の課題となっている。

II 不整脈

不整脈とは，正常洞調律以外の心臓の調律（リズム）異常の総称である。

A 頻脈性不整脈

頻脈性不整脈とは，脈が速くなる不整脈である。大きく上室性頻脈と心室性頻脈がある。

1. 心室期外収縮

1 概念・定義

心室期外収縮（premature ventricular contraction；PVC）は房室結節より下位を起源とする期外収縮で，心電図では次に予測される洞周期よりも早期に（期待していたタイミングをはずして），心房興奮（P 波）を伴わずに発生する興奮（収縮）であり，刺激伝導系を介していない興奮を反映して**幅の広い QRS 波**で生じる場合が多い。心室期外収縮が 3 連発以上継続するが 30 秒以内に停止するものを非持続性心室頻拍，30 秒以上持続するもの，もしくは血行動態が破綻して緊急の停止処置を要するものを持続性心室頻拍と分類する。心室期外収縮の QRS 波が単一のものは単源性心室期外収縮，QRS 波が複数あるものは多源性心室期外収縮とする。

2 原因・病態生理

心室期外収縮の発生機序には異常自動能・撃発活動（心室筋細胞など局所の異常興奮）・リエントリー（心筋内に回路が形成されることによる）のいずれもが関与し得る。

器質的心疾患を有する症例に心室頻拍と同波形の心室期外収縮を認める場合はリエントリーが，器質的心疾患のない症例に心室期外収縮（特発性心室期外収縮）を認める場合は異常自動能・撃発活動が機序と考えられる（図 4-9）。

3 分類

心室期外収縮の種々の観点による分類を表 4-4 に示す。重症度の分類として，**ローン（ラウン）（Lown）分類**が用いられるが古典的である（表 4-5）。

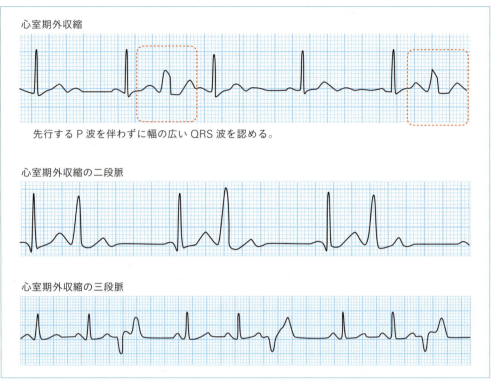

図4-9 心室期外収縮の発現様式

表4-4 心室期外収縮の分類

発生頻度	散発性，多発性
発生部位	単源性，多源性
連結期による分類	固定連結期，移動連結期，R on T
代償休止期による分類	間入性，代償期性
発現様式による分類	二段脈（洞収縮と PVC が 1 拍ずつ交互に出現） 三段脈（2 拍の洞収縮と 1 拍の PVC が続く） 連発（2 連発以上）

表4-5 心室期外収縮の重症度の分類（ローン［ラウン］分類）

Grade	心室期外収縮
0	なし
1	1 時間 30 個以下
2	1 時間 30 個以上
3	多発性
4a	2 連発
4b	3 連発以上
5	早期 R on T

出典／Bigger JT Jr. et al：Br Heart J 45（6）：717-724, 1981

4 症状

一瞬の胸の違和感，のどの詰まり感，脈が飛ぶ感じ，脈が抜ける感じなど症状を訴えることもあるが，無症状のことも少なくない。

5 検査

❶ 標準12誘導心電図
心室期外収縮のQRS波を記録することで，その波形から心室期外収縮の起源の推定が可能となる。また，心室期外収縮以外の波形から器質的心疾患の有無が検討できる。

❷ 心臓超音波検査
器質的心疾患の有無と心機能の評価ができる。

❸ ホルター心電図
心室期外収縮の総数，連発数，頻発時間帯，誘因，自覚症状の有無などが評価できる。

❹ 運動負荷心電図
心室期外収縮には運動・交感神経緊張が優位となるものがある。

❺ 加算平均心電図
加算心電図は，通常の心電図では記録できない微小な電気信号を特殊な手法で記録するもの。陳旧性心筋梗塞のような器質的心疾患の症例に発生する心室性不整脈のリスク評価に有用であるとの報告がある。

❻ 心臓電気生理学的検査
心室期外収縮の症例で心機能低下・失神の既往がある場合に考慮される。

❼ 心臓カテーテル検査
基礎心疾患の診断，冠動脈病変の有無，心機能評価目的で行われる。

6 治療

器質的心疾患がなく心機能が良好な症例の心室期外収縮は予後良好と考えられ，自覚症状がない場合には治療は必要ない。自覚症状がある場合でも，生活習慣の改善や安定剤で経過観察できることが多い。

❶ 薬物治療
心室期外収縮による自覚症状が強い場合には，日本循環器学会のガイドライン（不整脈薬物治療に関するガイドライン2009年改訂版）に薬剤選択方法が記載されている。

特発性心室期外収縮の場合には，Caチャネル遮断薬やβ遮断薬，Naチャネル遮断薬などが用いられる。

基礎心疾患を有する心室期外収縮の場合には，上記に加えアミオダロン塩酸塩などの**ヴォーン・ウイリアムズ（Vaughan Williams）分類**第Ⅲ群抗不整脈薬なども用いられる。

❷ 非薬物治療

心室期外収縮の非薬物治療として高周波カテーテルアブレーションがある。日本循環器学会のガイドライン（不整脈の非薬物治療ガイドライン2011年改訂版）にカテーテルアブレーションの適応について記載されている。頻発する心室期外収縮は心機能を低下させる可能性があり，治療することで心機能と症状を改善できるとの報告がある。

2. 心房期外収縮

1 概念・定義

心房期外収縮（premature atrial contraction；PAC）は次に予測される洞周期よりも早期に（期待していたタイミングをはずして）生じる心房興奮（収縮）である。

2 原因・病態生理

心房期外収縮を起こす基礎疾患・病態として，高血圧症・肺性心・心筋症・弁膜症のような心房への圧ストレスや容量ストレス，甲状腺機能亢進症・ジギタリス中毒・貧血・脱水・感染などの身体的ストレス，また睡眠不足や精神的ストレスなどがある。また，気管支喘息治療薬のような薬剤が原因となる可能性もある。

3 症状

一瞬の胸の違和感，のどの詰まり感，脈が飛ぶ感じ，脈が抜ける感じなど症状を訴えることもあるが，無症状のことも少なくない。

4 検査

12誘導心電図にて基本調律よりも**早期に生じるP波**を確認することで心房期外収縮は診断できる。注意を要することは変行伝導とblocked PACもしくはPAC with block（非伝導性心房期外収縮）である。

変行伝導は直前の調律から短時間のうちに生じた心房期外収縮において右脚もしくは左脚に機能的ブロックが生じ，脚ブロック型の幅の広いQRS波を呈する現象であり，心室期外収縮との鑑別を要する。blocked PAC（PAC with block）は直前の調律からより短時間のうちに生じた心房期外収縮において，両脚もしくはより上位の伝導路に機能的ブロックが生じることにより心室への伝導が途絶する現象である（図4-10）。

有症候性の場合にはホルター心電図で心房期外収縮の出現と自覚症状が一致するか否かを確認する。

5 治療

心房期外収縮を起こす基礎疾患がある場合には基礎疾患に対する適切な治療を行う。

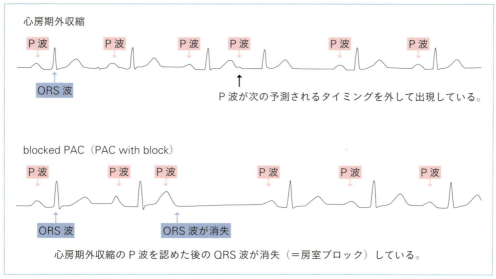

図4-10 心房期外収縮と blocked PAC

　基礎疾患のない無症候性（自覚症状のない）心房期外収縮は基本的には治療対象とならない。

　日中活動時に強い自覚症状を認める場合にはβ遮断薬を試みる。夜間安静時に症状を認める場合には，抗不安薬または抗コリン作用を有する抗不整脈薬などを試みる。また，服用中の薬が原因と考えられる場合には減量や変更を検討する。

　心房期外収縮を契機とする心房細動を認める場合にはカテーテルアブレーションが選択されることもある。

3. 洞性頻脈

1 概念・定義

　洞性頻脈とは**洞結節を起源**とする興奮が**100/分以上**となったものである。

2 原因・病態生理

　心房期外収縮と同様に洞性頻脈を起こす基礎疾患・病態として，高血圧症・肺性心・心不全・甲状腺機能亢進症・脱水・感染・発熱・低酸素などの身体的ストレス，また睡眠不足や精神的ストレスなどがある。また，喘息の治療薬のような薬剤が原因となる可能性もある。

3 症状

　脈の速さや，動悸を感じることがある。動悸症状が突然生じ突然消失する発作性上室頻拍や心房細動とは異なり，徐々に脈が速くなり徐々に治まってくることが多いが，自覚症

状だけではほかの頻脈性不整脈と鑑別することは困難である。

4 検査

有症状時に12誘導心電図を行うことで診断可能であるが,難しいことも多い。ホルター心電図で頻脈の出現と自覚症状が一致するか否かを確認する。ほかの頻脈性不整脈との鑑別のために心臓電気生理学的検査を要することもある。

5 治療

洞性頻脈を起こす基礎疾患がある場合には基礎疾患に対する適切な治療を行う。

基礎疾患のない無症候性（自覚症状のない）洞性頻脈は基本的には治療対象とはならない。日中活動時に強い自覚症状を認める場合にはβ遮断薬を試みる。夜間安静時に症状を認める場合には抗不安薬などを試みる。また,服用中の薬が原因と考えられる場合には,減量,変更を検討する。

洞性頻脈に対しては一般的にはカテーテルアブレーションは選択されない。

4. 上室頻拍

Digest

上室頻拍	
概要	・突然発症し突然停止する動悸発作で,心電図では幅の狭いQRSを呈し100/分以上となるもの。 ・様々な機序で生じる。
症状	・突然始まり突然終わる動悸発作。 ・心拍出量減少による血圧低下や脳血流低下のためにめまい感や失神を生じることもある。
分類	・房室結節リエントリー性頻拍,房室リエントリー性頻拍,心房内リエントリー性頻拍,心房頻拍,房室接合部頻拍など。 ・房室結節リエントリー性頻拍と房室リエントリー性頻拍の2タイプが大半を占める。
検査・診断	・頻拍発作時の12誘導心電図や,有症状時のホルター心電図・携帯心電図など。 ・頻拍発作時の心電図所見は,原則的に幅の狭いQRS波形でR-R間隔が一定となる規則正しい頻拍。
主な治療	・バルサルバ手技や顔面への冷水刺激,冷水の飲水などの迷走神経刺激法による頻拍の停止。 ・房室結節を抑制する薬物療法。 ・根治的治療として高周波カテーテルアブレーションや冷凍アブレーション。

1 概念・定義

突然発症し突然停止する**規則正しい動悸発作**で,心電図が幅の狭いQRS波で100/分以上となっているものが発作性上室頻拍（paroxysmal supraventricular tachycardia；PSVT）である。発作性上室頻拍はあくまで,発作時の心電図波形を指すものであり,その機序は多

数ある。

2 原因・病態生理

発作性上室頻拍の機序にはリエントリーと異所性自動能亢進がある。リエントリーを機序とするものは房室結節リエントリー性頻拍（図4-11），房室リエントリー性頻拍（図4-12），心房内リエントリー性頻拍などがある。異所性自動能亢進を機序とするものには心房頻拍（図4-13）と房室接合部頻拍がある。発作性上室頻拍の約9割は**房室結節リエントリー性頻拍**と**房室リエントリー性頻拍**で占められている。

発作時には頻拍のため，動悸や胸部不快感を訴え，心拍出量減少による血圧低下や脳血流低下のためにめまい感や失神を生じることもある。また，数日にわたる長時間の頻拍持続により心不全に至ることもある。

3 症状

洞性頻脈と異なり，徐々に脈が速くなったり元に戻ったりするのではなく，突然動悸症状が発症し突然に消失する。

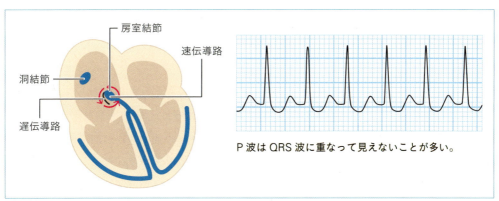

図4-11 房室結節リエントリー性頻拍

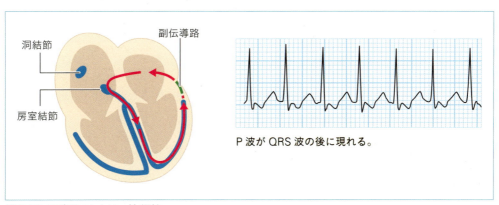

図4-12 房室リエントリー性頻拍

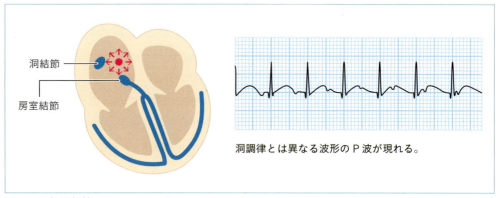

洞調律とは異なる波形のP波が現れる。

図4-13 心房頻拍

4 検査

　頻拍発作時の12誘導心電図や，有症状時のホルター心電図・携帯心電図で発作性上室頻拍の診断は可能である。頻拍発作時の心電図は，原則的に洞調律時と同一の幅の狭いQRS波でR-R間隔が一定となっている規則正しい頻拍である。心室内変行伝導を伴うときや房室リエントリー性頻拍の一部などでは幅の広いQRS波となることがある。機序の鑑別にはP波の位置が参考となることもあるが，正確な機序診断のためには心臓電気生理学的検査が必要である。

5 治療

　房室結節リエントリー性頻拍および房室リエントリー性頻拍は頻拍回路に房室結節を含むため，房室結節の抑制が頻拍停止に有用である。**バルサルバ手技**（深吸気位での息こらえ）や顔面への冷水刺激，冷水の飲水などの迷走神経刺激法での頻拍停止が期待できる。以前は頸動脈洞マッサージや眼球圧迫も勧められていたが，頸動脈プラークの剝離による脳梗塞発症や網膜剝離の危険性があり，最近では勧められていない。房室結節を抑制する薬物としてはアデノシン三リン酸二ナトリウム水和物やジギタリス製剤，ヴォーン・ウイリアムズ（Vaughan Williams）分類第Ⅳ群抗不整脈薬であるベンゾチアゼピン系カルシウム拮抗薬やβ遮断薬がある。頻拍の予防にはⅣ群抗不整脈薬およびⅠ群抗不整脈薬も用いられる。

　また，根治的治療として高周波カテーテルアブレーションや冷凍アブレーションも行われている。これらによりリエントリー回路を焼灼，冷凍凝固することにより，根治が可能であることから，発作性上室頻拍の第一選択の治療とされることも多い。

5. 心室頻拍

概要	定義	・ヒス束分岐部以下の心室内から発生する興奮が3つ以上続くもの。
	病態生理	・多くは虚血性心疾患，心筋症，弁膜症など，器質的心疾患を基礎疾患として起こる。 ・器質的心疾患をもたず，リエントリー性と自動能亢進・撃発活動を機序とする特発性心室頻拍もある。
症状		・心拍出量の低下と冠血流の低下を生じ，血圧低下，失神発作，心不全，ショックなどをきたす。 ・心拍数が200/分を超えるものや持続時間が長い場合は心室細動に移行することもある。
分類		・持続性、非持続性に分けられる。 ・単形性心室頻拍（monomorphic VT），多形性心室頻拍（polymorphic VT），倒錯型心室頻拍（トルサードドポアント，torsade de pointes），促進心室調律（頻脈型心室調律）などがある。
検査・診断		・頻拍発作時の12誘導心電図，有症状時のホルター心電図・携帯心電図，モニター心電図，植込み型心臓メモリなど。 ・心電図所見は，一般的にQRS波形は幅が広くR-R間隔は一定。
主な治療		・頻拍の停止のために、電気的除細動や抗不整脈薬。 ・頻拍の予防のために、解除可能な原因の除去や鎮静，抗不整脈薬，カテーテルアブレーション。 ・原因を除去できない場合や低心機能の場合，血行動態が破綻している場合などでは植込み型除細動器。

1 概念・定義

　心室頻拍（ventricular tachycardia；VT）はヒス束分岐部以下の心室内から発生する興奮が3つ以上続くものと定義されている。一般的には心拍数は100/分以上で，幅の広いQRS波がほぼ同一波形でR–R間隔もほぼ一定に認められる。**持続性**（頻拍が30秒以上持続するもの，もしくは持続時間は30秒以内でも血行動態が破綻するもの），**非持続性**（頻拍が30秒以内に停止するもの）がある（図4-14）。心室頻拍中にQRS波が一定しているものを単形性心室頻拍（monomorphic VT），1拍ごとにQRSの波形が変化していくものを多形性心室頻拍（polymorphic VT）とよぶ。特に，QRSの波形とその極性が数拍ごとに変化するものを倒錯型心室頻拍（トルサードドポアント，torsade de pointes）とよぶ（図4-15）。また，心室期外収縮が連続して心拍数100/分前後でみられるものは促進心室固有調律（頻脈型心室調律）（accelerated idioventricular rhythm；AIVR）とよばれる。

2 原因・病態生理

　心室頻拍の多くは虚血性心疾患，拡張型心筋症や肥大型心筋症，不整脈原性右室心筋症，弁膜症，心サルコイドーシスなどの器質的心疾患を基礎疾患として起こるが，器質的心疾

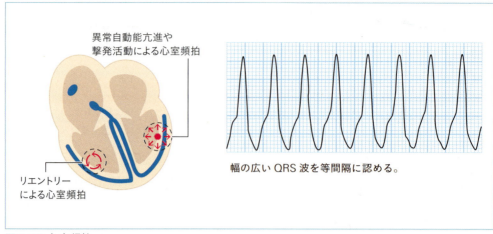

図4-14 心室頻拍

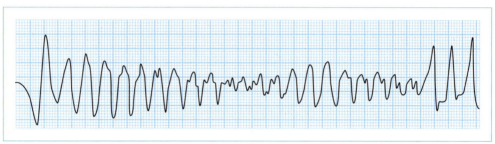

図4-15 トルサードドポアント（torsade de pointes）

患をもたない場合にも起こる。明らかな器質的心疾患のない症例でみられる心室頻拍は特発性心室頻拍とよばれる。その機序としては，リエントリー性と自動能亢進・撃発活動がある。リエントリー性は右脚や左脚を回路として旋回するものや，プルキンエ線維を回路として旋回するもの，また，障害された心筋の内部やその周囲を旋回するものがある。自動能亢進や撃発活動は心筋虚血や低酸素，カテコラミン過剰，ジギタリス中毒，アシドーシス，心筋細胞構成たんぱく異常などによって生じる。

torsade de pointes の多くは QT 延長に伴い出現するが，高度の徐脈，低カリウム血症，ジギタリス製剤やベプリジル塩酸塩水和物などの抗不整脈薬によって引き起こされる場合もある。

促進心室調律は，完全房室ブロックなどでみられる心拍数 30 〜 40/ 分程度で出現する心室固有調律とは異なり，急性心筋梗塞急性期の虚血再灌流時にしばしば出現する。血行動態への影響は少なく，多くは一過性で予後の悪くない心室頻拍である。

3 症状

頻拍が速いと心室の拡張時間が短くなり，心室充満時間が短くなる。心拍出量の低下と冠血流の低下を生じ，血圧低下，失神発作，心不全，ショックを呈する。また，心拍数が

200/分を超えるものや，持続時間が長ければ心室細動に移行することもある。

4 検査

　頻拍発作時に12誘導心電図を行うことや，有症状時のホルター心電図・携帯心電図，モニター心電図，植込み型心臓メモリで心室頻拍の診断は可能である。一般的に，QRS波は幅が広くR-R間隔は一定である。発作性上室頻拍のなかにも幅が広いQRS波を呈するものがあり，鑑別には注意を要する。心室頻拍特有の心電図所見と房室解離，融合収縮，心室捕捉があれば心室頻拍と診断可能である。意識があり血行動態が破綻していなければ12誘導心電図を測定する。これにより，心室頻拍の診断のみならず，頻拍起源の推定が可能となる。しかし正確な機序診断のためには心臓電気生理学的検査が必要である。

5 治療

　血行動態が破綻するような血圧低下や意識障害などショック徴候があれば胸骨圧迫や電気的除細動などの緊急の処置が必要である。基礎心疾患がなく，意識障害がないような場合には緊急の救命処置は必要ではない。心室頻拍の治療は**頻拍の停止**と**再発予防**に分けられる。頻拍の停止には電気的除細動もしくは抗不整脈薬がある。頻拍の予防には電解質異常や急性虚血など解除可能な原因の除去や鎮静，抗不整脈薬の投薬，カテーテルアブレーションなどがある。陳旧性心筋梗塞の心室瘤に起源を有する場合には心室瘤切除など外科的治療が行われることもある。また，心室頻拍の原因が解除できない症例や低心機能の症例，薬物治療が無効で血行動態が破綻している場合には植込み型除細動器の植込み術も行われる。

6. 心房粗動

1 概念・定義

　心房粗動（atrial flutter：AFL）は心房内を興奮が250〜350/分の速さで旋回するリエントリー性頻拍であり，広義の心房頻拍に属する。心電図ではQRS波の前にP波はなく，基線が鋸の歯のように規則的に揺れており，**鋸歯状波**や**F波**とよばれる。

2 原因・病態生理

　高血圧症や弁膜症，慢性閉塞性肺疾患など心臓への負荷がある場合や開心術後に出現する。

　旋回する場所とその旋回方向から**通常型心房粗動**と**非通常型心房粗動**に分けられる。通常型心房粗動は心房内の興奮が三尖弁輪周囲を旋回し，下大静脈と三尖弁輪間の解剖学的峡部を必須回路とする。興奮の旋回方向により，右室側から見て反時計回りに旋回するものと時計回りに旋回するものがあるが，反時計回りに旋回するものだけを通常型心房粗動

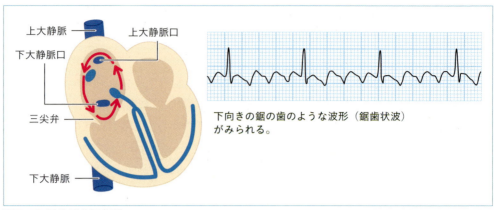
図4-16 通常型心房粗動

とよぶ。そのほかの旋回を非通常型心房粗動とよぶ（図4-16）。

3 症状

　心房の旋回は房室結節を介して心室に伝導するが，通常は房室結節の減衰伝導特性により，2：1や4：1など整数比分の1の頻度で間引かれて心室に伝導する。4：1の房室伝導であれば心拍数は70〜80/分となり，自覚症状はほぼ認めない。しかし，2：1の房室伝導であれば心拍数は120〜170/分となり，動悸感や労作時息切れ感などの胸部症状を認めるようになり，数日間持続すれば心不全を呈するようになる。

4 検査

　頻拍発作時の心電図にて鋸歯状波を確認することで診断できる。通常型心房粗動では12誘導心電図にてⅡ，Ⅲ，aV_F誘導で陰性F波（下向きの鋸歯状波）およびV_1誘導で陽性F波（上向きの鋸歯状波）が認められる。しかし，正確な旋回路の診断のためには心臓電気生理学的検査が必要である。

5 治療

　心房粗動の治療は心拍数を減少させることと洞調律に戻すことに分けられる。心拍数を減少させるためには，β遮断薬やベンゾチアゼピン系カルシウム拮抗薬が用いられる。洞調律に戻す方法には薬物治療，心房高頻度刺激，電気的除細動，カテーテルアブレーションがある。通常型心房粗動でのカテーテルアブレーションの成功率はほぼ100％であり，根治可能となっている。心臓電気生理学的検査の検査機器の進歩により，非通常型心房粗動の根治率も向上してきている。また，持続している場合や洞調律に復調した後には，左心耳の収縮能が低下していることにより，左心耳内に血栓を形成することがあり，心房細動に準じて抗凝固療法を要する。

7. 心室細動

1 概念・定義

心室細動（ventricular fibrillation；VF）は心拍出が失われる**致死的不整脈**である。

心電図では不規則な基線の揺れしかない無秩序な心室興奮で，心臓は単に震えているだけでポンプ機能は消失し，機能的には心停止の状態である（図4-17）。

2 原因・病態生理

心室細動の原因の多くは虚血性心疾患であるが，急性心筋梗塞のみならず冠攣縮性狭心症でも認められる。また，拡張型心筋症や肥大型心筋症，不整脈源性右室心筋症，弁膜症などの器質的心疾患を基礎疾患として起こるが，器質的心疾患をもたない場合にも起こる。心室期外収縮が，いわゆるR on Tのタイミングで出現すると心室細動となりやすい。WPW症候群の症例で，副伝導路の不応期が短い患者が心房細動を合併すると心拍数が極端に早くなり，偽性心室頻拍とよばれる状態になるが，血行動態が著しく悪化するため，適切に治療されないと心室細動に移行しやすい。そのほかにもQT延長症候群やブルガダ（Brugada）症候群，J波症候群など，1拍の心室期外収縮から多形性心室頻拍を経て心室細動に移行することもある。明らかな器質的心疾患がないにもかかわらず突然心室細動を発症する患者もあり，特発性心室細動とよばれる。また，低酸素，低カリウム血症などの電解質異常，抗不整脈薬や抗頻拍ペーシングによって心室細動が引き起こされる場合もある。

3 症状

有効な心室収縮が失われるため，心拍出量が得られず，血圧低下，ショックを呈し，意

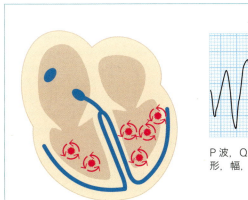
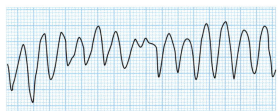

P波，QRS波，T波など全く消失している。
形，幅，大きさのすべてが異なる不規則な波形を認める。

図4-17 心室細動

識も消失する。適切に治療されないと死に至る。

4 検査

心電図ではP波，QRS波，T波などはまったく消失し，形，幅，大きさのすべてが異なる不規則な波形を認める。

5 治療

直ちに**電気的除細動**を行う。電気的除細動器が手元にない場合には**胸骨圧迫**を行い，到着次第，直ちに電気的除細動を行う。急性心筋梗塞の急性期にみられるものは再発の可能性は低いが，ほかの原因によるものは抗不整脈薬（β遮断薬やアミオダロン塩酸塩）の投与も行われるが，生命予後を期待するために**植込み型除細動器**の植込み術も行われる。

8. 心房細動

1 概念・定義

心房細動（atrial fibrillation；AF）は臨床で最も多く遭遇する頻脈性不整脈であり，高齢になるほど頻度が増加する。心房内が300〜500/分の速さで無秩序に興奮し，房室結節の減衰伝導特性により，不規則に間引かれ，心拍数は50〜150/分程度の不規則な脈（絶対性不整脈）となる。肺静脈に発生した異常な興奮が心筋に伝わることが原因で生じることが多い。持続期間によって，発症後7日以内に洞調律に復する**発作性心房細動**，発症後7日を超えて心房細動が持続する**持続性心房細動**，持続性心房細動のうち発症後1年以上心房細動が持続している長期持続性心房細動，電気的あるいは薬理学的に除細動不能な**永続性心房細動**と分類されている。以前言われていた慢性心房細動は長期持続性心房細動と永続性心房細動を合わせたものといえる（図4-18）。

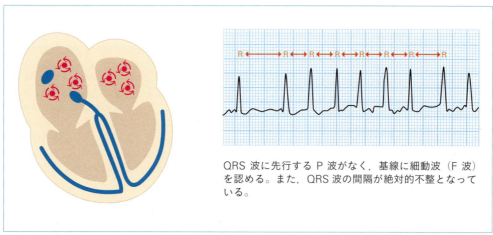

QRS波に先行するP波がなく，基線に細動波（F波）を認める。また，QRS波の間隔が絶対的不整となっている。

図4-18 心房細動

2 原因・病態生理

僧帽弁狭窄症などの弁膜症，心不全，甲状腺機能亢進症，高血圧症などが原因とされるが，アルコールや睡眠時無呼吸が誘因となることもある。

心房期外収縮を契機として洞調律から心房細動となるが，特に肺静脈を起源とする心房期外収縮が心房細動の契機となりやすいことが報告されている。有効な心房収縮が失われ，心房 - 心室収縮の同期性が失われることから，心不全の誘因ともなる。また，心房収縮つまり左心耳の有効な収縮が失われることから左心耳内の血流が停滞し血栓を生じることがあり，脳梗塞や全身塞栓症の原因となる。

3 症状

心房細動時には頻脈・脈不整となることが多く，動悸，息切れ，労作時胸部不快感などの胸部症状を訴えることもあるが，約半数では症状を認めない。そのため，自覚症状なく受診した健診での心電図で指摘されることや，心不全症状を主訴に受診した際の心電図で指摘されること，また，脳梗塞発症時の心電図で初めて指摘されることもある。

4 検査

発作時の心電図にて P 波が消失し，基線の**細動波**（f 波）を確認することで診断できる。また，R–R 間隔は絶対性不整となる。頻繁に発作がないものでは，ホルター心電図を繰り返して施行する場合や長期間ホルター心電図，携帯心電図を用いることもある。また，原因不明脳梗塞症例での心房細動鑑別などのために植込み型ループ式心電計の植込みを行う場合もある。

経胸壁心エコーでは左心耳の描出が難しく，左心耳内血栓の有無の評価には経食道心エコー検査を要する。

5 治療

この疾患の治療では，不整脈の治療に先立って脳梗塞予防が重要である。

脳梗塞／全身塞栓症のリスクスコアとして，わが国では $CHADS_2$ スコアが用いられている。心不全（**C**ongestive heart failure），高血圧（**H**ypertension），高齢（**A**ge）（75 歳以上），糖尿病（**D**iabetes mellitus）の各項目を 1 点，脳梗塞／一過性脳虚血発作の既往（**S**troke/TIA）を 2 点とし，合計点数の約 2 倍の頻度で脳梗塞／全身塞栓症をきたすと報告されており，1 点以上の症例では**抗凝固療法**が推奨されている。旧来は食事や薬物との相互作用が多く，PT-INR 測定によって投与量の調整が煩雑であったワルファリンカリウムを用いていたが，現在では PT-INR 測定が不要な直接経口抗凝固薬（DOAC）である抗トロンビン薬や第 Xa 因子阻害薬が用いられることが多い。

心房細動そのものへの治療は心拍数を減少させることと洞調律に戻すことに分けられ

る。心拍数を減少させるためには、β遮断薬やベンゾチアゼピン系カルシウム拮抗薬を用いる。過去に多く用いられていたジギタリス製剤は心不全例もしくは上記薬剤でコントロール不能の例に用いられる。症状のある徐脈性の心房細動はペースメーカー植込みが適応となる。洞調律に戻し維持する方法には抗不整脈薬による薬物治療、電気的除細動、カテーテルアブレーションがあり、発作性心房細動へのカテーテルアブレーションの成功率は単回施術で約70％、複数回施術で約80％である。持続性心房細動ではそれより治療成功率は劣る。また、アブレーションの方法も高周波だけでなく、冷凍凝固、レーザーなど新機器の導入が目まぐるしい。

9. WPW症候群

1 概念・定義

　当初、WPW症候群（Wolff-Parkinson-White syndrome）は発作性頻脈を伴う機能的脚ブロックとshort PQを特徴とする心電図異常としてWolff, Parkinson, Whiteによって報告されたが、現在では心房-心室間を短絡する**副伝導路**によって生じる早期脱分極異常であり、先天性疾患であると認識されている。WPW症候群は、心房と心室の間の伝導路に房室結節以外の**ケント**（Kent）**束**による心房心室の短絡路を有している。房室結節は減衰伝導特性をもつが、ケント束は一般的に減衰伝導特性をもたないため、洞調律時にケント束に到着した心房興奮は即座に心室に伝導される。そのため、房室結節の伝導による心室興奮に先立って心室興奮が始まるためPQ時間が短縮する。しかもケント束は心室の刺激伝導系ではなく心筋に付着しているため、心室の興奮に時間を要し、幅の広い心室興奮波となることで、その形から**デルタ**（Δ）**波**を形成する。

　ケント束の存在部位により、デルタ波の形は変化する。V₁誘導のデルタ波の波形により分類され、僧帽弁輪に存在するA型、三尖弁輪に存在するB型、後中隔に存在するC型に分類される（図4-19）。

　ケント束が心房から心室方向へ伝導（順伝導）する場合には洞調律時にデルタ波が形作られ、顕在性WPW症候群とよばれる。ケント束に心室から心房方向への伝導（逆伝導）しかない場合には洞調律時にはデルタ波は認めず、潜在性WPW症候群とよばれる。

2 原因・病態生理

❶発作性上室頻拍

　WPW症候群で発生する発作性上室頻拍の多くは房室結節を順伝導し、ケント束を逆伝導することによりリエントリー回路を形成する房室リエントリー性頻拍である。房室結節を順伝導するため、narrow QRS regular tachycardiaとなる。また、ケント束を順伝導し、房室結節を逆伝導することによりwide QRS regular tachycardiaとなることや、房室結節リエントリー性頻拍や心房頻拍であってもケント束は存在するためにwide QRS regular

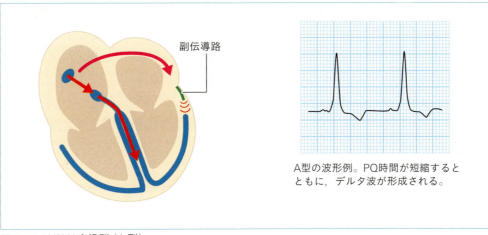

A型の波形例。PQ時間が短縮するとともに，デルタ波が形成される。

図4-19 WPW症候群（A型）

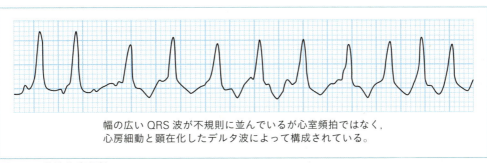

幅の広いQRS波が不規則に並んでいるが心室頻拍ではなく，心房細動と顕在化したデルタ波によって構成されている。

図4-20 偽性心室頻拍

tachycardiaとなることもある。

❷ 偽性心室頻拍

　顕在性WPW症候群に心房細動が合併した場合，心房細動の興奮は房室結節のみならずケント束も介して心室に伝導される。通常，房室結節には減衰伝導特性があり異常な頻拍はある程度抑制されて伝導されるが，ケント束には減衰伝導特性がないため，異常に早い心室興奮となる。また，デルタ波の顕在化によりQRS幅はwideとなり，その本体は心房細動であることからR-R間隔は不規則となり偽性心室頻拍とよばれる。ケント束の伝導能が極めて良い場合には心室興奮が著明に早くなり心室細動へ移行することもある（図4-20）。

3 症状

　デルタ波を有するだけでは自覚症状は認めない。頻拍発作をきたすと動悸，息切れ，労作時胸部不快感などの胸部症状を認める。また，偽性心室頻拍時には血行動態が破綻することもある。

4 | 検査

　顕在性 WPW 症候群では 12 誘導心電図のデルタ波形からケント束の部位推測を行うことは可能であるが，複数伝導路を有する症例では判断不能となる．デルタ波は心拍数増加時に顕在化しやすいため，運動負荷心電図や経食道ペーシングを行うこともある．しかし，ケント束の局在診断や頻拍の機序診断のためには心臓電気生理学的検査が必要である．

5 | 治療

　頻拍発作のない WPW 症候群は薬物治療不要である．発作性上室頻拍の場合には，ケント束の伝導を抑制する第Ⅰ群抗不整脈薬の投与または，アデノシン三リン酸二ナトリウム水和物やベラパミル塩酸塩，ジギタリス製剤，β遮断薬などで房室結節伝導を抑制することにより頻拍停止させることもある．発作頻度が高くない場合には，第Ⅰ群抗不整脈薬やベラパミル塩酸塩の動悸時頓用が行われる．しかし，偽性心室頻拍となっている場合には房室結節伝導能の抑制は，ケント束を介する伝導がさらに増加し，頻拍化が促進されて心室細動に至る危険性があり禁忌とされている．偽性心室頻拍となっている場合には第Ⅰ群抗不整脈薬を用いるが，無効な場合や，血行動態が不安定な場合には鎮静下に電気的除細動を行う．
　また，カテーテルアブレーションによりケント束を離断することで根治可能である．

B 徐脈性不整脈

Digest

徐脈性不整脈	
概要	● 正常よりも脈が遅くなる不整脈の総称
症状	● 徐脈による動悸，めまい，息切れ，易疲労感，失神前駆症状，失神など． ● 徐脈のため脳血流が低下し意識消失に至るアダムス-ストークス（Adams-Stokes）発作を起こすこともある．
分類	● 洞不全症候群，房室ブロック，心室内伝導障害（脚ブロック）などがある．
検査・診断	● 心電図検査（安静時心電図，ホルター心電図，薬剤負荷心電図，運動負荷心電図） ● 心臓電気生理学的検査
主な治療	● 2度房室ブロックモビッツⅡ型や3度房室ブロック，洞不全症候群ではペースメーカー植込み． ● 補助的に薬物療法

1. 洞不全症候群

1 | 概念・定義

　洞不全症候群（sick sinus syndrome；SSS）は，洞結節の機能障害や洞結節から心房への

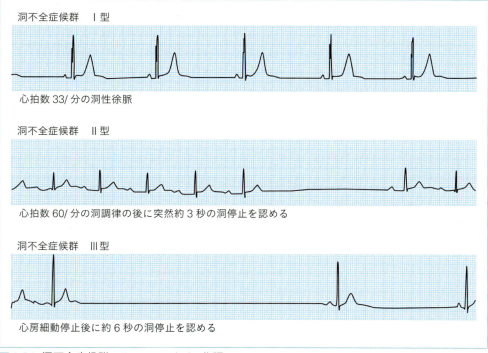

図4-21 洞不全症候群のルーベンスタイン分類

伝導障害による不整脈である。

ルーベンスタイン（Rubenstein）**分類**があり，Ⅰ型の洞性徐脈，Ⅱ型の洞停止・洞房ブロック，Ⅲ型の徐脈頻脈症候群に分けられている（図4-21）。

❶洞機能不全Ⅰ型：洞徐脈

原因不明の心拍数50/分以下の洞性徐脈

❷洞機能不全Ⅱ型：洞停止，洞房ブロック

洞停止とは洞結節の機能停止であり，突然P波が消失する。洞房ブロックとは洞結節は周期的に興奮しているが洞結節から心房への伝導が途絶することによりP波が消失する。

❸洞機能不全Ⅲ型：徐脈頻脈症候群

発作性心房細動や心房粗動，心房頻拍の停止時に洞結節機能の回復に時間を要し，洞停止を伴うもの。

2 原因・病態生理

虚血性心疾患や心筋炎などによることもあるが，多くは原因不明である。加齢性変化が原因の多くを占めると考えられているが，薬剤性のものや自律神経反応，高カリウム血症なども原因となる。また，稀ではあるが遺伝子変異によるものもある。

3 症状

徐脈による動悸，めまい，息切れ，易疲労感から眼前暗黒感などの失神前駆症状，また失神をきたすこともある。徐脈のために脳血流が低下し，意識消失に至ることをアダムス-ストークス（Adams-Stokes）発作とよぶ。

4 検査

洞不全症候群の診断には洞機能不全出現時や症状出現時の心電図所見が必要である。

洞機能不全Ⅰ型では安静時心電図でも診断可能であるが，Ⅱ型やⅢ型では症状出現時の心電図を補捉する必要がありホルター心電図やイベントレコーダが有用な場合がある。また，失神例には植込み型ループ式心電計も考慮される。なお，洞結節回復時間の測定など，心臓電気生理学的検査も行われる。

5 治療

効果が確実な薬物はなく，ペースメーカー植込みが根本的な治療となる。原因薬剤があれば中止を検討する。また，交感神経刺激薬やシロスタゾールが効果を示す場合がある。

なお，徐脈頻脈症候群では頻脈停止時にのみ洞機能不全を認めるため，洞機能を低下させずに頻脈を治療できるカテーテルアブレーションにより頻脈が起きないようにすることで，洞停止を回避できる可能性も報告されている。

2. 房室ブロック

1 概念・定義

房室ブロックは，心房から心室への伝導障害による不整脈である。

心電図所見から1度房室ブロック，2度房室ブロック，高度房室ブロック，3度房室ブロックに分離される。

❶1度房室ブロック

PQ時間が0.21秒以上に延長しているもの。QRS波の欠損は認めない。

❷2度房室ブロック

ウェンケバッハ（Wenckebach）型（モビッツ［Mobitz］Ⅰ型ともよばれる）と**モビッツⅡ型**の2種がある。

ウェンケバッハ型2度房室ブロックでは，PQ時間が徐々に延長した後にQRS波の欠損を認める。QRS波欠損直後のPQ時間は欠損直前と比べて短縮していることが特徴である。モビッツⅡ型2度房室ブロックではPQ時間は延長せずに，突然のQRS波の欠損を認める。PQ時間はQRS波欠損直前と直後で変化を認めない（図4-22）。

房室伝導比が2：1のときには2：1房室ブロックとよび，伝導比が3：1など2：1よ

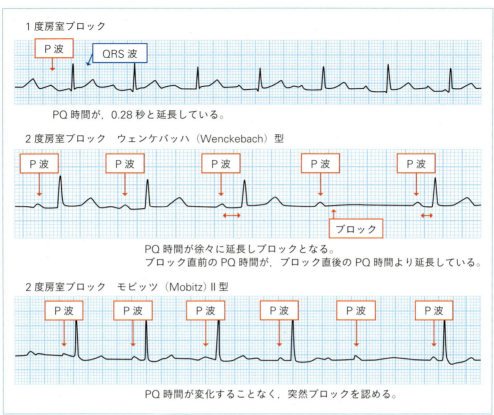

図4-22 2度房室ブロック

りも不良な場合には高度房室ブロックとよぶ。

❸**3度房室ブロック**（完全房室ブロック）

　房室結節の伝導が完全に消失している状態であり，心房興奮のP波と心室補充調律によるQRS波の関係性が完全に失われている。P波とP波の関係，QRS波とQRS波の関係は保たれている（図4-23）。

2　原因・病態生理

　心房から心室への伝導，つまり房室結節，ヒス束，脚‐プルキンエ（Purkinje）の障害によって房室ブロックが発生する。虚血性心疾患や心筋炎，心サルコイドーシスなどによって生じることもあるが，多くは原因不明である。加齢性変化が原因の多くを占めると考えられているが，薬剤性のものや，自律神経反応なども原因となる。

3　症状

　徐脈による動悸，めまい，息切れ，易疲労感から眼前暗黒感などの失神前駆症状，また失神をきたすこともある。徐脈のために脳血流が低下し，意識消失に至ることをアダムス‐ストークス発作とよぶ。

Ⅱ　不整脈　197

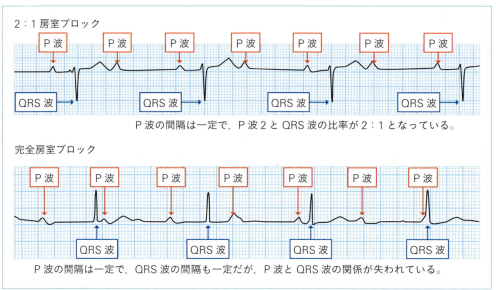

図4-23 3度房室ブロック

4 検査

心電図によって房室ブロックの診断を行うが、その重症度とブロックの部位を診断するには心臓電気生理学的検査によって行う。また、安静時心電図だけでなく、薬物負荷心電図や運動負荷心電図も有用である。発作性の房室ブロックを検出するためにイベントレコーダや植込み型ループ式心電計も有用である。

5 治療

1度房室ブロックおよびウェンケバッハ型2度房室ブロックに対しては治療が必要となることは少ない。モビッツⅡ型2度房室ブロック、高度房室ブロック、3度房室ブロック（完全房室ブロック）に対しては効果が確実な薬物はなく、**ペースメーカー**植込みが根本的な治療となる。一時的ペーシングまでの補助的な薬物治療として、塩酸イソプロテレノールの持続静注やアトロピン硫酸塩水和物静注も効果が期待できる。3度房室ブロックで心室補充調律も乏しく血行動態が破綻している場合には経皮的ペーシングも考慮される。

3. 心室内伝導障害

1 概念・定義

心室内伝導障害はヒス束からプルキンエ線維に至るまでの伝導に障害を認めるものである。

❶脚ブロック

脚ブロックには右脚ブロックと左脚ブロックがあり、左脚ブロックは左脚前枝ブロック

と左脚後枝ブロックに分けられる。

❷ 右脚ブロック
右脚の伝導障害により V_1 誘導に rsR' パターンの心電図となる。

❸ 左脚ブロック
左脚の伝導障害により V_1 誘導で QS パターン，V_6 誘導で RR' パターンの心電図となる。

❹ 束枝ブロック（ヘミブロック）
左脚は扇状に左室の中を広がってゆくが，その前方部分が伝導障害を起こすと，左心室の興奮は後下方から始まるので，興奮ベクトルが左向きとなり，左軸偏位を示す。左脚の後方部分が伝導障害を起こすと興奮ベクトルが右向きとなり，右軸偏位を示す。

❺ 非特異的心室内伝導障害
典型的な右脚ブロックや左脚ブロックでもないが，QRS 波の幅が 0.12 秒以上ある場合に，非特異的心室内伝導障害とよぶ（図 4-24）。

2 原因・病態生理

❶ 右脚ブロック
右脚ブロック単独では病的意義は乏しいが，軸偏位の存在や虚血性心疾患の合併の除外が望ましい。

❷ 左脚ブロック
この変化があると，左室肥大や心筋梗塞などの心電図変化が隠されてしまい，診断が困難となる。また，左脚ブロックは右脚ブロックと異なり，ほぼ病的意義があり，背後に心疾患が隠れていることが多い。

3 症状

心室内伝導障害のみで症状を呈することは少ない。

4 検査

心電図によって心室内伝導障害の診断を行う。また，安静時心電図だけでなく，薬物負荷心電図や運動負荷心電図も有用である。脚ブロックそのものを診断するだけではなく，その背後にある心疾患の鑑別が重要である。

5 治療

脚ブロック単独では治療となることはない。

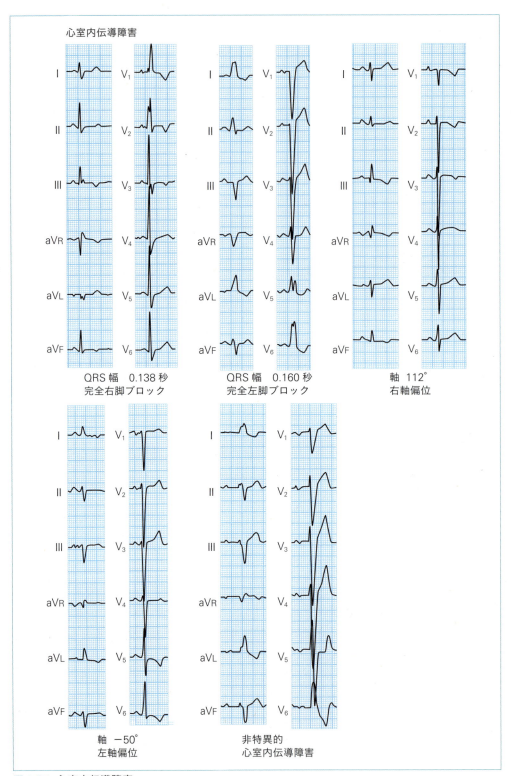

図4-24 心室内伝導障害

C 心臓突然死をきたす症候群

1. QT延長症候群

1 概念・定義

QT延長症候群（long QT syndrome；LQT）は心電図の**QT時間の延長**とトルサードドポアント（torsade de pointes）を認め，失神や突然死の原因となる症候群である．QT延長はバゼット（Bazett）の補正式により心拍補正した修正QT時間（QTc ＝ QT/$\sqrt{RR}$）が440 msec以上と定義されている（図4-25）．

安静時，無投薬時からQT時間が延長している先天性QT延長症候群と，安静時はQT時間が正常か境界域だが薬剤などによりQT時間が著明に延長する後天性QT延長症候群に分けられる．

2 原因・病態生理

QT時間の延長は心室筋の活動電位持続時間の延長を反映しており，心筋活動電位を形成するK$^+$，Na$^+$，Ca^{2+}などのイオンチャネル，細胞膜たんぱくなどの遺伝子の変異により生じる．

3 症状

QT延長そのものでは自覚症状はないが，torsade de pointesをきたすと失神し，torsade de pointesが停止しなければ死亡に至る．

4 検査

臨床診断はSchwartzの診断基準を用いて点数化し，合計点数が4点以上で診断確定，2

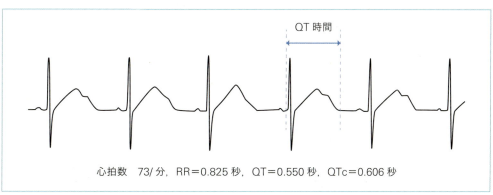

図4-25 QT延長症候群

表4-6 先天性QT延長症候群の診断基準　1993（平成5）年

基準項目	点数
心電図所見	
QTc（Bazettの補正式で算出）	
＞480msec	3
460～470msec	2
450 msec（男性の場合）	1
torsades de pointes	2
T波変化	1
3つの誘導でT波にnotch	1
徐脈	0.5
臨床徴候	
失神	
ストレスを伴う	2
ストレスを伴わない	1
先天性聴覚障害	0.5
家族歴	
QT延長症候群の確定した家族の存在	1
30歳未満の原因不明の突然死	0.5

合計点が4点以上　診断確実　　2～3点　診断疑い　　1点以下　可能性が低い
出典／Schwartz PJ et al：Circulation 88（2）：782-784, 1993

点または3点は疑い，1点以下は可能性が低いと判定する（表4-6）。

また近年では遺伝子診断も進歩しており，これまでに13個の遺伝子型が報告されている。

各遺伝子型の頻度は，LQT1が40％，LQT2が40％，LQTが10％でこの3つで90％以上を占める。

頻度の高いLQT1～3ではそれぞれ臨床症状や予後が異なる。LQT1は交感神経の関与が強く，失神や突然死など心事故の多くは運動中，特に水泳中の発生が多い。LQT2は情動ストレスの関与が強く，恐怖や驚き，目覚まし時計などによる覚醒時などに心事故が発生しやすい。LQT3は活動中の心事故は少なく，睡眠中や安静時に多い。

5　治療

LQT1～3では遺伝子別に治療が行われる。

LQT1では運動制限を行う。無症状であっても体育系クラブや競争的スポーツは禁止，特に競泳や潜水など水中での運動は禁止する。薬物治療としてはβ遮断薬が有効である。

LQT2でも運動制限およびβ遮断薬が第1選択となる。血清カリウム濃度の上昇も有効である。LQT3ではメキシレチン塩酸塩が第1選択となる。

遺伝子型が同定できていない場合にはβ遮断薬を用いる。

心室細動または心停止の既往を有する患者では植込み型除細動器（implantable cardioverter defibrillator；ICD）のclass I（絶対適応）となる。心室細動や心停止がなくても，①torsade de pointesまたは失神，②突然死の家族歴，③β遮断薬に対する治療抵抗性の3

項目のうち 2 項目以上あれば class Ⅱa，1 項目のみであれば class Ⅱb の ICD 植込み適応となる。

2. ブルガダ症候群

1 | 概念・定義

ブルガダ症候群は 1992（平成 4）年に Brugada らが提唱した症候群で，明らかな器質的心疾患を認めず，非発作時の心電図で右脚ブロックと右側胸部誘導に特徴的な ST 上昇を認め，QT 延長を伴わず突然**心室細動**を発症する症候群と定義されたが，現在では type 1 ～ 3 に分類されている（図 4-26）。

地域特異性があり日本を含む東アジア，ヨーロッパに多くみられる。男性に多く，40 ～ 50 歳での発症が多い。心室細動は夜間就寝時もしくは安静時に発症しやすい。

2 | 原因・病態生理

原因は解明されておらず，脱分極異常説と再分極異常説があるが，自律神経活動が作用して発症するとされている。約 20 ％の症例で Na チャネルや Ca チャネル，K チャネルなどの遺伝子異常を認める。

ST 上昇の程度や type は自律神経系作用薬や Na チャネル遮断薬などに影響を受ける。Na チャネル遮断薬や β 遮断薬の服用，アセチルコリン・副交感神経亢進状態では ST 上昇が増悪し，β 刺激薬服用や運動により ST 上昇は改善する。

3 | 症状

1 拍の心室期外収縮から心室細動へと至り自然停止すれば**失神**となるが，自然停止しなければ**心停止**に至る。

4 | 検査

通常誘導での 12 誘導心電図，もしくは 1 肋間上位での右側胸部誘導で type 1 心電図を

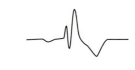
type1
coved 型
（コーブド型）

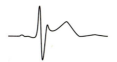
type2
saddleback 型
（サドルバック型）
ST 上昇が 1mm 以上

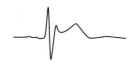
type3
saddleback 型
（サドルバック型）
ST 上昇が 1mm 未満

図 4-26 ブルガダ症候群

Ⅱ 不整脈

認めた場合にブルガダ症候群と診断される。ST上昇の程度やtypeは日内変動，日差変動を認めるため，繰り返して心電図を行う必要がある。薬物負荷心電図としてはピルシカイニド塩酸塩水和物などが用いられる。心臓電気生理学的検査での心室頻拍，心室細動の誘発性の意義にはまだ定まった見解が得られていない。

5 治療

確立した薬物治療はないが，キニジン硫酸塩水和物やベプリジル塩酸塩水和物，ジソピラミドリン酸塩，シロスタゾールが有用であったとする報告がある。

心室細動を短時間に繰り返す電気的ストームの症例では β 刺激薬である塩酸イソプロテレノールの持続投与を行う。

植込み型除細動器の植込み術が唯一の治療法である。

ブルガダ症候群に対するICD植込みの適応は日本循環器学会のガイドラインに基づいて判断されることが多い。

III 虚血性心疾患

虚血性心疾患は，**冠動脈**に生じた狭窄や閉塞のため，**心筋虚血**（酸素不足）が生じ，特有の胸痛発作（狭心痛），心電図変化，心筋代謝異常，心機能障害を来たす疾患群である。冠動脈の動脈硬化や血管の内皮機能障害が主因である。労作性狭心症，急性冠症候群（不安定狭心症，急性心筋梗塞，心臓突然死），冠攣縮性狭心症（異型狭心症ともいう），陳旧性心筋梗塞などを含む。高血圧，脂質異常症，耐糖能異常，喫煙などが主な危険因子である。日本での虚血性心疾患の発症率や死亡率は欧米に比較して低いが，近年，食事の欧米化などに伴い，増加が懸念されている。

A 狭心症

概要	定義	・冠動脈が狭窄して血流が阻害されることで，一過性に心筋が虚血に陥り胸痛などの発作を生じるもの。
	原因	・加齢，高血圧，糖尿病，脂質代謝異常，喫煙などの冠危険因子による動脈硬化。 ・冠動脈の痙攣（冠攣縮性狭心症） ・ストレス，寒冷など。
	病態生理	・動脈硬化や冠動脈の痙攣などにより冠動脈が狭窄し，血流が不十分となり心筋への酸素・栄養の供給が途絶える。

狭心症

症状	● 狭心痛（前胸部痛，絞扼感，放散痛）。持続時間は病態により異なる。 ● 冷や汗，息切れなど
分類	● 労作性狭心症，冠攣縮性狭心症，不安定狭心症など。
検査・診断	● 心電図，冠動脈造影，心筋障害マーカーなど。
主な治療	● 硝酸薬（ニトログリセリン，硝酸イソソルビド），Ca拮抗薬などの薬物療法 ● 経皮的冠動脈インターベンション

　冠動脈の**狭窄**によって，心筋を灌流する血液量が減少し，心筋が酸素不足になることが基本的な病態であり，前胸部の圧迫感や絞扼感，顎や上腕への放散痛などが特徴である。労作によって生ずる場合や安静時に生じる場合がある。また，胸痛発作の回数，胸痛の持続時間は冠動脈病変の重症度にある程度関係する。冠動脈の動脈硬化病変（プラーク）が脂質成分や炎症性細胞に富む場合，プラーク破裂を起こし，不安定狭心症や急性心筋梗塞をきたしやすい。

1. 労作性狭心症

1　概念・定義

　一過性の心筋虚血により起こる狭心症発作で，労作によって生じ，安静時には消失するものをいう。

2　原因

　冠動脈の**動脈硬化**のため，血管内腔が狭窄していることによる。労作により心筋酸素需要が増加したときに供給不足が起こり，心筋が虚血に陥る。精神的な緊張，情動ストレス，寒冷なども狭心症の誘因になる。

3　病態生理

　運動時には，心臓は安静時よりも大量の血液を拍出しなければならない。こうした状況では，冠動脈が拡張して安静時の4～5倍まで冠血流が増加し，心筋は必要とする酸素を摂取することができる。この増加分を血流予備能（flow reserve）という。冠動脈に動脈硬化が起こると狭心症や心筋梗塞では血流予備能が低下し，心筋組織の需要に見合った酸素や栄養分が供給されないため，心筋は虚血に陥る。

　病理組織上，プラーク（粥腫）は線維成分が多く，炎症細胞が乏しい安定プラークである。線維性被膜は厚く，プラーク破裂は起こりにくい。このため，胸痛発作の強度，持続時間，頻度はおよそ一定である。

4　分類

　CCS（カナダ心臓血管学会）**分類**（Canadian Cardiovascular Society classification）は，自覚症

表 4-7 CCS 分類

Ⅰ度	日常の身体活動（歩行や階段歩行など）では狭心症状が起きない。狭心発作は，仕事やレクリエーションにおける激しいあるいは急激なあるいは時間的に長い労作によって起こる。
Ⅱ度	日常の身体活動が軽く制限される。急いで歩いたり，階段を昇った場合，上り坂を歩いた場合，食後，寒気の中・風の中・情緒的ストレス下・あるいは起床後数時間以内に，歩いたり階段を昇る場合に制限される。普通の速度あるいは普通の状態で，平地を2ブロック以上歩いたり，普通の階段を1階以上昇ることができる。
Ⅲ度	日常の身体活動が相当に制限される。普通の速度であるいは普通の状態で，平地を1～2ブロック歩いたり，普通の階段を1階昇ることができる。
Ⅳ度	どのような身体活動であっても発作が起きる。 ――狭心症状が安静時にも起こることがある。

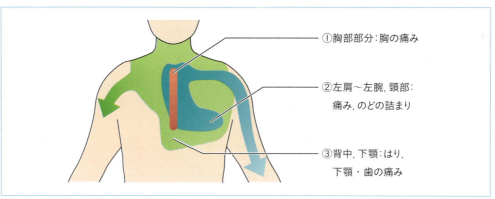

図4-27 狭心症の症状を感じる部位

状に基づいて，虚血性心疾患，特に狭心症の程度を分類している（表4-7）。

5 症状

　典型的には，労作によって誘発される胸骨部を中心とした前胸部の圧迫感，胸骨後部痛である。疼痛の程度は様々であり，比較的軽度のものから激烈なものまである。左肩，顎，左上肢に放散することも稀ではない（放散痛）（図4-27）。随伴する症状として冷や汗，息切れ，動悸，悪心・嘔吐，めまい，倦怠感がある。また，突然の発症（sudden onset），前胸部痛（anterior chest pain），漠然とした違和感（vague sensation），労作による誘発（exertional precipitation），短い持続時間（short duration）の頭文字をとってSAVESと覚えるとよい。

6 検査

　病歴の聴取から，労作性狭心症が疑われる場合，次のステップとして客観的に心筋虚血を証明することが必要となる。血液検査では労作性狭心症に特異的なものはない。12誘導心電図は重要であるが，非発作時の心電図の多くは異常を示さない。胸痛発作時には水平型か下降型の**ST低下**（図4-28）や**T波の陰転化**を示すことが多い。観血的検査として冠動脈造影検査を行い，有意狭窄病変の有無を評価する。非観血的検査としては，トレッドミル運動負荷心電図，ドブタミン負荷心エコー法，運動負荷心筋シンチグラフィ，冠動脈

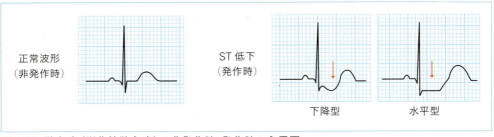

図4-28 狭心症（労作性狭心症）の非発作時，発作時の心電図

CTなどがあり，虚血性変化や狭窄病変を検出する。ただし，不安定狭心症が疑われる場合には，運動負荷やドブタミン負荷は禁忌である。また，負荷心電図の感度，特異度はそれぞれ50～70％，60～80％と十分ではない。高度石灰化病変があると，冠動脈CTでの狭窄病変の評価は困難になる。

7 治療

❶ 狭心症発作に対する治療

薬物治療として，狭心発作時には硝酸薬である**ニトログリセリン**の舌下投与を行う。これにより胸痛はすみやかに消失する。ニトログリセリンのほか，硝酸イソソルビドが用いられることもある。非発作時の予防としては，血管拡張作用があり前負荷を軽減させる硝酸薬（硝酸イソソルビド，ニコランジル）や心筋の酸素需要を減らすβ遮断薬，血管拡張と後負荷軽減作用のあるCa拮抗薬（ジヒドロピリジン系）を用いる。

❷ 予後改善と心筋梗塞の再発予防

予後の改善と心筋梗塞の発症予防のためには，抗血小板薬（アスピリン，チエノピリジン系薬剤［ADP受容体P2Y₁₂を阻害］），HMG-CoA還元酵素阻害薬（スタチン），レニン・アンジオテンシン系（RAS）阻害薬（ACE阻害薬，ARB），β遮断薬などが投与される。抗血小板薬は，血小板凝集を阻害して血栓形成を抑制する。スタチンは肝臓でのコレステロール合成を抑制して，肝細胞表面のLDL受容体数を増加させることによって血中LDL-コレステロールを低下させる薬剤で，動脈硬化病変の形成と進展を抑制する多くのエビデンスをもつ。また，スタチンは抗炎症作用を持ち，動脈硬化病変を安定化させる作用をもつ。RAS阻害薬は，血圧降下作用とともに抗炎症作用やインスリン抵抗性改善作用をもち，動脈硬化病変を安定化させる。β遮断薬は，心拍数減少作用，血圧降下作用，心筋収縮力抑制作用により心筋酸素消費量を減少させ，狭心症状の抑制と心筋梗塞の発症抑制効果をもつ。

❸ 冠動脈インターベンション（PCI）

経皮的冠動脈インターベンション（percutaneous coronary intervention; PCI）の進歩は目覚ましく，その適応も拡大されてきた。特に，**薬剤溶出性ステント**（drug eluting stent; DES）の登場と進歩によって再狭窄率は著明に減少した。ステント血栓症の予防のため，抗血小板薬を2剤（アスピリンとチエノピリジン系薬剤）服用する必要がある。PCI後も，薬

物治療を最適に行うことが重要であることを常に念頭に置く必要がある。

❹ 冠動脈バイパス術（CABG）

　糖尿病や透析患者の冠動脈は，び漫性で多枝の狭窄，左冠動脈主幹部の狭窄，あるいは高度石灰化を示すことが多く，DESによるPCIよりも冠動脈バイパス術のほうが予後が良好であるという報告がある。橈骨動脈，内胸動脈，大伏在静脈などがバイパスグラフトとして用いられる。

2. 冠攣縮性狭心症

1　概念・定義

　攣縮（スパスム）による冠動脈の完全または不完全閉塞によって心筋が虚血に陥ることで発症する狭心症である。**異型狭心症**ともいわれる。

2　原因

　冠動脈の過収縮により一過性に冠血流が低下し，心筋虚血が引き起こされる。攣縮は心表面を走る太い冠動脈に生じることが多いが，心筋内の微小冠動脈にも生じることがある。冠攣縮には人種差がみられ，日本を含めアジア人に多く，白人には少ない。

3　病態生理

　冠攣縮の要因として内皮機能異常が重要である。内皮機能障害は一酸化窒素（nitric oxide；NO）の産生低下を起こし，動脈硬化の発症や進展に関係することから冠攣縮は動脈硬化病変に起こりやすい。実際，冠攣縮性狭心症例の冠動脈を血管内超音波（intravascular ultrasound；IVUS）で観察した研究でも，冠攣縮部位には高率にプラークが存在している。

4　分類

　冠動脈の1枝のみでなく，多枝に攣縮が生じる場合がある。また，冷水による洗顔，過換気負荷，あるいは運動によって誘発される攣縮がある。

5　症状

　前胸部痛，前胸部の絞めつけられるような感じが特徴である。夜間から早朝にかけての**安静時**に起こることが多いが，運動に伴うこともある。痛みの持続時間は数分〜15分程度で，痛みはしばしば頸，顎や左肩などに放散し，左肩から上腕がしびれ，力が抜けるなどの訴えを伴う。冠攣縮による狭心症発作は，器質的狭窄病変を基盤とする労作性狭心症発作に比べて，症状の持続時間が長いことが多く，冷や汗や意識障害（意識消失など）を伴うことがある。また，過呼吸や飲酒により誘発されやすいという特徴もある。発作に伴ってしばしば不整脈が出現し，完全房室ブロック，心室頻拍や心室細動を合併する場合は意

識障害や意識消失がみられることもある．

6 検査

❶ 非侵襲的検査

　非発作時の心電図は正常所見を呈する場合が多いため，症状が頻繁に生じる場合は，発作時と非発作時の 12 誘導心電図を記録することで確定診断がつく場合が多い．冠攣縮性狭心症の発作時の典型的な心電図変化としては，冠攣縮の責任領域に対応した誘導における ST 上昇である．速効性硝酸薬の投与により，速やかに正常化する．

　入院中以外は，発作時の ST 変化を 12 誘導心電図で記録できない場合も多い．そのような場合はホルター心電図が有用な検査となる．

❷ 侵襲的検査

　冠動脈造影検査時に冠動脈内へのアセチルコリン負荷試験を行う．冠攣縮が誘発されるかを確認する．

7 治療

　発作時には，ニトログリセリンや硝酸イソソルビドなどの硝酸薬の舌下投与・スプレー口腔内噴霧を行って狭心痛の消失を図る．

　Ca 拮抗薬は，冠攣縮の予防に有用である．非選択性 β 遮断薬は相対的に α 受容体が優位になり，血管攣縮を助長するので，使用は控える．日本人では，冠攣縮の関与は大きく，ST 上昇型心筋梗塞（ST-elevation myocardial infarction；STEMI）の発症予防と治療の観点からは，Ca 拮抗薬の使用とともに抗血栓療法が重要である．持続性硝酸薬は，一酸化窒素の産生低下を補うため，冠攣縮の発作予防に有用である．またニコランジルはニコチン酸アミドの誘導体で冠動脈拡張作用と冠攣縮抑制作用を有し，予防に有用である．

B 急性冠症候群

Digest

急性冠症候群		
概要	定義	・共通の病態を有する不安定狭心症，急性心筋梗塞，および虚血に基づく心臓突然死を包括する疾患概念．
	原因	・加齢，高血圧，糖尿病，脂質代謝異常，喫煙などの冠危険因子による動脈硬化
	病態生理	・動脈硬化におけるプラークの破綻と血栓形成を主病態とする．
症状		・前胸部痛，絞扼感，放散痛，意識消失など．胸痛の持続時間は狭心症よりも長い．硝酸薬は胸痛の消失には無効．
検査・診断		・心筋傷害マーカー，心電図，冠動脈造影など． ・重症度の分類としてキリップ分類．

Ⅲ　虚血性心疾患

主な治療	・経皮的冠動脈インターベンション（PCI），血栓溶解療法 ・冠動脈バイパス術 ・薬物療法（抗血小板薬，RAA系阻害薬など）など。

　不安定狭心症，急性心筋梗塞，および虚血に基づく心臓突然死では，**動脈硬化プラークの破綻**と**血栓形成**を主病態とする病態が共通し，連続した病態であることから，三者を合わせて急性冠症候群とよぶ。病理学的な急性心筋梗塞と不安定狭心症との区別は，心筋壊死を伴うか伴わないかによる。心筋壊死の指標には，血清心筋傷害マーカーとしてクレアチンキナーゼ（CK），CKアイソザイム（CK-MB），心筋トロポニンT，あるいは心筋トロポニンIが用いられる。

1. 急性心筋梗塞

1　概念・定義

　心筋梗塞は，病理学的に遷延する心筋虚血に起因する**心筋細胞の壊死**と定義される。

2　原因

　冠動脈プラークの破綻とそれに伴う血栓形成により冠動脈の閉塞をきたすことが原因である場合が多い（図4-29）。動脈硬化の程度が比較的軽い若年者においては，動脈炎，外因性・代謝性疾患または内膜肥厚性疾患に伴う冠動脈壁肥厚，急性大動脈解離，冠動脈攣縮などが原因となる。

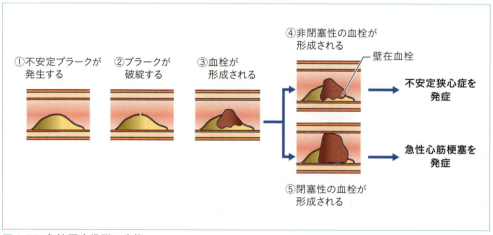

図4-29　急性冠症候群の病態

3　病態生理

❶ 左室の機能不全（左室リモデリングの進行）

梗塞の範囲が大きければ心臓全体としてのポンプ機能に影響を与え，心拍出量や血圧が低下する。血圧の低下は心筋の虚血をより助長し，心機能はさらに悪化する。また，梗塞によって生じた血行動態の変化は非梗塞領域にも影響し，非梗塞領域の拡大が生じる。これを左室リモデリングとよび，心不全あるいは生命予後の規定因子として重要である。

❷ 致死性不整脈

梗塞の周辺領域で壊死部分と正常部分とが混在し，心室頻拍や心室細動などの致死性不整脈を生じやすい。

❸ 神経体液性因子の変化

レニン・アンジオテンシン・アルドステロン系の亢進，血漿脳性ナトリウム利尿ペプチド（brain natriuretic peptide；BNP）の高値，インスリン分泌不全，交感神経活性化に伴う高血糖や遊離脂肪酸の上昇などを認める。

4　分類

急性心筋梗塞は心電図の所見にて以下の2つに分類することが多い。

- ST上昇型急性心筋梗塞（ST-elevation acute myocardial infarction；STEMI）
- 非ST上昇型急性心筋梗塞（non ST-elevation acute myocardial infarction；NSTEMI）

STEMIは心電図においてST部分の上昇がみられるタイプである。一方NSTEMIはST部分の上昇がみられず正常または下降を示すタイプである。STEMIは，心筋の壊死が心内膜から心外膜まで心筋層の全層に及んでいることを意味しており，貫壁性梗塞ともいわれる。NSTEMIは心筋の壊死が心内膜層に限局していることを表しており，非貫壁性梗塞，心内膜下梗塞ともいわれる。

また，心電図で異常Q波がみられるQ波梗塞，異常Q波がみられない非Q波梗塞に分類することができる。前者が貫壁性梗塞，後者が非貫壁性梗塞におおよそ相当する。

5　症状

安静時あるいは労作時に起こる前胸部痛や前胸部の絞扼感が特徴的である。しばしば頸，顎や左肩などに放散する。悪心，嘔吐，冷や汗を伴うことが多い。胸部症状よりも上腹部痛や背部痛が主な訴えとなることも稀ではない。痛みの持続時間は15〜30分以上になることが多い。ただし，高齢者や糖尿病患者では痛みを伴わないこともあるので注意を要する（無症候性心筋虚血）。完全房室ブロック，心室頻拍や心室細動を合併する場合は，意識障害や意識消失がみられる。

重症度の判定には**キリップ（Killip）分類**がよく用いられる（表4-8）。

表4-8 キリップ(Killip)分類

Ⅰ度	心不全徴候なし
Ⅱ度	軽～中等度の心不全(湿性ラ音聴取域：全肺野の50％未満)
Ⅲ度	肺水腫(湿性ラ音聴取域：全肺野の50％以上)
Ⅳ度	心原性ショック

6 検査

❶非侵襲的検査

急性心筋梗塞の早期診断において，**心電図**は最も簡便で診断的価値の高い検査である（図4-30）。しかし，急性心筋梗塞症例のなかでST上昇を示す例は50％程度にすぎず，約40％はST下降，陰性T波，脚ブロックなどの非特異的な心電図異常，10％は正常心電図を示す。ST上昇を示す場合，それがどの誘導に現れるかにより梗塞が生じた部位を推測することができる。Ⅱ，Ⅲ，aVF誘導でST上昇がみられる場合は下壁梗塞，V1～V4誘導では前壁梗塞，Ⅰ，aVL，V5，V6では側壁梗塞であることが多い。急性心筋梗塞の臨床診断で，心筋壊死を示す生化学マーカー（特に心筋トロポニンT，心筋トロポニンI，CK，CK-MB）の一過性上昇の確認は必須である。従来，日本では急性心筋梗塞はCKやCK-MBの正常上限の2～3倍以上の上昇と定義されていたが，近年ヨーロッパ心臓病学会やアメリカ心臓学会では，CKやCK-MBでは心筋特異性が低いことから，より心筋特異性が高い**心筋トロポニン**の一過性の上昇を定義に入れた。日本でもこの定義が用いられる。しかし発症早期には心筋バイオマーカーはだ上昇していないことが多く，注意が必要である。また，心筋トロポニンが持続的に高値の場合，心筋炎などほかの心疾患を鑑別する。

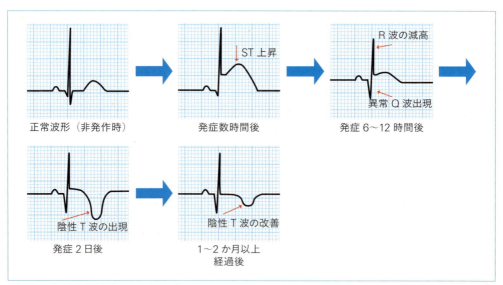

図4-30 急性心筋梗塞の心電図変化

血算，腎機能や肝機能の検査を行う。胸部X線は鑑別診断と重症度評価のうえで重要な検査である。心エコーは，局所壁運動異常が検出でき，急性心筋梗塞の診断率は90％と非常に高い。心電図診断が困難な場合にも有用である。

❷ 侵襲的検査

症候および非侵襲的評価法により急性心筋梗塞と診断された場合，あるいは可能性が高い場合，冠動脈造影を行い，責任血管を同定し，再灌流を行う。

7 治療

❶ 初期治療

（1）酸素と薬物治療

酸素飽和度が94％未満の場合，酸素投与を行う。胸部症状がある場合，ニトログリセリンの舌下またはスプレーの口腔内噴霧を行う。ニトログリセリンの静注は肺うっ血改善作用がある。硝酸薬使用後にも胸痛が持続する場合，塩酸モルヒネを投与する。塩酸モルヒネは鎮痛作用だけでなく，血管拡張作用を持ち，肺うっ血にも有効である。血圧低下に注意する。また，アスピリンアレルギーがなければ，できるだけ早期にアスピリンを咀嚼服用（162～325mg）させる。アスピリンアレルギーがある場合，チエノピリジン系薬剤を用いる。

（2）経皮的冠動脈インターベンション

患者が病院に到着してから冠動脈閉塞部のバルーン拡張までの時間（door-to-balloon）を90分以内にすることによって梗塞に陥る心筋を救済する。発症早期の迅速かつ適切な**再灌流療法**によって梗塞サイズの拡大が抑制でき，左心機能の維持，死亡率の低下が得られる。再灌流療法にはPCIのほか，組織プラスミノーゲン活性化因子（tissue plasminogen activator：tPA）を用いる血栓溶解療法がある。わが国では血栓溶解療法を行うことなくPCIを行う **primary PCI** を第一選択にしている施設がほとんどである。primary PCIは血栓溶解療法と比較して，早期に再灌流が得られる頻度が高く，再閉塞率も低い。

❷ 再発予防

ステント留置直後はステント血栓症予防のため，抗血小板薬（アスピリン，チエノピリジン系薬剤）を2剤併用（dual antiplatelet therapy：DAPT）を行う。薬剤溶出性ステント（drug eluting stent：DES）を留置した場合，DAPT期間については注意が必要である。また，プラークの安定化，心筋酸素需要の抑制，梗塞サイズの縮小，左室リモデリングの予防のため，スタチン，β遮断薬，ACE阻害薬またはARBを用いる。スタチンはLDL-コレステロールを低下させるだけでなく，抗炎症効果もある。多くの大規模臨床試験のエビデンスから，LDL-コレステロールの値に関係なく，早期から積極的に高用量のスタチンを用いてLDL-コレステロールを低下させることが推奨されている。β遮断薬は心筋酸素需要量を低下させ，梗塞範囲を縮小させるとともに，心室細動の発症率を低下させる。ACE阻害薬やARBは梗塞後の左室機能低下を抑制し，生命予後を改善することが証明されている

薬剤である。

❸ 合併症とその対策

（1）頻脈性不整脈

心室細動（VF）や脈を触れない心室頻拍（pulseless VT）（多形性，単形性）に対しては，電気ショックを行う。再発の場合，アミオダロンやニフェカラントを静注し，電気ショックを再度行う。

（2）徐脈性不整脈

下壁梗塞に合併した高度房室ブロックには，硫酸アトロピン静注，一時的ペースメーカー留置を行う。前壁梗塞に合併した高度房室ブロック場合，しばしば突然の心静止になる。ヒス束以下の刺激伝導系を巻き込んだ広範な心室中隔の壊死を意味しており，ペーシングをおこなっても予後不良であることが多い。

（3）急性心不全，心原性ショック

通常は左心不全であるが，右室梗塞を合併すると右心不全と低心拍出状態になる。Swan-Ganzカテーテルで肺動脈楔入圧（PCWP）と心拍出量を測定し，**Forrester分類**（図4-6）によって治療方針を決定する。

（4）機械的合併症

女性，高血圧，左心負荷が強い症例，あるいは広範囲梗塞症例では，発症後1～4日後に，僧帽弁乳頭筋断裂，心室中隔穿孔，左室自由壁破裂などの機械的合併症を起こしやすい。内科的治療では救命困難であり，速やかに外科治療を行う必要がある。また，循環維持のため，経皮的心肺補助装置（PCPS）が必要となることが多い。

2. 不安定狭心症

1 概念・定義

急性冠症候群のうち，心筋に不可逆的な壊死が生じていない病態。安静時の胸痛，最近2か月以内の新規発症の狭心症の場合，病歴から不安定狭心症が疑われる。

2 原因

本項-1「急性心筋梗塞」と同じく，プラーク破裂が原因となることが多い。

3 病態生理

プラーク破裂を契機に形成された血栓によって冠動脈が部分的に閉塞され，心筋への灌流が障害された状態で，非ST上昇型急性心筋梗塞と連続した病態である。凝固系が亢進した状態であり，冠攣縮や血栓の増大により完全閉塞に移行し，ST上昇型急性心筋梗塞となりやすい。

表4-9 ブラウンワルド分類

【重症度】
クラスⅠ：新規発症の重症または増悪型狭心症
　　　　　最近2か月以内に発症した狭心症
　　　　　1日に3回以上発作が頻発するか，軽労作にても発作が起きる増悪型労作性狭心症，安静時狭心症は認めない。
クラスⅡ：亜急性安静時狭心症
　　　　　最近1か月以内に1回以上の安静時狭心症があるが，48時間以内に発作を認めない。
クラスⅢ：急性安静時狭心症
　　　　　48時間以内に1回以上の安静時発作を認める。
【臨床状況】
クラスA：二次性不安定狭心症（貧血，発熱，低血圧，頻脈などの心外因子により出現）
クラスB：一次性不安定狭心症（クラスAに示すような心外因子のないもの）
クラスC：梗塞後不安定狭心症（心筋梗塞発症後2週間以内の不安定狭心症）
【治療状況】
1）未治療もしくは最小限の狭心症治療中
2）一般的な安定狭心症の治療中（通常量のβ遮断薬，長時間持続硝酸薬，Ca拮抗薬）
3）ニトログリセリン静注を含む最大限の抗狭心症薬による治療中

4 分類

ブラウンワルド（Braunwald）分類（表4-9）が広く用いられている。

5 症状

本項-1「急性心筋梗塞」と同じく，前胸部痛や絞扼感が特徴的である。労作性狭心症と違い，狭心痛は労作時・安静時を問わず生じるか，それよりも軽い労作時でも生じるようになる。胸痛は数分〜20分程度続く。

6 検査

❶ 非侵襲的検査

ST下降，陰性T波，脚ブロックなどの心電図変化が高頻度に認められる。不安定狭心症では，心筋壊死を示す生化学マーカー（特に心筋トロポニンT，心筋トロポニンI，CK，CK-MB）の上昇があっても軽微である。定義上，健常者の上限値の99％を超えれば，不安定狭心症ではなく，心筋梗塞の可能性が高い。心筋梗塞に至っていなくとも局所壁運動異常が起こるため，心エコーが有用である。血算，腎機能や肝機能の検査を行う。胸部X線は鑑別診断と重症度評価を行ううえで重要な検査である。

❷ 侵襲的検査

症候および非侵襲的評価法により不安定狭心症と診断された場合は，アスピリン内服，ヘパリン静注を行い，急性心筋梗塞への進行を予防する。心電図変化や心筋壊死を示す生化学マーカーの上昇が認められる場合，冠動脈造影を行い，責任血管を同定し，再灌流療法を行う（図4-31，32）。

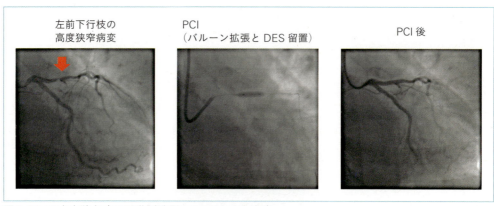

図4-31 不安定狭心症の冠動脈造影からPCIによる治療

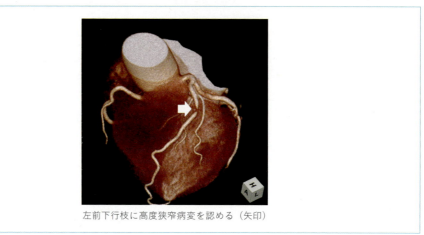

左前下行枝に高度狭窄病変を認める（矢印）

図4-32 不安定狭心症の心臓CT画像

7 治療

❶ 経皮的冠動脈インターベンション

急性の胸痛患者で，ST変化を伴うものの経時的な採血にても心筋トロポニンが陰性である場合，不安定狭心症またはほかの疾患との鑑別が必要となる。不安定狭心症が否定できない場合，内科的治療（酸素，硝酸薬，抗血小板薬，ヘパリン，β遮断薬）を行い，その後，症状再燃や新規虚血の出現があれば直ちに冠動脈造影，血行再建を行う。血行再建では，経皮的冠動脈インターベンション（PCI）や冠動脈バイパス術（CABG）を行う。

❷ 薬物療法

本項-1「急性心筋梗塞」と同様。

C 陳旧性心筋梗塞

1 概念・定義

以下の所見が1つでもある場合，陳旧性心筋梗塞とする。
①自覚症状の有無を問わず，虚血以外の原因が考えられない異常Q波
②虚血以外の原因が考えられない局所の心筋喪失を示す壁菲薄化や収縮障害
③陳旧性心筋梗塞を示す病理学的所見
つまり，心筋梗塞の急性期を過ぎて自覚症状や血行動態が落ち着き，心筋生化学マーカーの上昇がなく，心電図所見も固定化した状態を示している。

2 原因

急性心筋梗塞後の組織修復過程で起こる病態である。

3 病態生理

梗塞部では，急性期の心筋壊死部位が炎症・浮腫から瘢痕組織に置換され，同部位の菲薄化と機械的伸展を生じるようになる。これは早期リモデリングとよばれる。この際に，非梗塞部位が心臓のポンプ機能低下を代償しようとして，交感神経系やレニン・アンジオテンシン・アルドステロン系の亢進が起こり，左室肥大，左室拡大を生じ心臓ポンプ機能が低下する。

4 分類

陳旧性心筋梗塞のなかで，梗塞領域が大きく，左室収縮障害が高度で，左室拡大が著明な病態を虚血性心筋症と分類することがある。

5 症状

自覚症状は心筋梗塞の大きさや冠動脈の状態により変わる。心筋梗塞が広範囲であった場合や左室リモデリングが進行した場合には，左室拡大と収縮障害により，労作時の呼吸困難や息切れなどの心不全徴候が出現する。梗塞範囲が狭い場合，無症状のことが多い。

6 検査

心筋虚血の程度は心筋シンチグラフィやドブタミン負荷心エコー法で評価する。慢性期では不整脈，特に心室頻拍や心室細動などの心室不整脈が重要である。標準12誘導心電図に加えて，ホルター心電図や加算平均心電図などを行いリスクを評価する。

7 治療

陳旧性心筋梗塞の管理のポイントは，急性心筋梗塞の回復期の管理を確実に継続することである。

❶ 一般療法
①禁煙指導，運動療法，飲酒指導，食事管理を行う。
②血圧管理：食塩 6g/ 日以下
③脂質管理：脂肪は総エネルギーの 25％以下，飽和脂肪酸は総エネルギーの 7％以下を推奨する。
④ω3 系多価不飽和脂肪酸の摂取を推奨する。
⑤糖尿病管理：HbA1c ＜ 6.5％を推奨する。
⑥体重管理：BMI ＜ 25 を推奨する。

❷ 薬物療法
①抗血小板・抗凝固療法
②降圧療法
- ACE 阻害薬と β 遮断薬をできるだけ早期より開始する。
- Ca 拮抗薬も推奨される。

③脂質代謝改善薬
- スタチンは急性期，慢性期を問わず心筋梗塞患者の第一選択薬である。

④硝酸薬
- 長期使用の有効性は示されておらず，class Ⅰの推奨はない。
- ニコランジルは class Ⅱa

D 冠動脈硬化危険因子

Digest

冠動脈硬化危険因子	
脂質異常症	高 LDL コレステロール血症（LDL コレステロール≧ 140mg/dL），低 HDL コレステロール血症（HDL コレステロール＜ 40mg/dL），高トリグリセリド血症（トリグリセリド≧ 150mg/dL）
糖尿病	①血糖値（空腹時≧ 126mg/dL，75gOGTT 2h ≧ 200mg/dL，随時≧ 200 mg/dL のいずれか），② HbA1c ＞ 6.5％，の①と②をともに満たせば糖尿病と診断。
高血圧	収縮期血圧（最高血圧）≧ 140mmHg，拡張期血圧（最低血圧）≧ 90 mmHg。
喫煙	喫煙は血管内皮機能を障害し，動脈硬化を促進する。
年齢・性別	男性では 45 歳以上，女性では 55 歳以上が冠動脈疾患の危険因子となる。
肥満	肥満は，脂肪組織に脂肪が過剰に蓄積した状態で，BMI ≧ 25 が該当する。

メタボリック シンドローム	・内臓脂肪蓄積を背景として（腹囲により判断），脂質異常や血圧異常，耐糖能異常などの動脈硬化の危険因子が重なった状態。
慢性腎臓病	・腎臓の障害（たんぱく尿など），もしくは GFR（糸球体濾過量）60mL/分/1.73m² 未満の腎機能低下が 3 か月以上持続するもの。

1. 脂質異常症

高 LDL コレステロール血症（LDL コレステロール≧140mg/dL），**低 HDL コレステロール血症**（HDL コレステロール＜40mg/dL），**高トリグリセリド血症**（トリグリセリド≧150mg/dL）は動脈硬化の危険因子である。

原発性脂質異常症と続発性脂質異常症があり，原発性脂質異常症では，家族性高コレステロール血症（familial hypercholesterolemia；FH）が重要である。FH は常染色体性優性遺伝を示し，著明な高コレステロール血症，腱黄色腫，早発性冠動脈硬化症を 3 主徴とする。無治療であれば若年期に心筋梗塞を起こす例が多い。続発性脂質異常症としては，甲状腺機能低下症，ネフローゼ症候群，閉塞性黄疸，糖尿病，クッシング症候群，肥満，薬剤（副腎皮質ステロイド薬）による脂質異常症が重要である。

治療としては，禁煙，食生活の改善（飽和脂肪酸の摂取を制限し，n-3 系多価不飽和脂肪酸の摂取を多くする），および有酸素運動が推奨される。薬物療法としては，HMG-CoA 還元酵素阻害薬（スタチン），エゼチミブ，陰イオン交換樹脂（レジン），フィブラート，イコサペント酸エチル（EPA）を用いる。

2. 糖尿病

インスリン作用不足による慢性の高血糖状態を主徴とする代謝症候群である。1 型糖尿病ではインスリンを合成・分泌する膵ランゲルハンス島 β 細胞の破壊・消失がインスリン作用不足の主要な原因である。2 型糖尿病はインスリン分泌低下やインスリン抵抗性をきたす素因を含む複数の遺伝因子に過食（特に高脂肪食），運動不足，肥満，ストレスなどの環境因子および加齢が加わり発症する。

糖尿病の慢性合併症として，微小血管障害（網膜症，腎症，神経症）および動脈硬化性の大血管障害（心筋梗塞，脳卒中，末梢動脈疾患［閉塞性動脈硬化症］）が起こる。糖尿病に合併する動脈硬化のメカニズムとして，血糖が関与するメカニズムとインスリン抵抗性が関与するメカニズムがある。

下記の①と②をともに満たせば糖尿病と診断する。

① **血糖値**（空腹時≧126mg/dL，75g OGTT 2 時間値≧200mg/dL，随時≧200mg/dL のいずれか）
② **HbA1c** ≧ 6.5％

合併症を見いだすための検査としては，尿中アルブミン，尿たんぱく，クレアチニン，BUN（血中尿素窒素），eGFR（推定糸球体濾過量），アキレス腱反射，振動覚，血清脂質，尿酸，肝機能，血算，血圧などの測定，胸部 X 線や心電図検査などが重要である。

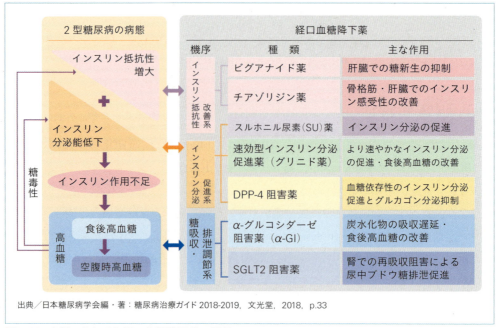

図4-33 病態に合わせた経口血糖降下薬の選択

　治療としては、1型糖尿病が疑われる場合には直ちにインスリン治療を開始し、専門医に紹介する。2型糖尿病の場合、①食事療法、運動療法、および②薬物療法が中心である。「病態に合わせた経口血糖降下薬の選択」が図4-33のように推奨されている。

　また、糖尿病患者の多くは、肥満、高血圧、脂質異常症を伴うため、合併症の発症・進展予防には血糖コントロールのみならず、体重、血圧、血中脂質の改善や禁煙、節酒、適度の運動など生活習慣の是正が重要である。

3. 高血圧

　診察室での高血圧の診断基準は、**収縮期血圧**（最高血圧）140mmHg以上、**拡張期血圧**（最低血圧）90mmHg以上で、診察で高血圧と評価された場合、自宅で家庭血圧を測定する。家庭血圧の診断基準は、収縮期135mmHg以上、拡張期85mmHg以上で、起床後と就寝前に2回ずつ測定し、朝と夜それぞれの平均値を出し、家庭血圧の診断基準を超えていると高血圧と診断される。

　高血圧症患者の約90％は原因不明で**本態性高血圧**といわれる。二次性高血圧には、腎実質性高血圧（慢性糸球体腎炎、糖尿病腎症、慢性腎盂腎炎、多発性嚢胞腎など）、腎血管性高血圧のほか、内分泌性高血圧症（原発性アルドステロン症、褐色細胞腫、クッシング症候群、甲状腺機能低下症あるいは甲状腺機能亢進症、副甲状腺機能亢進症、先端巨大症など）、血管性高血圧（大動脈炎症候群、結節性多発動脈炎、全身性強皮症などの血管炎症候群や、大動脈縮窄症、大動脈弁閉鎖不全症）などがあげられる。

　交感神経系の亢進、心肥大、腎機能低下、血管障害によって動脈硬化が促進する。通常、

臓器障害をきたさない段階では無症状であるが，動脈硬化は進行している。

治療としては，塩分制限，体重コントロール，アルコール制限，適度な運動などの生活習慣の改善を行い，十分なレベルまで改善が得られなければ薬物療法が必要である。Ca拮抗薬，アンジオテンシンⅡ受容体拮抗薬（ARB），ACE阻害薬，サイアザイド系利尿薬，β遮断薬が主な降圧薬であるが，個々の患者の身体的コンディションによって使用が推奨される薬剤に若干差がある場合もある。

4. 喫煙

喫煙によって脳梗塞や虚血性心疾患などの発症リスクは確実に高くなる。喫煙は血管内皮機能を障害し，動脈硬化を促進する。アメリカのフラミンガム研究という疫学研究によれば，喫煙者が虚血性心疾患になる危険性は，非喫煙者の2〜3倍で，突然死は5〜10倍になると報告されている。喫煙は不整脈や末梢動脈疾患（閉塞性動脈硬化症，バージャー病）の原因になる。

たばこの煙にはニコチン，一酸化炭素やタールなどが含まれている。ニコチンは交感神経系を刺激し，心拍数の増加や末梢血管の収縮，血圧上昇などを招く。また中枢神経系に作用し，たばこ依存性をつくる。一酸化炭素は赤血球と結びつき，体内への酸素の取り込みを低下させる。またタールには発がん性物質が含まれている。また，喫煙によって気道や血管内でフリーラジカルが産生され，動脈硬化を促進する。喫煙は動脈硬化だけでなく，呼吸器疾患や様々ながんのリスクを増大させることに留意する必要がある。

5. 年齢・性別

男性では45歳以上，女性では55歳以上は冠動脈疾患の危険因子となる（循環器病の診断と治療に関するガイドライン；虚血性心疾患の一次予防ガイドライン［2012年改訂版］）。

女性の虚血性心疾患罹患率・死亡率は男性の1/3〜1/5程度であるが，更年期から，脂質異常症，高血圧，糖尿病，肥満などの危険因子の増加，および血管機能の低下がみられ，閉経は，女性の心血管疾患，特に虚血性心疾患の危険因子となる。

エストロゲンは血管内皮細胞の内皮型一酸化窒素合成酵素の活性化による，内皮依存性血管弛緩反応の促進，抗動脈硬化作用，心肥大の抑制，心筋再灌流障害の軽減，などの作用をもつ。

男性では心筋梗塞として発症することが多いのに対して，女性では非典型的症状を主訴とする狭心症として発症することが多い。また，胸痛に対する知覚，ストレスに対する反応に男女で差異がある。

胸痛受診時，女性では男性に比べ心電図変化を認めないことが多い。また，女性では胸痛発症は労作に関連しない場合が多い。胸痛精査における冠動脈造影では，女性では器質的狭窄病変の頻度が少なく冠攣縮性狭心症や微小血管性狭心症が疑われることが多い。冠動脈に有意狭窄のない女性症例で，心筋虚血が認められる微小血管障害群では，心血管疾

患の発症が有意に高頻度に生じている。急性冠症候群症例において，女性では男性に比べトロポニンT，トロポニンI，CK-MBなどの心筋壊死マーカーが上昇している例が少ないにもかかわらず，高感度CRP（C反応性たんぱく）やBNPなどの炎症マーカー，心筋ストレスマーカーの上昇例が男性に比べて多い。

女性は男性と比べ抗血栓薬や抗凝固薬の投与による出血性リスクが高い。急性冠症候群において低リスクの女性患者では，早期保存的治療戦略が推奨される。経皮的冠動脈インターベンション（PCI）の対象となる女性患者はより高齢で合併症の頻度が高く，血管径もより小さいことから，術後合併症の発生頻度が高い。

6. 肥満

肥満の判定には，**body mass index**（**BMI**）｛＝体重（kg）÷［身長（m）×身長（m）］｝を用いる。日本肥満学会では，脂肪組織に脂肪が過剰に蓄積した状態で，BMI ≧ 25を肥満と定義している。

過栄養や運動不足などの環境因子が遺伝因子と複雑に関連している。エネルギー消費に比較してエネルギー蓄積が多い場合，脂肪組織に過剰の脂肪が蓄積する。この状態を肥満という。皮下脂肪に比較して，内臓脂肪はアディポカインと総称される生理活性物質の産生能が高く，病態形成に関与する。

「肥満」は糖尿病や脂質異常症などの代謝性疾患や，それらをもとに発症する冠動脈疾患や脳血管障害，睡眠時無呼吸症候群，喘息，悪性腫瘍など様々な健康障害や疾患を起こすが，肥満が直ちに疾患ではない。日本肥満学会では，治療の必要がある肥満とそうでない肥満を明確にするために，肥満に関連して発症する健康障害を合併するか，その合併が予測される場合で医学的に減量を必要とする病態を「肥満症」としている。

肥満がある場合，身長や体重の測定のほか，合併症の確認のため，尿中アルブミン，尿たんぱく，血算，血中クレアチニン，BUN，eGFR，総コレステロール，トリグリセリド（中性脂肪），LDL-C，HDL-C，尿酸，肝機能，血圧などの測定，胸部X線検査，心電図検査などを行う。

治療としては，過食の抑制，塩分の制限，適度な運動などの生活習慣の改善が基本である。

7. メタボリックシンドローム

内臓脂肪蓄積を背景として脂質異常や血圧異常，耐糖能異常などの動脈硬化の危険因子が重なった状態をメタボリックシンドロームという。本項-6「肥満」と同様に，過栄養や運動不足などの環境因子が遺伝因子と複雑に関連し，内臓脂肪の蓄積が起こる。

生理的な状態では，皮下脂肪が中性脂肪の貯蔵庫として働くが，エネルギー摂取の過剰が持続すると内臓脂肪での脂肪蓄積が始まる。脂肪蓄積によって脂肪細胞が大型になると，機能異常をきたし，脂肪組織で慢性炎症が起こり，炎症性サイトカインの産生が亢進する。

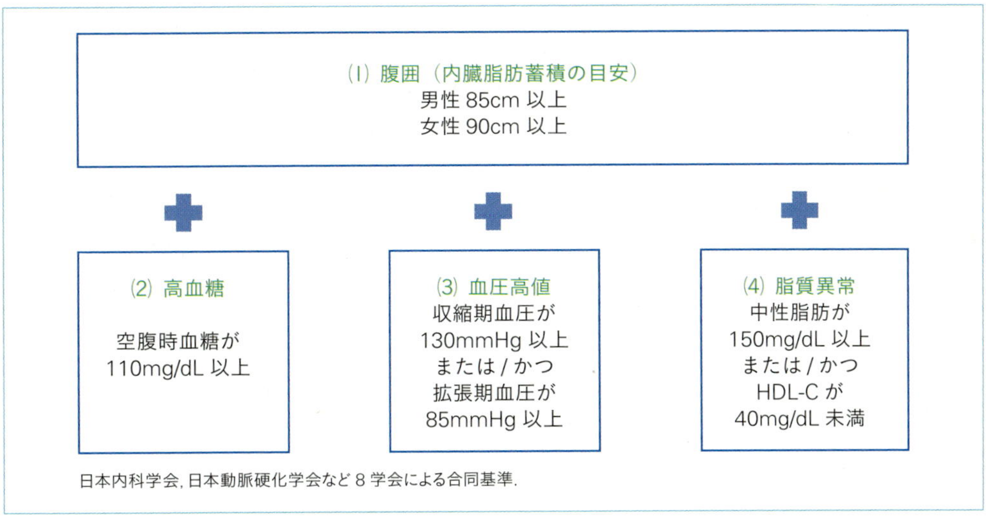

```
┌─────────────────────────────────────────────────────────────┐
│                   (1) 腹囲（内臓脂肪蓄積の目安）              │
│                        男性 85cm 以上                         │
│                        女性 90cm 以上                         │
│                                                             │
│          ＋              ＋               ＋                 │
│                                                             │
│    (2) 高血糖        (3) 血圧高値         (4) 脂質異常        │
│                     収縮期血圧が          中性脂肪が          │
│    空腹時血糖が      130mmHg 以上         150mg/dL 以上       │
│    110mg/dL 以上     または / かつ         または / かつ       │
│                     拡張期血圧が          HDL-C が           │
│                     85mmHg 以上          40mg/dL 未満        │
│                                                             │
│   日本内科学会，日本動脈硬化学会など 8 学会による合同基準．       │
└─────────────────────────────────────────────────────────────┘

図 4-34 メタボリックシンドロームの診断基準

その結果，脂肪組織だけでなく，肝臓，骨格筋などでインスリン抵抗性になり，糖代謝異常，脂質代謝異常，高血圧などの動脈硬化の危険因子を合併するようになる．メタボリックシンドロームの診断基準を示す（図 4-34）．

自覚症状はなく，健診で発見されることがほとんどである．

腹囲（立位，軽呼気時，臍レベル），身長や体重の測定のほか，合併症を見いだすため，尿中アルブミン，尿たんぱく，血算，血中クレアチニン，BUN，総コレステロール，トリグリセリド，LDL-C，HDL-C，尿酸，肝機能，血圧などの測定，胸部 X 線検査，心電図検査などを行う．本項-6「肥満」と同じく，食事療法と運動療法が基本である．

## 8. 慢性腎臓病

慢性腎臓病（chronic kidney disease；CKD）とは，腎臓の障害（たんぱく尿など），もしくは **GFR（糸球体濾過量）**が 60mL/ 分 /1.73m$^2$ 未満の腎機能低下が 3 か月以上持続するものと定義される．

原因としては，高血圧，糖尿病，脂質異常症などのほか，表 4-10 に示す非古典的な因子も重要である．

表 4-10 非古典的なリスク因子

| | |
|---|---|
| ・非古典的なリスク因子 | ・酸化ストレス |
| ・交感神経系の活性化 | ・血管内皮機能異常 |
| ・カルシウム，リンの異常 | ・栄養障害 |
| ・アルブミン尿 | ・尿毒素 |
| ・高ホモシステイン血症 | ・炎症 |
| ・レムナントリポたんぱく | ・貧血 |

III　虚血性心疾患
```

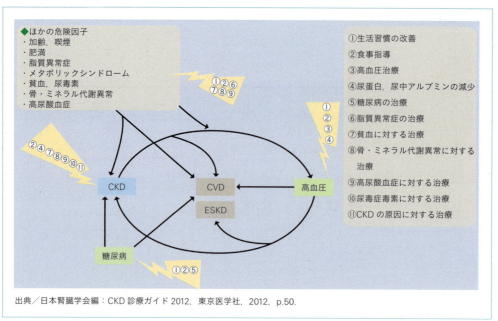

出典／日本腎臓学会編：CKD 診療ガイド 2012，東京医学社，2012．p.50．

図4-35 CKDの2つのエンドポイント（ESKDとCVD）をめぐる病態の連鎖と治療的介入

　腎機能低下により尿量が減少すると，浮腫や体重増加が起こる。たんぱく尿によって低アルブミン血症が起こると，これらの症状が増悪する。また，CKDでは心筋梗塞，心不全および脳卒中の発症と死亡率が増加する。クレアチニンの上昇や尿中アルブミンの増加は，それぞれが心血管疾患の増加と関連する。

　検査としては，尿の一般検査（色調，比重，尿糖，尿たんぱく，ビリルビン），尿潜血，血尿，尿沈査，尿たんぱくの定量（尿たんぱく/クレアチニン補正），腎機能（GFR，クレアチニンクリアランス［Ccr］）の測定を行う。

　CKDの治療には末期腎不全への進行を抑制することと，心血管疾患の発症や進行を抑制することの2つの目的がある。図4-35に示すように，生活習慣の改善，食事指導，高血圧治療，尿たんぱく・尿中アルブミンの減少，糖尿病治療，脂質異常症治療など集学的な治療が必要である。

IV 弁膜症

A 僧帽弁疾患

僧帽弁疾患

概要	定義	・僧帽弁に異常をきたす疾患で,狭窄症と閉鎖不全症がある。
	原因	・僧帽弁狭窄症:主にリウマチ熱が原因となる。 ・僧帽弁閉鎖不全症:リウマチ熱のほか,腱索断裂,弁輪拡大,マルファン症候群,感染性心内膜炎など
	病態生理	・僧帽弁狭窄症:僧帽弁の開放が制限され,左心房から左心室への血液流入が阻害される。これにより左心房圧が上昇し,左房の拡大,肺うっ血をきたす。 ・僧帽弁閉鎖不全症:僧帽弁の閉鎖が不完全となり,左心室から左心房へ血液が逆流する。これにより左心室の容量負荷,左心房圧上昇が生じる。さらに,肺動脈圧も上昇する。
症状		・僧帽弁狭窄症:肺うっ血による労作時の息切れ,心房細動の合併など。 ・僧帽弁閉鎖不全症:低心拍出による易疲労感,肺うっ血による労作時の息切れなど。
検査・診断		・僧帽弁狭窄症:胸部X線,心エコー図,心臓カテーテル検査など ・僧帽弁閉鎖不全症:胸部X線,心エコー図,心臓カテーテル検査など
主な治療		・僧帽弁狭窄症:薬物治療,カテーテル治療,外科治療(弁形成術,弁置換術) ・僧帽弁閉鎖不全症:薬物治療,外科手術(弁形成術,弁置換術),カテーテル治療

1. 僧帽弁狭窄症

1 概念・定義

僧帽弁の開放が制限されるために,血液が左心房から左心室に流入しにくくなり,肺内にうっ血する疾患である。

2 原因

溶血性レンサ球菌(溶連菌)の感染によって引き起こされる**リウマチ熱**が主な原因である。2/3は女性患者である。通常,小児期にリウマチ熱に至り,僧帽弁膜に炎症性変化が及ぶ。数年間は無症状であるが,炎症性変化がゆっくりと進行して弁膜の肥厚や石灰化が進み,成人期に達してから僧帽弁の開放が制限されることによる。わが国ではリウマチ熱の罹患率が非常に低くなったために,最近では頻度が非常に減少している。

3 病態生理

　僧帽弁は前尖と後尖の2枚の弁尖から成り，可動性に富んだ薄い膜状組織である。肥厚や石灰化に加え，2枚の弁尖が癒合を起こして僧帽弁の可動性が著しく低下する。その結果，左心房から左心室への血液の流入が障害され，**左心房圧**が上昇する。左心房圧の上昇は肺うっ血および肺動脈圧の上昇（肺高血圧）を引き起こし，うっ血性心不全を発症する。狭窄が高度になると，左心室へ流入する血液が減少して低心拍出の状態となる。

4 症状

　低心拍出状態のために易疲労感が出現し，肺うっ血は労作時の息切れを引き起こす。肺うっ血が悪化すると**うっ血性心不全**となり，下腿浮腫，肝腫大，腹水を引き起こす。左心房圧の上昇が続くと**心房細動**を合併しやすくなる。心房細動は頻脈になりやすく，動悸の原因となる。心房細動は左心房内の血流うっ滞を起こすために，左心房内（特に左心耳内）に血栓を形成するリスクが高くなる。左心耳血栓が遊離すると，脳梗塞などの血栓塞栓症を引き起こす。

5 検査

❶ 身体所見

　聴診では，心尖部で心雑音（拡張中期ランブル）や特徴的な心音（僧帽弁開放音・Ⅰ音の亢進）が聴取される。うっ血性心不全の場合には，下腿浮腫や腹部膨満（腹水・肝腫大による）がみられる。

❷ 胸部X線写真

　進行すると，左心房拡大による左第3弓の突出や右第2弓の突出のために心胸郭比は拡大する。肺うっ血が高度になると，肺血管陰影が増強し，またカーリーB線（Kerley's B line）がみられる。心不全が高度の場合，胸水貯留がみられる。

❸ 心臓超音波検査

　確定診断のためには心臓超音波検査は必須である。僧帽弁は肥厚や石灰化を呈していて，弁尖の可動性は低下している。左心房は拡大し，心房細動を合併していると左心房内（特に左心耳内）に血栓を認めることがある。カラードプラーで，拡張期に左心房から左心室へ流入する血流の加速が認められる。

❹ 心臓カテーテル検査

　進行すると，心拍出量の低下や肺高血圧を認める。重症度を反映して肺動脈楔入圧が上昇する。

6 治療

❶薬物治療

うっ血性心不全を合併している場合には，利尿薬を中心とした薬物治療を行う。心房細動を合併している場合の薬物治療の目的は2つある。第1は左心房内の血栓予防であり，抗凝固薬（ワルファリンカリウム）を投与する。第2は頻脈の予防および治療のためであり，ジギタリスやβ遮断薬を使用する。

❷カテーテル治療

僧帽弁病変の状態によってはカテーテル治療が有効なことがある。**経皮的**（経静脈的）**僧帽弁交連切開術**（percutaneous transluminal [transvenous] mitral commissurotomy；PTMC）とよばれ，鼠径部の大腿静脈を穿刺してカテーテルを右心房に進めて，さらに心房中隔を穿刺して左心房内から僧帽弁に到達する。前尖と後尖の間でバルーンを膨らませて，前尖・後尖の癒合部分（交連部）を切り広げる。

❸外科治療

薬物やカテーテルで治療できない重症の僧帽弁狭窄症の場合に手術を行う。人工心肺補助心停止下に行う。手術法には，弁を修復する**弁形成術**と自己弁を切除して人工弁を移植する**弁置換術**（機械弁または生体弁を使用，3章-Ⅲ-G-2「人工弁置換術」参照）がある。左心耳などに血栓があれば同時に摘除する。心房細動が合併している場合には，心房細動を治療するメイズ手術や，血栓予防のための左心耳切除や縫合閉鎖を同時に行うことがある。

2. 僧帽弁閉鎖不全症

1 概念・定義

心臓の収縮期には，僧帽弁が閉鎖して左心室から大動脈へ血液が駆出される。僧帽弁の閉鎖が不完全となり，収縮期に左心室から左心房へ血液が逆流する疾患である。

2 原因

僧帽弁の前尖と後尖は弁輪に付着して，かつ**腱索**とよばれる糸状の線維組織で左心室の乳頭筋へつなぎ留められている。僧帽弁の機能は，弁尖・弁輪・腱索・乳頭筋の協調運動によって維持されている。僧帽弁閉鎖不全症はこれらのいずれの異常によっても発症する。

❶腱索断裂・腱索延長

僧帽弁閉鎖不全症の原因として最も多い。何らかの原因で腱索が切れると，収縮期に僧帽弁の一部が左心房側へ反転する（僧帽弁逸脱）。すると，この部位で前尖と後尖の接合が失われて血液が左心房側へ逆流する。腱索が異常に長く伸びてしまっても同様の理由で逆流が起こる。

Ⅳ　弁膜症　227

❷ 弁輪拡大

僧帽弁が付着している弁輪が拡大すると，前尖と後尖の接合できる部分が小さくなり，ついには弁の接合が失われ，逆流が起こる。

❸ 弁尖の異常

リウマチ熱による弁尖の肥厚や石灰化が起こると，2枚の弁尖の接合状態が悪化して逆流が起こることがある。この場合，狭窄症と閉鎖不全症が合併することも多い。マルファン症候群などの結合組織疾患では，弁尖が著しく肥厚・巨大化して逆流を生じる。感染性心内膜炎では，感染によって弁尖が破壊されると逆流が起こるようになる。

❹ 乳頭筋不全および乳頭筋偏位

腱索が付着する乳頭筋は，左心室とともに収縮と拡張を行っている。心筋梗塞が契機となって乳頭筋の収縮や位置が異常となると，逆流が起こりやすくなる。

❺ 先天性異常

僧帽弁尖・腱索・乳頭筋に先天的な形態異常があると，弁尖の接合が不良となり逆流を起こす場合がある。

3 病態生理

収縮期に逆流を起こすために，左心房の血液容量が増えて負荷がかかる。逆流が高度になると，**左心房圧**が高度に上昇し，さらに肺動脈圧も上昇し，肺高血圧や肺うっ血を呈する。逆流が高度になると，左心室から大動脈へ駆出される血液が減少して低心拍出の状態となる。

4 症状

狭窄症と類似した症状を呈す。低心拍出状態のために易疲労感が出現し，肺うっ血は労作時の息切れを引き起こす。**うっ血性心不全**となると，下腿浮腫・肝腫大・腹水が認められる。左心房圧の上昇が続くと**心房細動**を合併しやすくなる。心房細動は頻脈になりやすく，動悸の原因となる。

心房細動は左心房内の血流うっ滞を起こすために，左心房内（特に左心耳内）に血栓を形成するリスクが高くなる。左心耳血栓が遊離すると，脳梗塞などの血栓塞栓症を引き起こす。

5 検査

❶ 身体所見

聴診では，心尖部で収縮期に逆流性雑音が聴取される。うっ血性心不全の場合には，下腿浮腫や腹部膨満（腹水・肝腫大による）がみられる。

❷ 胸部X線写真

進行すると，左心室拡大による左第4号の突出や左心房拡大による左第3号の突出が

みられる。また，肺うっ血による肺血管陰影の増強が認められる。心不全が進行すると，胸水貯留が認められる。

❸ 心臓超音波検査

進行すると，左心室や左心房の拡大がみられる。僧帽弁の逸脱・腱索断裂や僧帽弁輪拡大が認められる。カラードプラーでは，収縮期に左心室から左心房へ逆流する血流を認める。

❹ 心臓カテーテル検査

進行すると，心拍出量の低下や肺高血圧を認める。重症度を反映して，肺動脈楔入圧が上昇する。

6 治療

❶ 薬物治療

うっ血性心不全を合併している場合には，利尿薬を中心とした薬物治療を行う。心不全予防のために，ACE（アンジオテンシン変換酵素）阻害薬を投与する。心房細動を合併している場合には，薬物治療の目的は2つある。第1は左心房内の血栓予防であり，抗凝固薬を投与する。第2は頻脈の予防および治療のためであり，ジギタリスやβ遮断薬を使用する。

❷ 外科治療

薬物で治療困難な場合，左心室の拡大が著明な場合，心房細動を合併する場合，肺高血圧症を合併する場合は手術適応となる。人工心肺補助心停止下に手術を行う。弁形成術と弁置換術がある。

手術の第1選択は**僧帽弁形成術**である。自己弁を温存しながら，腱索・弁尖・弁輪の異常を修復する。弁形成術が困難な場合には弁置換術を行う。僧帽弁狭窄症とは異なり，自己弁を切除せずに折り畳むようにして残しながら弁置換を行う。

❸ カテーテル治療

手術リスクが極めて高い症例に限定してカテーテル治療が行われることがある。大腿静脈を穿刺して，長いカテーテル型デバイスを右心房まで進める。さらに心房中隔を貫通させて左心房へカテーテルを進めて，接合が不良な前尖・後尖部分をクリップで寄せる。

B 大動脈弁疾患

Digest

大動脈弁疾患		
概要	定義	・大動脈弁に異常をきたす疾患で，狭窄症と閉鎖不全症がある。
	原因	・大動脈弁狭窄症：リウマチ熱，加齢，先天性の弁形成異常（大動脈二尖弁） ・大動脈弁閉鎖不全症：リウマチ熱，大動脈二尖弁，弁輪拡大，感染性心内膜炎
	病態生理	・大動脈弁狭窄症：大動脈弁の開放が制限され，左心室から大動脈への血液駆出抵抗が上昇する。それにより，左室に負荷が生じ肥大する。 ・大動脈弁閉鎖不全症：大動脈弁の閉鎖が不完全となり，大動脈から左心室へ血液が逆流する。これにより左室の容量負荷が生じる。
症状		・大動脈弁狭窄症：最初は無症状。進行すると労作時息切れ，労作時狭心痛。心不全症状など ・大動脈弁閉鎖不全症：長期間無症状で経過する。その後労作時息切れや動悸，心不全症状など
検査・診断		・大動脈弁狭窄症：胸部X線，心エコー図，心臓カテーテル検査など ・大動脈弁閉鎖不全症：胸部X線，心エコー図，心臓カテーテル検査など
主な治療		・大動脈弁狭窄症：薬物治療，外科手術（弁置換術），カテーテル治療 ・大動脈弁閉鎖不全症：薬物治療，外科手術（弁置換術が一般的，症例により弁形成術）

1. 大動脈弁狭窄症

1 概念・定義

収縮期に左心室から大動脈へ血液が駆出されるが，石灰化などによる大動脈弁の開放制限のために，左心室からの血液駆出抵抗が上昇する疾患である。

2 原因

大動脈弁は3枚の弁尖（左冠尖，右冠尖，無冠尖）から成っている。弁尖のいずれか，あるいはすべてに石灰化や肥厚が起こると，収縮期に十分に開放しなくなる。先天的に弁尖が2枚である二尖弁では石灰化や肥厚が起こりやすく，大動脈弁狭窄症をきたしやすい。

❶ リウマチ性大動脈弁狭窄症

リウマチ熱が原因となり，大動脈弁尖が肥厚および石灰化をきたして開放制限が起こるようになる。わが国では最近はほとんどみられない。

❷ 加齢に伴う大動脈弁狭窄症

加齢に伴う動脈硬化によって大動脈弁尖に石灰化が起こる状態である。65歳以上に多くみられ，年齢の上昇とともに頻度も高くなる。高齢社会であるわが国で最も多い大動脈弁狭窄症の原因である。

❸**二尖弁に伴う大動脈弁狭窄症**

　大動脈二尖弁は人口の1〜2%にみられる頻度の高い先天的な弁形成異常である。二尖弁では，正常な三尖弁と比較して弁石灰化が若年で起こりやすく，大動脈弁狭窄症を呈するのは40〜50歳代に多い。

3 病態生理

　正常な大動脈弁では左心室から大動脈への血液駆出において，大動脈弁前後の圧較差はない。大動脈弁狭窄の程度が進行するにしたがって血液駆出時の**圧較差**が上昇する。狭窄が高度になると，高い圧較差の弁越しに血液駆出をするようになり，心腔内圧が上昇するため左心室の心筋が肥大してくる。圧較差が高い状態が長期に及ぶと，左心室の収縮機能が徐々に低下する。

4 症状

　大動脈弁狭窄症が高度でも，しばらくは**無症状**であることが一般的である。進行すると，労作時胸痛（狭心痛）を自覚するようになる。労作時息切れを伴う場合もある。これらの症状は身体活動の程度によるために，高齢者で活動性が低いと自覚症状が出にくい。さらに悪化すると，失神，心不全症状が出現するようになり突然死に至る。

5 検査

❶**身体所見**

　聴診で，胸骨左縁第4肋間から胸骨右縁第2肋間にかけて粗い収縮期駆出性雑音が聴取される。高度になると心雑音は右頸部まで及ぶ。心不全を合併すると，胸水貯留や下腿浮腫をきたす。

❷**胸部X線写真**

　心陰影は通常正常である。心不全を合併すると，心拡大や胸水貯留がみられることがある。

❸**心臓超音波検査**

　大動脈弁の肥厚や石灰化がみられる。カラードプラーで大動脈弁通過血流の加速がみられ，通過血流速度がおよそ4m/秒になると高度狭窄と判定される。

❹**心臓カテーテル検査**

　左心室と大動脈の圧較差測定を行い，重症度評価の参考にする。冠動脈の狭窄を合併することが少なくないので冠動脈造影も同時に行う。

6 治療

❶**薬物治療**

　無症状の場合には薬物治療は行わないことが多い。心不全の場合には，うっ血を軽減す

るために利尿薬を使用する。

❷ 外科治療
　高度の狭窄で自覚症状がある場合に手術適応となる。人工心肺補助心停止下に手術を行う。肥厚・石灰化した弁尖を切除して**弁置換術**を行う。

❸ カテーテル治療
　最近，**経カテーテル的大動脈弁留置術**（TAVI，3章-Ⅲ-G-2-2「経カテーテル的大動脈弁留置術」参照）が普及しはじめた。主に鼠径部の大腿動脈から太いカテーテルとともに，金属ステント骨格に生体心膜を縫合した人工弁を折り畳んで挿入して，大動脈弁まで進める。大動脈弁口部で折り畳んだ人工弁を再拡張させて移植する。80歳以上の高齢者や併発症のために通常の外科手術のリスクが高い場合に選択される。

2. 大動脈弁閉鎖不全症

1　概念・定義

　拡張期に大動脈弁が閉鎖するが，閉鎖が不完全であるために大動脈から左心室へ血液が逆流する疾患である。

2　原因

　大動脈弁は拡張期に弁尖が接合する。弁尖の短縮や逸脱，弁輪の拡大，弁尖の穿孔があると弁接合が不完全となり，拡張期に逆流を起こす。大動脈二尖弁では正常と比較して，閉鎖不全症を発症する可能性が高い。

❶ リウマチ性大動脈弁閉鎖不全症
　リウマチ熱が原因で弁尖の肥厚・石灰化が進行すると，弁尖が短縮して接合不全をきたす。わが国では非常に少なくなった。

❷ 大動脈二尖弁
　狭窄症を起こす場合よりも頻度は少ないが，弁尖が肥厚・短縮して閉鎖不全症を起こす場合がある。

❸ 弁輪拡大
　バルサルバ洞-上行大動脈移行部が拡大すると，大動脈弁輪が拡大して弁尖の接合が低下する。マルファン症候群などの結合組織疾患で多くみられる。

❹ 感染性心内膜炎
　弁の感染によって，弁尖の穿孔や炎症による肥厚のために接合不良となり逆流を生じる。

3　病態生理

　拡張期に大動脈から左心室へ血液の逆流が起こると，拡張期の左心室の容積が増加する。それに伴い1心拍当たりの心臓からの拍出量も増加する。逆流が高度になると，左心室の

拡張末期圧が上昇し，肺高血圧を呈する．

4 症状

逆流が高度になっても**自覚症状に乏しい**ことが多い．高度逆流が長期に及ぶと，左心室収縮が低下して自覚症状が出現する．まず労作時息切れや動悸が出現し，心不全が悪化すると，浮腫や胸水貯留がみられるようになる．

5 検査

❶ 身体所見

聴診では，胸骨左縁第4肋間を中心に高調な拡張期逆流性雑音を聴取する．逆流が高度になると拡張期血圧が低下してくる．脈圧（収縮期血圧－拡張期血圧）が上昇するために，立ち上がりの急な触れ（速脈）を触知する．爪床の毛細血管拍動（**クインケ徴候**）や頭部の上下の揺れ（**ドミュッセ徴候**）がみられることもある．

❷ 胸部X線写真

高度になるまでは所見がない．左心室の拡大に伴い左第4弓が突出する．心不全を伴うと，肺血管陰影の増強や胸水貯留なども出現する．

❸ 心臓超音波検査

カラードプラーで，拡張期に大動脈から左心室への逆流を認める．大動脈弁の形態異常に加え，左心室の拡大を認める．

❹ 心臓カテーテル検査

逆流が高度になるまでは大きな異常を認めないことが一般的である．高度な逆流の場合，左心室拡張末期圧が上昇し，肺高血圧を呈するようになる．大動脈弁逆流が多いと，有効な心拍出量が低下する．

6 治療

❶ 薬物治療

高血圧を呈する場合には降圧薬の投与を行う．心不全を合併する場合には，利尿薬やACE阻害薬などで治療する．

❷ 外科治療

心不全を合併する場合，左心室収縮機能が低下した場合や左心室拡大が著明な場合に手術適応となる．人工心肺補助心停止下に手術を行う．**弁置換術**が一般的であるが，症例によっては，弁尖を修復して逆流を制御する弁形成術が行われる．**バルサルバ洞**の拡大を伴う場合には，バルサルバ洞の人工血管置換に加えて弁置換術や弁形成術を行う．

C そのほかの弁膜症

1. 三尖弁閉鎖不全症

1 概念・定義

右心房から右心室へ流入した血液が，収縮期に右心室から右心房へ逆流する疾患である。

2 原因・病態生理

僧帽弁膜症や大動脈弁膜症に伴う肺高血圧や肺うっ血によって，二次的に三尖弁輪が拡大して起こるものが最も多い。長期の心房細動によっても，三尖弁輪拡大をきたして逆流を生じることがある。三尖弁のリウマチ性弁膜症は少ないが，弁尖の肥厚・短縮をきたして逆流を生じる。感染性心内膜炎によって三尖弁の穿孔が生じると逆流を生じる。

3 症状

通常は，合併する僧帽弁膜症や大動脈弁膜症の症状が主体となることが多く，三尖弁閉鎖不全症が原因となる自覚症状は多くない。長期にわたり高度の逆流が持続すると，肝腫大・腹水・下腿浮腫・食欲不振・黄疸などの右心不全症状を呈する。

4 検査

身体所見では，逆流が高度な場合，聴診で胸骨左縁第5肋間における軽度の収縮期雑音を聴取する。進行すると，肝腫大・腹水・黄疸・下腿浮腫をきたす。逆流が極めて高度になると，頸静脈拍動や肝拍動がみられる。胸部X線写真では，右心房の拡大に伴って右第2弓が突出する。胸水貯留がみられることがある。心臓超音波検査では，右心房および右心室の拡大と，カラードプラーで収縮期の三尖弁逆流を認める。

5 治療

薬物治療は合併するほかの弁膜症に準じるが，利尿薬が必要になる場合が多い。外科治療では，弁輪形成術（弁輪形成リングを用いて拡大した弁輪の縫縮をする）が多く行われている。三尖弁置換は，重症の感染性心内膜炎や弁輪形成術が無効な症例に対して行う。

2. 連合弁膜症

連合弁膜症とは，複数の心臓弁に病変が及ぶ場合を指すが，一般的には大動脈弁と僧帽弁の両方に弁膜症がある場合を意味している。リウマチ性弁膜症が最も多い原因である。マルファン症候群などの結合組織疾患では，大動脈弁と僧帽弁に閉鎖不全症を合併する場

合がある。症状についても，それぞれの弁膜症にみられるものと同様である。身体所見ならびに諸検査の所見も，それぞれの弁膜症の組み合わせとなる。治療も同様に，それぞれの弁膜症の治療に準じて行う。

3. 感染性心内膜炎

感染性心内膜炎		
概要	定義	● 心臓弁に細菌や真菌が感染することで生じる疾患
	原因	● う歯・歯槽膿漏，尿路感染，他臓器の感染症など ● 心臓弁膜症や先天性心疾患を有する場合生じやすい。
	病態生理	● 僧帽弁，大動脈弁への感染が多い。 ● 弁への感染が持続すると疣贅が生じる。
症状		● 発熱（38℃を超える高熱） ● 敗血症による悪寒や戦慄 ● 組織の破壊により，心不全症状，頭痛・運動麻痺・めまい，背部痛・腰痛など
検査・診断		● 血液検査 ● 血液培養による起炎菌の同定 ● 心臓超音波，CT検査
主な治療		● 抗菌薬などの薬物療法 ● 弁形成術，弁置換術などの外科治療

1　概念・定義

　心臓弁に**細菌**や**真菌**による感染が波及して起こる疾患である。僧帽弁が最も多く，大動脈弁も多い。三尖弁の感染は欧米では多いが，わが国では少ない。心筋内に感染が波及することもある。感染が活動性である急性期，感染が数か月の慢性経過をたどる亜急性期，感染が治癒した治癒期に分けられる。

2　原因

　う歯・抜歯・歯槽膿漏，尿路感染や泌尿器科的処置，婦人科的処置，他臓器の感染症，アトピー性皮膚炎，血管内留置カテーテルなどが原因で細菌が血流内に入り，心臓弁や心腔内に感染巣を形成する。免疫抑制薬の投与，担がん状態，栄養不良などの感染防御機能が低下した状態では特に起こりやすい。人工弁は自己弁と比較して感染抵抗性が低い。心臓弁膜症や先天性心疾患（心室中隔欠損症や動脈管開存症）を有している場合にも発症しやすい。

3　病態生理

　軽症であれば発熱以外の問題は起こらない。悪化すると以下に述べるような多彩な病態を示す。

❶ 疣贅の形成

心臓弁感染が持続すると，表面に細菌やフィブリンを含む塊（かたまり）が形成される。これを**疣贅**（ゆうぜい）あるいは疣腫とよぶ。大きくなると，ちぎれて様々な臓器の血管に詰まり，次に述べるような塞栓症を引き起こす。

❷ 塞栓症

大きな疣贅は，脳，冠動脈，腹部動脈（脾臓（ひぞう）や腎臓（じんぞう）），上肢・下肢動脈に塞栓症を起こす危険性が高い。これは，脳梗塞（こうそく）や脳出血，心筋梗塞，脾梗塞，腎梗塞・腎不全，手足の先の疼痛やチアノーゼの原因となる。

❸ 心臓弁と周囲組織の破壊

感染によって弁尖が破壊されると，弁逆流（閉鎖不全症）を引き起こす。感染が弁の周囲に波及すると，弁輪や心筋内に膿瘍が形成される。感染のために組織破壊が進行すると，心臓弁周囲から心臓外への仮性動脈瘤が形成される（大動脈弁に多い）。

4 症状

急性期は**発熱**が最も典型的な症状で，しばしば38℃を超える高熱となる。**敗血症**のために悪寒や戦慄を伴うこともある。心臓弁の破壊・穿孔を合併すると，僧帽弁（そうぼうべん）や大動脈弁の逆流による心不全症状を呈する。脳梗塞や脳出血を伴うと，頭痛・運動麻痺・めまい・悪心（おしん）などを呈する。脾梗塞があると背部痛・腰痛がみられ，腎梗塞があると血尿がみられることがある。手足の末梢（まっしょう）への塞栓症では有痛性の結節（オスラー結節）がみられる。亜急性期には，37℃台の微熱が長期に継続することが典型的である。心臓弁の破壊があれば心不全症状を呈する。

5 検査

❶ 身体所見

本項3-4「症状」の項で述べたような臨床所見に加え，心雑音を聴取することが多い。

❷ 血液検査

急性期では，感染症を反映して白血球の増加，CRP（C反応性たんぱく）の上昇がみられる。亜急性の場合には貧血を呈していることが多い。

❸ 血液培養

血液培養を行って，**起炎菌**を同定することは感受性のある抗菌薬を決定するために必須である。複数か所からの採血が勧められる。

❹ 心臓超音波検査

疣贅は弁に付着する浮遊性の異常構造物と認められる。弁破壊があると弁逆流がみられる。感染が弁周囲に波及すると，心筋膿瘍（のうよう）や仮性動脈瘤が認められることが多い。

❺ CT検査

感染性心内膜炎の原因となった感染巣，仮性動脈瘤の診断，塞栓症の診断（脳，脾臓，腎

臓など）を同定・精査するためには CT 検査が有用である。

6 治療

❶ 薬物治療

感染に対しては感受性のある**抗菌薬**の投与が行われる。心不全を合併する場合には，利尿薬や強心薬を投与する。

❷ 外科治療

抗菌薬による治療によっても感染が制御できない場合，疣贅が大きく塞栓症の危険性が高い場合と，弁逆流などによる心不全症状が明らかな場合などに手術適応となる。人工心肺補助心停止下に手術を行う。疣贅などの感染部位の除去，弁逆流の治療が手術の主目的で，弁形成や弁置換を行うことが多い。弁周囲の破壊が高度な場合には，それに応じた適切な手技を追加する。

V 心臓腫瘍

1. 粘液腫

1 概念・定義

心臓の内腔（心内膜側）にできる**良性腫瘍**である。心臓原発の腫瘍としては最も多い。腫瘍内部はゼリー状の粘液成分が豊富なためにこのようによばれている。

2 原因・病態生理

30〜50歳代に多く，女性に多くみられる。**心房中隔**に付着して生じることが圧倒的に多い。発生部位は，左心房が75％，右心房が20％，右心室が5％で，左心室にはほとんどできない。内容物がゼリー状であるためにちぎれやすい。粘液腫の破片は，脳血管を含む全身に塞栓症を起こす。また，左房粘液腫が巨大化すると，拡張期に僧帽弁にはまり込んで，僧帽弁狭窄症状をきたすことがある。

3 症状

大多数は無症状で，心臓超音波検査で偶然に発見されることが多い。微熱を有することが比較的多い。塞栓症を発症した場合には，塞栓を起こした臓器（脳，冠動脈，腎臓，手足）で症状が出現する。僧帽弁にはまり込む（嵌頓とよぶ）ほどの巨大な左房粘液腫があると，労作時息切れや意識消失がみられることがある。

4 検査

血液検査でCRPが軽度上昇していることが多い，胸部X線検査は正常である。心臓超音波検査が最も重要で，心臓壁から伸び出して心腔内に浮遊する塊状（かたまり）の異常構造物として認められる。

5 治療

粘液腫は，塞栓症（そくせん）を予防する観点からすべて手術適応となる。人工心肺補助心停止下に手術を行う。腫瘍（しゅよう）の付着した心臓壁（多くは心房中隔壁（しんぼうちゅうかく））とともに切除する。再発することはほとんどない。

2. そのほかの良性腫瘍

乳頭状線維弾性腫（にゅうとうじょうせん　い　だんせいしゅ）が粘液腫に次いで多くみられる。自覚症状はなく，塞栓症を起こすことも稀（せんい）である。ほかに，線維腫，横紋筋腫，脂肪腫，血管腫，奇形腫などがあるが，通常はいずれも無症状で，心臓超音波検査やCT検査で偶然に発見されることが多い。悪性腫瘍を鑑別するために手術的に切除することを考慮する。

VI 心筋疾患

A 特発性心筋症

1. 肥大型心筋症

肥大型心筋症		
概要	定義	●局所的に不均一な心筋の肥大を呈する心筋疾患。
	原因	●家族性素因など
	病態生理	●主として左室（ときに右室）が肥大する。閉塞性肥大型心筋症では左室流出路の狭窄をきたす。
症状		●壁肥厚による拡張能低下による心不全症状 ●致死的不整脈をはじめとする不整脈
検査・診断		●心電図でのST-T変化 ●心エコー図、胸部X線などの画像検査
主な治療		●β遮断薬、Ca拮抗薬、抗不整脈薬などによる薬物療法 ●不整脈に対する治療

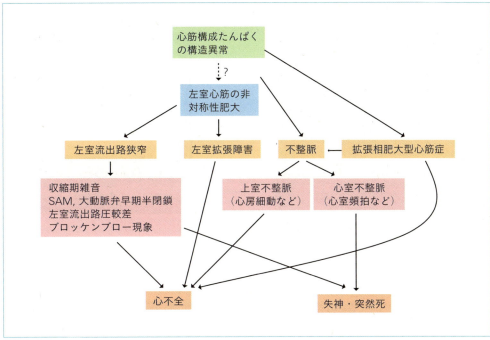

図4-36 肥大型心筋症の病態生理

1 概念・定義

高血圧症などによる心肥大像と異なり、局所的に不均一な**心肥大像**を呈する心筋疾患である。特に、心室中隔の局所的肥厚によって生じた**左室流出路狭窄**（閉塞性肥大型心筋症）が、臨床的に重要である。

2 原因

遺伝的家族性素因が指摘される症例が約50％検出される。心筋ミオシンなど心筋収縮に関するいわゆるサルコメアたんぱくの遺伝子変異が関与する。

3 病態生理（図4-36）

閉塞性肥大型心筋症における左室流出路狭窄は、同部の心筋肥厚に伴う物理的狭窄に加え、僧帽弁および同弁下組織の伸展や前方偏位により構成される。

4 症状・検査

❶ 肥大型心筋症の診断

心エコー図（図4-37）やMRIにより、不均一心肥大を検出する。心電図では、左室肥大所見や異常Q波がみられる。心筋生検では、心筋の錯綜配列像が壁肥厚部に好発する。

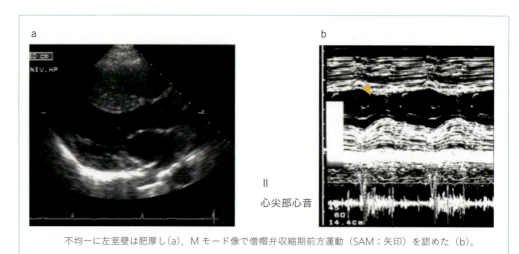

不均一に左室壁は肥厚し(a)，Mモード像で僧帽弁収縮期前方運動（SAM；矢印）を認めた（b）。

図4-37 肥大型心筋症の心エコー図

表4-11 閉塞性肥大型心筋症における左室流出路狭窄の増減因子

	左室流出路狭窄（→収縮期雑音）	
	増大	減弱
前負荷減少	バルサルバ手技 立位 脱水 頻脈 硝酸薬（亜硝酸アミルなど）	
前負荷増加		蹲踞
心収縮力増加	運動 期外収縮後 強心薬（β刺激薬，ジギタリス製剤）	
心収縮力減少		β遮断薬
後負荷減少	α_1遮断薬	
後負荷増加		等尺性運動（ハンドグリップ手技）

❷ 左室流出路狭窄

失神発作や労作時息切れがみられる。収縮期雑音は，種々の修飾要因で大きさが変化する（表4-11）。雑音を増強させる要因は左室流出路狭窄を増悪させ，病状を悪化させる。心エコー図や心臓カテーテル検査による左室流出路圧較差で証明されるが，心エコー図Mモード法での僧帽弁収縮期前方運動（SAM）も重要である。

❸ 心不全

壁肥厚に伴い，心拡張能が低下する。心拡大が進み，心収縮能が低下する拡張相肥大型心筋症は，予後が極めて不良である。

❹ 不整脈

心室頻拍・心室細動などの**致死的不整脈**を併発し，家族性肥大型心筋症例，若年例，失神や心停止の既往例，拡張相肥大型心筋症例に突然死が多い。心房細動をはじめとする上

室不整脈の合併率も高い。

5 治療

❶ 左室流出路狭窄

急激な運動の開始や途絶および脱水は避ける。薬物療法としてはβ遮断薬に加え，非ジヒドロピリジン系カルシウム拮抗薬や，ジソピラミドやシベンゾリンコハク酸塩といった抗不整脈も閉塞機転を軽減する。重症例では経皮的心室中隔心筋焼灼術（PTSMA）が行われ，人工的な心筋梗塞を作成することで閉塞を軽減させる。

❷ 心不全

拡張障害による心不全管理には，血圧・心拍数・血管内容量の3要因を制御する。ただし，長期予後改善が実証されている薬剤はない。

❸ 不整脈

突然死予防からの薬物療法の十分なエビデンスは乏しい。カテーテルアブレーションは根治的でないことが多い。激しい運動は避ける。心肺停止を伴う心事故が発生した場合は，植込み型除細動器を留置する。

2. 拡張型心筋症

Digest

拡張型心筋症		
概要	定義	・心室の肥大と収縮力低下を特徴とする心筋障害。予後は不良である。
	原因	・遺伝子変異，ウイルス持続感染，自己免疫機序など
	病態生理	・心筋障害と心室リモデリング，心ポンプ機能不全による心不全。心筋障害による不整脈が起こる。
症状		・労作性呼吸困難，肺うっ血などの心不全症状 ・心室頻脈や高度徐脈性不整脈などの不整脈
検査・診断		・心エコー図や胸部X線による心肥大・収縮不全の確認 ・特定心筋症の除外により診断する。
主な治療		・心不全症状への薬物療法（ACE阻害薬，β遮断薬など），心臓再同期療法 ・不整脈への植込み型除細動器 ・血栓の予防

1 概念・定義

心室の拡張とびまん性の**心収縮力低下**を特徴とし，難治性心不全や不整脈により死に至る予後不良の疾患である。特発性拡張型心筋症が正式名だが，「特発性」とは特定心筋症を除外した，言い換えれば他に該当するものがない場合につけられる診断名である。すなわち，診断名そのものに積極的な意義付けは存在しない。

2　原因

遺伝子変異，ウイルス持続感染，自己免疫機序の3病因が主軸と想定されている。

3　病態生理

本症での病態の本体は，心筋障害とそれに伴う心室リモデリングの進行である。心ポンプ不全は前方・後方不全をもたらし，運動耐容能の低下や全身・肺うっ血所見をきたす。一方，心筋細胞の脱落や線維化に伴い，心筋内に電気的不均一性が生じ不整脈が生じやすくなる。また，壁運動低下と心房細動の合併は，心腔内血栓形成の原因ともなる。なお，拡張型心筋症では無症候例から心移植待機例まで重症度に大きな幅があり，診断名のみから一律の病態認識をすべきでない。

4　症状・検査

疾患概念自体が，**表 4-12** に挙げるような疾患の除外診断を基本とする。あくまでも**収縮不全**による心不全一般に準ずる解釈を行う。

表4-12　特発性心筋症との鑑別を要する主な特定心筋疾患と鑑別のポイント

特定心筋疾患	病態が類似する心筋症	基礎病態	鑑別・管理のポイント
心アミロイドーシス	RCM	原発性または骨髄腫，透析関連	● 心電図：前胸部誘導のR波低下 ● 心エコー図：輝度の高い肥厚心筋（sparkling echo） ● ジギタリスに対して易中毒性
心ファブリー病	HCM	心筋へのリポたんぱく沈着	● 血中αガラクトシダーゼ活性著減 ● 特異的な心筋生検像
デュシェンヌ型筋ジストロフィ	DCM	ジストロフィンたんぱく欠損	● 伴性劣性遺伝 ● 致死的不整脈をきたし突然死を起こす ● 心電図：右側胸部誘導のR波増高，低S波
心サルコイドーシス	DCM，稀にHCM	細菌抗原と交差する自己免疫？	● 不均一な壁運動低下（特に心室中隔基部の菲薄化） ● 心伝導障害（脚ブロック・房室ブロックなど） ● 副腎皮質ステロイド薬治療が有効 ● 心筋への ^{67}Ga集積や心筋生検でのサルコイド肉芽腫の検出 ● 18F-FDG-PETで心筋へのFDG集積の検出
アルコール性心筋症	DCM	10年以上連日エタノール90mL/日以上の飲酒	● 完全断酒により心機能改善（12週以内），再飲酒により悪化。 ● 脚気心の除外が時に必要
アドリアマイシン心筋症	DCM	アントラサイクリン系抗がん剤	● 発症に関して累積投与量の閾値あり

DCM：拡張型心筋症，HCM：肥大型心筋症，RCM：拘束型心筋症

❶ 心不全

　労作性呼吸困難とともに，肺ラ音などの肺うっ血所見と低心拍出，さらに多くでは右心不全，特に全身浮腫，頸静脈怒張などの全身うっ血所見が診断の契機となる。心電図での異常所見は高率といわれるが，非特異的である。心エコー図は最も基本的な診断ツールであり，心筋収縮不全と左室内腔の拡張を証明し得る。心臓カテーテル検査の意義は，冠動脈造影による虚血性心疾患の除外である。心筋生検は，侵襲性が高く，合併症の懸念もあるため，現時点ではあくまで除外診断の手段にすぎない。

❷ 不整脈

　心室頻脈あるいは高度徐脈性不整脈は，めまいや意識消失発作などをもたらし，時に突然死に至る。

5 治療

❶ 心不全

　収縮障害に基づく心不全での治療ガイドラインに準拠し，ACE阻害薬とβ遮断薬を基本薬に，心不全症状に応じて利尿薬（スピロノラクトンを含む）での体液コントロールを加える。非薬物療法として，左室不調和壁運動例に心臓再同期療法が有効な例がある。末期例では，左室補助人工心臓や心移植を考慮する。

❷ 不整脈

　β遮断薬を含めた各種心不全治療薬以外で，突然死の発生率を減少させた抗不整脈薬は，現在のところ存在しない。確実に予防できるのは，植込み型除細動器のみである。

❸ 血栓予防

　心内血栓の形成が高率である。低心機能例では心房細動の有無にかかわらず，抗凝固療法の併用が望ましい。

3. 拘束型心筋症

　心収縮能や心室壁厚は正常であるにもかかわらず，心拡張能が特異的に障害され，心室拡張期容量が減少するため，収縮性心膜炎に類似した拘束性両心不全をきたす。わが国では，極めて稀な疾患である。主に熱帯地方に多い。

B 二次性心筋症

1. 心アミロイドーシス

1 概念・定義

　心臓への**アミロイド沈着**により，心不全や不整脈といった心徴候をきたしたものである。

2 | 原因

多くのアミロイドたんぱく種のなかで，L鎖由来（AL）やトランスサイレチン由来（ATTR）のものが心臓病変を好発させる。

3 | 病態生理

両心室の拡張不全に伴う両心不全と，付随する致死的不整脈が心臓病態を形作る。

4 | 症状・検査

多くに共通する異常は，**心肥大**所見である。特に，左室肥大を呈しながらも低電位差やR波増高不良といった，心形態と解離した心電図所見を認める。心筋組織性状のスクリーニングとして心臓MRIが有用であり，心内膜側優位のガドリニウム（Gd）遅延造影像がみられる。最終的には，生検で診断する。アミロイド沈着が証明されれば，原因を治療できる可能性を探るためにアミロイド型を決定させる。

5 | 治療

原発性ALアミロイドーシスに対して，自己末梢血幹細胞移植を併用した大量化学療法，あるいはボルテゾミブの単独治療，トランスサイレチン型家族性アミロイドポリニューロパチーでは肝移植が行われている。また，タファミジスメグルミンがニューロパチーの進行を遅延させることが明らかになり，不治の病ではなくなりつつある。

2. 心サルコイドーシス

1 | 概念・定義

心筋内に乾酪壊死を伴わない**類上皮細胞肉芽腫**が病理組織学的に認められたもの。もしくは，心臓以外の臓器で病理組織学的あるいは臨床的にサルコイドーシスと診断し得た症例で，心サルコイドーシスを強く疑う臨床所見を認めたものである。

心臓にのみサルコイドーシスが生じることがあり，孤発性心臓サルコイドーシスとよばれる。

2 | 原因

サルコイドーシスの原因は不明である。好発遺伝子やアクネ菌感染などの諸説がある。

3 | 病態生理

他臓器サルコイドーシスでは，増悪と寛解を繰り返し，自然寛解する例も散見される。それに対し，心サルコイドーシスでは自然寛解はなく，無治療だと進行性に増悪する点に

注意すべきである。

4 症状・検査

　心ポンプ異常に伴う息切れ，あるいは，徐脈性・頻脈性不整脈に伴う動悸や失神を訴える。他臓器サルコイドーシスの経過観察中に検出される無症状例もある。
　心サルコイドーシスに特徴的な検査所見として，心電図による心伝導障害（特に房室ブロック）や心室不整脈，心エコー図での心室中隔基部の菲薄化，ガリウム（Ga）シンチグラフィでの心集積，心臓MRIでのGd遅延造影像（特に心外膜側に優位）やT2高信号域がある。また，炎症部位へのFDG集積が^{18}F-FDG-PETで認められる。心筋標本での**サルコイド結節**が組織学的に証明できれば，直接的な確定診断となるが，生検による陽性率は低い。

5 治療

　心サルコイドーシスと診断された場合は，副腎皮質ステロイド薬投与が原則である。

3. 好酸球性心疾患

　好酸球性浸潤に伴う心疾患である。特発性の好酸球性心筋炎は，ウイルス感染による心筋炎と類似するが，末梢血好酸球が増加し，副腎皮質ステロイド薬が有効である。心内膜炎が併発すると，心腔内血栓や拘束性障害が出現する。アレルギー疾患や特発性好酸球増加症では，全身疾患としての治療を優先し，心病態は支持療法に徹する。

C 心筋炎

Digest

心筋炎		
概要	定義	・心筋層に炎症をきたす疾患の総称
	原因	・ウイルス感染に伴う心筋の直接障害 ・薬物，放射線，物理刺激，代謝障害，免疫異常など。
	病態生理	・心臓に炎症をきたすことにより，心臓のポンプ機能の異常と不整脈が生じる。
症状		・感冒様症状などのウイルス感染症状 ・呼吸困難，倦怠感などの心ポンプ不全症状 ・動悸，失神などの不整脈症状
検査・診断		・心筋の炎症所見。心筋生検，心筋シンチグラフィ，心臓MRIなど。 ・心電図 ・心筋トロポニン ・心エコー図，冠動脈造影
主な治療		・副腎皮質ステロイド薬などによる炎症への対応 ・強心薬，IABP，経皮的心肺補助など。 ・不整脈への一時的体外式ペーシング，電気的除細動など。

1 概念・定義

心筋炎とは，心筋層に**炎症**をきたす疾患の総称である．先進国の多くではウイルス感染によるとされ，いわゆる「心臓の感冒」ともいえる．発症様式では急性が，組織学的にはリンパ球性が多い．急性心筋炎のなかで心肺危機に陥るものを，劇症型心筋炎とよぶ．

2 原因

ウイルス感染に伴う心筋の直接障害のほかに，薬物，放射線，物理刺激，あるいは代謝障害やアレルギー・自己免疫などの免疫異常によっても惹起され，原因不明も少なくない．心筋炎惹起性ウイルスのなかでは，「夏かぜ」を引き起こす**コクサッキーB群**が多い．

3 病態生理

心臓への炎症により，心ポンプ異常もしくは不整脈を引き起こす．

4 症状・検査

感冒症例に心異常を随伴する場合，本疾患を頭に浮かべられるか否かが診断で最も重要な分かれ道である．

❶ウイルス感染症状

心症状出現に数日～1週間ほど先んじる．発熱を伴う感冒様症状とともに，嘔吐・下痢などの消化器症状を認めることがある．

❷心筋の炎症所見

心筋生検での炎症細胞浸潤にて確定診断する．しかし，生検はサンプリングエラーがあり，侵襲度も低くない．最近では，^{67}Ga心筋シンチグラフィとともに，心臓MRI（Gd遅延造影像とT2強調での高信号像）が活用される．

❸心ポンプ不全

呼吸困難と倦怠感を生じ，低血圧・心ギャロップ音（奔馬調律）・四肢冷感がみられるが，無症状例もある．心電図では，冠動脈支配と一致しない広範誘導のST上昇を認める．血液検査では，血中心筋トロポニンの上昇が有用である．心エコー図では心収縮能低下と壁肥厚が重要であり，び漫性に分布する．急性心筋梗塞を鑑別する必要があり，冠動脈造影は除外診断に必須である．

❹不整脈

症状として動悸や失神を認め，房室ブロックや脚ブロックなどの心伝導異常，心室頻拍などの心室不整脈がみられる．高熱と解離する徐脈で本症が見つかる場合もある．

5 治療

心筋炎に特異的な治療は，確立していない．したがって，心病態に対しての管理を行い，

炎症の自然消退を待つ。一方で，経過の予想が困難であり，抜け目なく観察し，適切に変化へ対応する。

❶ 炎症への対応

巨細胞性や好酸球性などの特殊型で，副腎皮質ステロイド薬や免疫抑制薬が有効なことがある。

❷ 心ポンプ不全

多くは1週間ほどで炎症が消退し，心機能が回復する。よって，それまでの生命維持が治療管理の主軸である。心ポンプ失調では，静注強心薬，大動脈内バルーンパンピング，経皮的心肺補助（PCPS）などの循環補助法を適切に使用する。

❸ 不整脈

高度心ブロックによる徐脈には一時的体外式ペーシングを行う。心室頻拍や心室細動には電気的除細動を行う。血行動態を維持できない場合は，PCPSの良い適応である。

VII 心膜疾患

心膜は，心筋の表面を覆う心外膜（臓側心膜）とその外側を覆う壁側心膜の2層から構成され，袋状となっている。この2層の間を心嚢（または心膜腔）とよぶ。心嚢内には正常でも20〜50mLの液体（心嚢液）が存在し，潤滑液の役割を果たしている（図4-38a）。

心膜疾患では，急性心膜炎，心タンポナーデ，収縮性心膜炎などを，学習する。

1. 急性心膜炎

感染や悪性腫瘍など様々な原因で生じる心膜の急性炎症である。原因は**感染**が多く，ウイルス性が30〜50％と最多である。ほかに，細菌性（化膿性）や結核性などの感染性，

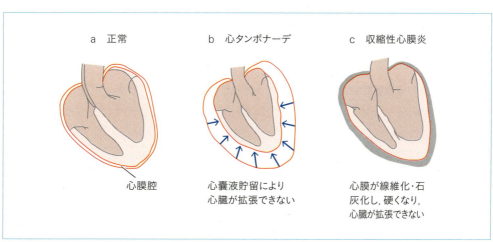

図4-38 心膜疾患の病態

および心筋梗塞後，悪性腫瘍の転移，自己免疫疾患，放射線照射後，尿毒症などが原因になる。

胸痛を起こす急性疾患で，急性心筋梗塞との鑑別が必要な場合もある。胸痛は，炎症と心嚢液貯留により心膜が過伸展することで生じる。体位によって変化するのが特徴で，前屈や座位で軽減し，深呼吸や咳嗽で増悪する。感染性では発熱を伴うことが多い。聴診では高調な心膜摩擦音が特徴的で，心電図では，aV_RとV_1を除くほぼ全誘導にわたるST上昇，および早期にはPR低下がみられ，急性心筋梗塞との鑑別に有用である。血液検査では，白血球上昇やCRP増加などの炎症所見を伴うことが多い。また，急性心膜炎は約15％で心筋炎を合併する。心エコー図では，心嚢液の有無が重要であり，多量になれば後述の心タンポナーデを生じることがある。通常，ウイルス性心膜炎の予後は比較的良好で，数週間内には自然治癒する。治療としては，胸痛や発熱に対して，非ステロイド性抗炎症薬を用いるが，効果不十分であれば副腎皮質ステロイド薬を併用する場合がある。

2. 心タンポナーデ

Digest

心タンポナーデ		
概要	定義	・心嚢に多量の液が貯留して心膜腔内圧が上昇して心臓の拡張が妨げられ，心拍出量が低下した状態
	原因	・急性心膜炎，心破裂，大動脈解離による大動脈基部の破裂，外傷，悪性腫瘍など。 ・医原性（カテーテル操作に伴うものなど）
	病態生理	・心膜腔内圧の上昇により右心が影響を受け右心不全を呈する。やがて心室の充満が障害されて心拍出量が低下し，血圧低下，進行するとショック，死へと至ることもある。
症状		・ベックの三徴：血圧低下，頸静脈怒張，心音微弱 ・奇脈，頻脈，脈圧低下など
検査・診断		・心電図では頻脈，低電位 ・診断・病態把握には心エコー図が重要である。
主な治療		・心嚢穿刺による心嚢液の排出，心嚢持続ドレナージ ・急性心タンポナーデでは緊急開胸術

急性心膜炎で**心嚢液貯留**が起こっても，無症状の場合も多い。しかし，液の貯留が進行すると心膜腔内圧が上昇し，高度になると心臓が外側から圧迫されて心腔への血液の流入が障害される（図4-38b）。すると，心室は血液をため込めないので，心拍出量が低下する。静脈の怒張，低血圧をきたし，全身の血行動態が破綻した状態を心タンポナーデとよぶ。

原因としては悪性腫瘍の心膜転位が最も多く，ほか，急性心膜炎，急性心筋梗塞による心破裂や大動脈解離における大動脈基部病変の破裂，外傷，カテーテルや開心術後の出血による医原性などがある。

心タンポナーデに至るかどうかは，心嚢液の量のみならず貯留スピードも重要である。

貯留スピードが緩徐な場合は，1L以上の多量心嚢液が貯留しても心タンポナーデに至らないが，急速に貯留する場合は200mL程度の量でも，心タンポナーデを起こす。

病態生理としては，液貯留により心膜腔内圧が上昇すると，低圧系の右心が影響を受けやすく，右心不全を呈する。右心房への静脈還流が阻害され，体静脈圧が上昇し，全身のうっ血をきたし，ひいては心室の充満が障害され，心拍出量が低下し血圧低下をきたす。頻脈・反応性血管収縮などで代償するが，進行するとショックや死に至る。

身体所見としては，**ベック（Beck）の三徴**として，血圧低下，頸静脈怒張，心音微弱が重要である。ほかに，奇脈（吸気時に収縮期圧が10mmHg以上低下する），頻脈，脈圧低下などを認める。

心電図では，頻脈を呈し，多量の心嚢液貯留により低電位を示す。**心エコー図**は，心タンポナーデの診断・病態把握・治療に最も重要な検査である。心嚢液は，心周囲のエコーフリースペースとして観察される。液貯留が増えると，心臓の振り子様運動，右心房の圧排，右心室の拡張期の虚脱などを認める。

治療は，心エコーガイド下で，心嚢穿刺を行い心嚢液を排出する。穿刺に成功すると，血行動態が速やかに改善することが多い。持続的に排出が必要であれば，心嚢持続ドレナージを行う。血性で出血による急性心タンポナーデ（外傷，急性心筋梗塞後心破裂，急性大動脈解離，医原性，開心術後）では，緊急開胸術が必要となる場合がある。

3. 収縮性心膜炎

Digest

収縮性心膜炎

概要	定義	・心膜の線維性肥厚や石灰化により心臓の拡張が障害される病態
	原因	・結核による急性心膜炎など ・最近は原因不明の特発性のものが多い。
	病態生理	・心室圧は急激に低下した後に上昇し，高めで一定となる状態（dip and plateau）を示す。
症状		・頸静脈怒張（吸気時に増強する） ・右心不全所見
検査・診断		・胸部X線や胸部CT，心エコー図による心膜石灰化の所見 ・診断にはカテーテル検査は必須となる。
主な治療		・右心不全からの全身うっ血に対して利尿薬投与 ・重症例では外科的心膜切除

急性心膜炎の回復期には心嚢液が吸収されるが，この過程で心膜が線維性に硬く肥厚してくる場合がある。慢性期には，2層を形成していた臓側心膜と壁側心膜が癒着して心膜腔が閉鎖される。さらに，石灰化を伴って硬さを増し，あたかも「よろい」のように心臓（主に心室）を取り囲む（図4-38c）。そうなると心臓の拡張が障害され，心拍出量低下と全身うっ血がみられる。心室の収縮は通常は保たれている。

以前は，結核による急性心膜炎の後遺症として知られていたが，最近では，原因不明のものが多く，原因の特定は容易ではない．開心術後，放射線療法後などに認めることがあるが，その発症時期は，治療後早期から数年以上経過した後のものまで幅広い．

　病態生理として，拡張早期には圧が上昇した心房から急速に心室充満がなされるが，「よろい」で覆われ拡張が高度に制限された心室は短時間で容積を満たし，心室拡張は突然停止し，拡張中期から後期にかけては心室圧の上昇はみられなくなる．これを心室圧の曲線でみると，平方根（ルート）の記号のように，急激に低下後上昇して高めで一定になる形状（**ディップアンドプラトー：dip and plateau**）を示し，本症に特徴的である．慢性の経過で肝腫大や腹水を呈することが多いので，肝硬変などと間違われることがあるが，頸静脈怒張の存在が本症には重要である．

　身体所見としては，右心不全所見を認める．聴診では，拡張早期に石灰化した硬い心室に急速充満する血流が急激に止まる音が，高調な心膜ノック音として聴取される．吸気時に頸静脈怒張が増強し，クスマウル（Kussmaul）徴候とよばれる．前述の心タンポナーデに類似した病態だが，クスマウル徴候は収縮性心膜炎で多く，一方，奇脈は心タンポナーデに多い．胸部X線や胸部CTで，心膜の石灰化像が認められば，本症を強く疑う．

　心エコー図では，高度になれば肥厚・石灰化した心膜が観察される．小さめな心室と拡大した心房が典型的である．本症の診断には，カテーテル検査が必須で，両心室の圧波形がdip and plateauを呈する．

　治療は，右心不全からの全身のうっ血に対して，利尿薬を投与することが多いが，症状のコントロールが困難な場合が多い．重症例では，外科的心膜切除が唯一の根本的な治療である．

VIII 脈管疾患

A 大動脈疾患

1.（真性）大動脈瘤

大動脈瘤

概要	定義	●大動脈の一部の壁が全周性・局所性に拡大・突出した状態。
	原因	●動脈硬化, 喫煙, 高血圧, 脂質代謝異常, 糖尿病, 透析, 睡眠時無呼吸症候群など。 ●炎症, 先天性結合織異常, 外傷, 感染など
	病態生理	●脆くなった動脈壁に血流によるストレスがかかることで動脈が拡大する。
症状		●一般的に無症状 ●瘤が拡大するときに胸痛や腹痛, 腰痛を訴えることがある。 ●破裂すると突然の激痛やショックをきたす。
分類		●部位による分類：上行大動脈瘤, 弓部大動脈瘤, 下行大動脈瘤, 腹部大動脈瘤 ●形態による分類：囊状, 紡錘状, 真性, 仮性など
検査・診断		●腹部エコー検査, CT検査, 胸部X線, 造影CT検査など ●治療方針の決定には造影CT検査
主な治療		●仮性動脈瘤や破裂例では緊急手術。破裂の危険が高いと判断した場合は待機的に手術。 ●動脈硬化に対する内科的治療, 血圧管理

1 概念・定義

　大動脈は，左心室直上の大動脈基部から始まり，上行して大動脈弓を形成して頭頸部や上肢に血管を分枝したのち，背部を下行し横隔膜を貫いて総腸骨動脈分岐部に至る。動脈壁は内膜，中膜，外膜の3層構造をしており，中膜には弾性線維や平滑筋細胞が多く含まれ，最も厚い。この大動脈の一部の壁が，全周性または局所性に拡大または突出した状態を大動脈瘤と定義し，大動脈が全体にわたって拡大したものは大動脈拡張症と称する。

2 原因

　大動脈瘤の発生には，**大動脈壁**の脆さ（脆弱性）が大きく関与しており，原因は動脈硬化によるものが多く，喫煙，高血圧，脂質代謝異常，糖尿病，透析，睡眠時無呼吸症候群はリスクを増大させる。そのほか，炎症（ベーチェット病，大動脈炎症候群など），先天性結合織異常（マルファン症候群，血管型エーラス−ダンロス症候群など），外傷，感染が原因となる場合

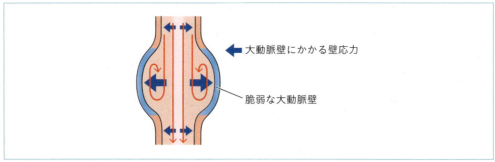

図4-39 大動脈瘤拡大の病態生理

がある。

　感染性大動脈瘤の場合，菌血症が先行している場合や，脊椎炎や憩室炎の波及のこともあるが，原因菌や感染経路を特定できないことが多い。

3 病態生理

　何らかの原因で脆くなった動脈壁に，**血流ストレス**がかかることで動脈が拡大する（図4-39）。

4 分類

▶ **部位による分類**（図4-40）：大動脈瘤の局在によって，上行大動脈瘤，弓部大動脈瘤，下行大動脈瘤，胸腹部大動脈瘤，腹部大動脈瘤と区分する。

▶ **形態による分類**（図4-41）：全周性の拡張を紡錘状大動脈瘤，大動脈壁の一部の突出を囊状大動脈瘤とよぶ。大動脈瘤の多くは紡錘状である。紡錘状大動脈瘤の場合は正常径の1.5倍以上になったときに大動脈瘤と診断する。動脈壁の内膜，中膜，外膜の3層構造が保たれている場合を真性大動脈瘤，動脈が解離して外壁が外膜のみで構成されるものを解離性大動脈瘤（大動脈解離），3層とも破綻して外壁に動脈成分がなく周囲の結合組織のみからなるものを仮性大動脈瘤とよぶ。

　囊状動脈瘤は，同じ大きさであれば紡錘状動脈瘤よりも破裂しやすい。囊状動脈瘤の原因には感染や炎症がある。

5 症状

　大動脈瘤は，感染や炎症や破裂などの場合を除き，一般的に自覚症状はない。大動脈瘤が周囲の臓器や神経を圧迫する場合に，症状を合併することがある。たとえば，弓部大動脈瘤が反回神経を圧迫する場合には反回神経麻痺による声の嗄れ（嗄声）を合併し，胸部大動脈瘤が食道を圧迫する場合には食べ物の飲み込みにくさを訴える。腹部大動脈瘤では腹部の拍動性腫瘤の触知を訴えることがある。大動脈弁輪拡張症の場合に大動脈弁閉鎖不全症の合併も生じやすい。

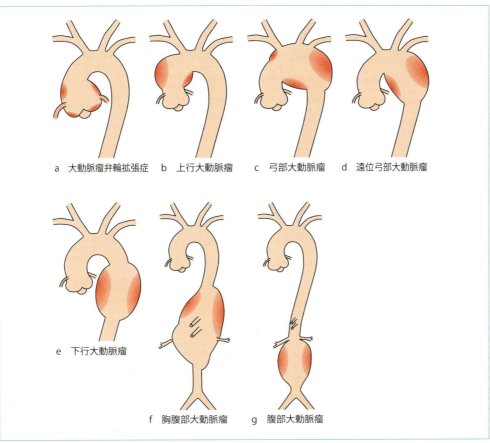

図4-40 大動脈瘤の部位による分類

a 大動脈弁輪拡張症　b 上行大動脈瘤　c 弓部大動脈瘤　d 遠位弓部大動脈瘤
e 下行大動脈瘤　f 胸腹部大動脈瘤　g 腹部大動脈瘤

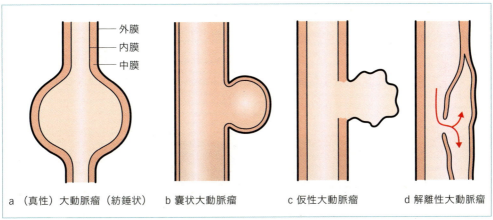

a （真性）大動脈瘤（紡錘状）　b 嚢状大動脈瘤　c 仮性大動脈瘤　d 解離性大動脈瘤

図4-41 大動脈瘤の形態による分類

　大動脈瘤そのものの症状としては，大動脈瘤が急速に拡大するときに胸痛や腹痛，腰痛を訴えることがある。仮性大動脈瘤は発症時に疼痛を訴える。瘤が**破裂**した場合には，突然の激痛やショックが主症状となる。

VIII　脈管疾患　253

6 | 検査

腹部エコー検査やCT検査，胸部X線検査で偶然発見されることも多い。造影CT検査で大動脈瘤の大きさや形態，分枝との位置関係が判断できる。治療方針の決定には造影CT検査が欠かせない。造影剤アレルギーがある場合には，MRIを診断に用いることもある。

7 | 治療

動脈硬化を原因とする大動脈瘤は，動脈硬化に対する内科的治療を行う。そのなかでも**血圧管理**は重要である。大動脈瘤は拡大すると破裂して死に至る可能性もあるため，破裂の危険が高いと判断した場合には手術を行う。囊状大動脈瘤は，紡錘状大動脈瘤よりも破裂しやすいため早期に手術を行う。仮性大動脈瘤で血行動態が不安定な場合や，破裂によるショック例では**緊急手術**を行う。なお，感染性大動脈瘤の場合は感染の治療を先行させ，炎症性大動脈瘤の場合には経過観察で縮小することもある。

手術方法は，大動脈瘤を切除し，切除した部分を**人工血管**で置換する。人工血管で置換する場合，置換する部位の前後で血流を止める必要がある。鉗子ではさんで血流を止めることを遮断という。血流を遮断するとその末梢に臓器虚血が生じる。その虚血によって臓器障害が予想される場合には，補助循環とよばれる体外循環や人工心肺を装着して手術を行う。補助循環なしに大動脈を遮断して手術を行うことを単純大動脈遮断とよび，腹部大動脈や下行大動脈の手術で行われる。それ以外の部位の手術では，長時間の大動脈遮断を要し臓器障害が起こり得ることから，体外循環を用いることが多い。大動脈を遮断することができない場合には，低体温循環停止法を用いる。大動脈の部位や外科医によって用いる補助循環方法は異なる場合が多い。大動脈置換用の人工血管には，ポリエステル繊維を編んで（織って）作成したダクロン人工血管が用いられる（図4-42）。近年，症例によってはカテーテルを大腿部の血管から挿入してステントグラフトを挿入する**ステントグラフト**

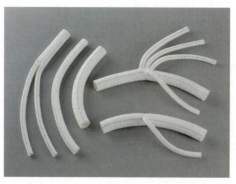

写真提供：
日本ライフライン株式会社

図4-42　種々の人工血管

療法を行うことが増えており，大動脈遮断や補助循環を要さず侵襲が低い利点があるが，大動脈瘤内に血流が漏れる（エンドリーク）リスクもあるため留置後も長期的に画像的に経過観察する必要がある。

8 予防

一般的には，動脈硬化が起こる中年以降は，減塩したり，ストレスを避けて適度な運動を行う。喫煙している場合には禁煙をする。糖尿病，肥満，脂質異常症や高血圧症は，食事や運動療法，内服薬によって適切に治療しておく。先天性結合織異常の家族歴のある場合には，若年期から医療機関に相談し治療を開始することが有用である。ことに大動脈瘤の家族歴がある場合は，喫煙は避け，血圧の管理は厳重に行う。

2. 大動脈解離

大動脈解離

概要	定義	● 大動脈壁の内膜に亀裂が入り，中膜で2層に剥離し血管の走行に沿って連続している病態。
	原因	● 動脈硬化，喫煙，高血圧，糖尿病，炎症（ベーチェット病，大動脈炎症候群など），マルファン症候群，外傷，心臓外科手術など
	病態生理	● 動脈壁が裂けて大動脈内にできた隔壁をフラップ，内膜に亀裂が入った部分をエントリー，再度内膜を貫通する部位をリエントリーという。
症状		● 突然の強い胸背部痛，腰痛，腹痛，失神など ● 解離の進展による頭頸部症状，腹痛や間欠性跛行，麻痺など
分類		● ドベーキー（DeBakey）分類（Ⅰ型，Ⅱ型，Ⅲa型，Ⅲb型） ● スタンフォード（Stanford）分類（A型，B型）
検査・診断		● 造影CT検査やエコー検査
主な治療		● スタンフォードA型は血圧管理と緊急手術 ● スタンフォードB型は主に安静や血圧管理。病態によっては侵襲的治療

1 概念・定義

大動脈壁の内膜に亀裂が入り，中膜で2層に剥離し，それが血管走行に沿って連続している病態を**大動脈解離**という。発症後2週間までを急性大動脈解離，それ以降を慢性大動脈解離と称する。解離した動脈の外径が拡大すると解離性大動脈瘤とよぶ。

2 原因

大動脈解離の発生も，大動脈瘤同様に大動脈壁の脆さ（脆弱性）が大きく関与している。大動脈瘤では大動脈壁が伸展して脆弱になっているため，大動脈解離の大きな原因となる。大動脈が脆弱となる原因は，動脈硬化，喫煙，高血圧，脂質代謝異常，糖尿病，透析，睡眠時無呼吸症候群などである。そのほかの原因としては，炎症（ベーチェット病，大動脈炎症

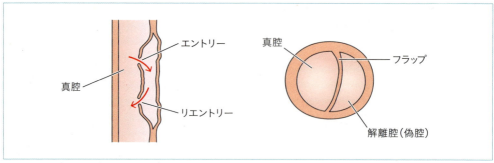

図4-43 大動脈解離の病態

候群など），先天性結合織異常（マルファン症候群など），外傷，心臓外科手術がある。冬に多く夏に少ない傾向があり，午前6時から12時に発症することが多い。また，運転中など活動時に発症することから，発症には血圧の上昇が関係していると考えられている。

3 病態生理

動脈壁が裂けたために大動脈内にできた隔壁を**フラップ**，内膜に亀裂が入った部分を**エントリー**，再度内膜を貫通する部位を**リエントリー**とよぶ（図4-43）。解離によってできた血液の通り道を解離腔（または偽腔）といい，本来の内腔である真腔と区別する。解離した先で外膜を貫通すれば大動脈破裂となる。解離腔を流れた血液が再び内膜を貫通すれば偽腔開存型大動脈解離となり，解離腔で血液が凝固すれば偽腔閉塞型大動脈解離となる。大動脈解離によって血管内腔が狭窄すると，頭頸部や腸管，四肢などの虚血が起こる。

4 分類

エントリーが上行大動脈にあり，下行大動脈まで解離が及んでいるものを**ドベーキー**（DeBakey）Ⅰ型，上行大動脈に限局しているものをⅡ型，エントリーが下行大動脈にあって下行大動脈のみが裂けているものをⅢ型とする。さらにⅢ型は解離が胸部下行大動脈に限局しているⅢa型と腹部大動脈まで及んでいるⅢb型に分けられる（図4-44）。また，手術時期を決定するための分類として**スタンフォード**（Stanford）**分類**があり，解離が上行大動脈にあるものをスタンフォードA型，解離が上行大動脈にないものをスタンフォードB型といい，スタンフォードA型は基本的に緊急手術の適応である。

5 症状

急性大動脈解離では大動脈が裂けることによる疼痛が出現するため，突然の強い胸背部痛，腰痛，腹痛を訴える。失神することもある。痛みは持続することが多い。解離範囲は容易に進展し，それに伴い疼痛範囲が広がることもある。大動脈解離によって血管内腔が狭窄すると，頭頸部虚血症状（失神や意識障害，四肢麻痺，構音障害）や腸管虚血による腹痛，下肢虚血による間欠性跛行や麻痺などが起こる。上下肢の血圧や脈の左右差，上肢と下肢

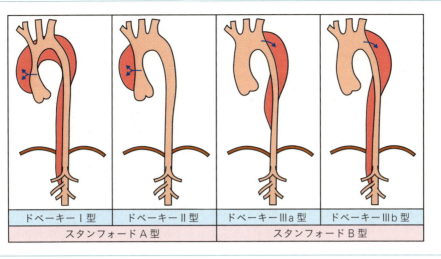

図4-44 大動脈解離のドベーキー分類とスタンフォード分類

の血圧差などが大動脈解離を疑う契機になる。

6 検査

造影CT検査で解離腔が確認できれば診断できる（図4-45）。エコーでも解離腔の血流やフラップを確認できることがある。

7 治療

❶スタンフォードA型急性大動脈解離

急性期の致死率が高いため，基本的に**緊急手術**の適応である。手術まで症状の変化に注意しながら，できるかぎり血圧を低く管理する。動脈圧の観血的持続測定は有用で，降圧は降圧薬の静脈内持続投与で行う。疼痛のために十分な降圧が得られない場合や呼吸が促迫する場合には，手術までに全身麻酔を先行することもある。術前の心電図や心エコー図で心筋虚血や大動脈弁閉鎖不全症の合併を確認する。手術は，体外循環下に上行大動脈の

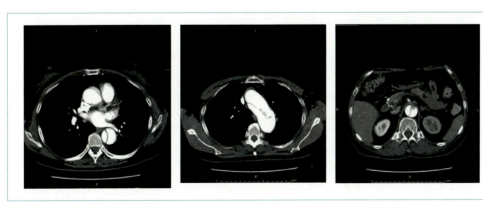

図4-45 大動脈解離の造影CT画像

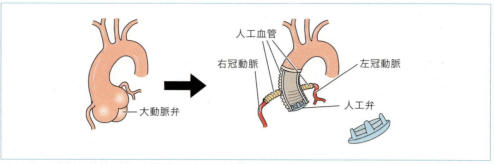

図4-46 大動脈弁輪拡張症に対するベントール手術

人工血管置換術を行うが，大動脈弁閉鎖不全症を合併している場合には大動脈弁吊り上げ術やベントール手術（図4-46）も同時に必要になる。冠動脈入口部狭窄の場合には冠動脈バイパス術を追加する。エントリーが弓部大動脈にある場合には，弓部置換術も同時に行う。

❷ **スタンフォードB型急性大動脈解離**

安静と降圧治療が原則となる。発症早期は破裂や解離範囲の拡大によってスタンフォードA型解離に移行することがあるため，安静度の拡大は血圧を管理しながら慎重に行う。臓器障害を合併する場合には，緊急手術でエントリーを含めた下行大動脈の一部を人工血管に置換するが，手術死亡率が高い。最近は同部位のステントグラフト内挿術が治療成績を向上させている。

8 予防

一般的には，前項で述べた大動脈瘤の予防と同様である。寒い時期や季節の変わり目には，急激な血圧上昇が起こらないように寒暖差には注意する。高血圧を指摘されている患者では，体調が悪いときや疲れているときの運転や運動は血圧上昇につながるため避けるべきである。先天性結合織異常の家族歴がある場合には，若年期から医療機関に相談し治療を開始することが有用である。

3. 大動脈炎症候群（高安動脈炎）

1 概念・定義

大動脈およびその分枝，冠動脈，肺動脈に非特異的な炎症を生じ，血管が狭窄したり閉塞する疾患である。高安病，脈なし病ともいわれる。

2 原因

原因は未解明で，何らかの原因による免疫の異常や，遺伝的背景も考えられている。日本では，患者の80％以上が女性である。

3 病態生理

　活動期には動脈に強い炎症が生じ，慢性的な発熱や倦怠感，疼痛や炎症症状がみられる。瘢痕期には動脈の内腔狭窄や鉛管状石灰化をきたし，外膜には線維性肥厚を生じる。中膜の破壊や線維化によって動脈が脆弱となり瘤を形成することもある。

4 分類

- **Ⅰ型**　弓分枝閉塞型：頭部と上肢の虚血症状がみられる。上肢血圧の左右差がみられたり，また橈骨動脈が触れないことから脈なし病とよばれる。
- **Ⅱ型**　胸腹部閉塞型：異型大動脈縮窄や腎動脈狭窄に起因する高血圧がみられる。
- **Ⅲ型**　広範囲閉塞型：Ⅰ型とⅡ型が混在した複雑な病態を呈する。
- **Ⅳ型**　動脈瘤型：広範囲に及ぶ紡錘状瘤が，胸部大動脈とその分枝に生じることが多い。

5 症状

　Ⅰ型では上肢血圧の左右差がみられたり，橈骨動脈が触れない（脈なし）。視力や聴力の障害，顔面やあごの萎縮，咀嚼障害など頭部の虚血症状を呈する。Ⅱ型では高血圧症や下肢の間欠性跛行や冷感など下肢の虚血症状を訴える。

6 検査

　造影CT検査で動脈の強い石灰化による閉塞や狭窄，動脈瘤などを認める。血液検査で炎症反応（赤沈亢進，CRP高値，白血球増加など）を呈する。頸動脈病変がある場合には，頸動脈壁肥厚によるマカロニサインがみられる。

7 治療

　早期に薬物療法で炎症を鎮静化し，動脈壁の破壊を最小限に食い止めることが必要である。寛解期には虚血症状や高血圧の治療や虚血性臓器障害進行防止のために抗血小板薬を投与する。消炎治療の基本は副腎皮質ステロイド薬であるが，ステロイド抵抗性の場合は

Column　マルファン（Marfan）症候群

　先天性結合織異常による疾患で，*FBN1* 遺伝子の異常が原因で，高身長や細長い四肢，長い手指，漏斗胸や鳩胸などの特徴的な骨格と，水晶体脱臼による近視や乱視を合併する。心血管系の異常として，大動脈弁輪拡張症，大動脈弁閉鎖不全症，僧帽弁閉鎖不全症，大動脈解離，心不全を若年期から発症する。遺伝様式は常染色体優性遺伝で，約75％は両親からの遺伝であるが，約25％は新規発症である。2010（平成22）年に診断基準が改定された。

免疫抑制薬を併用する。大動脈弁閉鎖不全症や大動脈瘤を合併する場合にはそれぞれの治療を行う。虚血症状に対してはバイパス手術を行う。

B 末梢動脈疾患（peripheral arterial disease：PAD）

1. 閉塞性動脈硬化症

閉塞性動脈硬化症		
概要	定義	・慢性的な動脈硬化により血管内腔が閉塞して循環障害をきたす疾患。
	原因	・粥状硬化によって動脈内腔が狭窄することによる末梢血流量の不足。
	病態生理	・腹部大動脈から腸骨，大腿動脈に好発する。 ・末梢血流量が不足すると代謝産物が蓄積して知覚神経を刺激することで疼痛を生じる。
症状		・間欠性跛行，安静時痛，潰瘍壊死，組織欠損など，重症度により異なる。
検査・診断		・足関節上腕血圧比，足趾血圧上腕血圧比 ・血管エコー，3DCT，MRA，血管造影などの画像診断 ・重症度分類として Fontaine 分類
主な治療		・禁煙，生活習慣改善，動脈硬化の危険因子の治療，薬物療法，血行再建術など。

1 概念・定義

閉塞性動脈硬化症（arteriosclerosis obliterans：ASO）は慢性的な**動脈硬化**により血管内腔が閉塞して**循環障害**をきたす疾患である。腹部大動脈から腸骨動脈，大腿動脈に好発する。

2 原因

粥状硬化が原因である。中等度以上の血管径をもつ動脈に好発する。動脈内膜に発生した粥腫が拡大して動脈の狭窄・閉塞を起こす。

3 病態生理

末梢血流量が不足すると代謝産物が筋組織内に蓄積して，知覚神経を刺激して疼痛を生じる。運動時は，安静時より必要な末梢血流量が増加するため，末梢血流量不足が軽度の場合は運動時に疼痛が出現し，高度の場合は安静時でも疼痛が出現する（図 4-47）。

4 症状

無症状から間欠性跛行，安静時痛，潰瘍壊死，組織欠損まで重症度により異なる。

▶**間欠性跛行**　長い距離の歩行で下肢の痛みが出現し，しばらく休むとまた歩けるようになること。ASOのほかに脊柱管狭窄症でも認められる（表 4-13）。

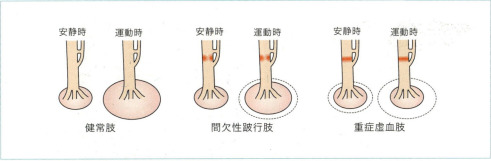

図 4-47 閉塞性動脈硬化症における運動時の循環障害

表 4-13 閉塞性動脈硬化症と脊柱管狭窄症の違い

	閉塞性動脈硬化症	脊柱管狭窄症
痛みの部位	大腿や下腿	殿部から大腿
立位による痛み	なし	しばしばあり
体位による痛みの改善	なし	前屈姿勢であり
末梢動脈触知	触知不良	あり
歩行停止での痛み軽減	1〜2分	4〜5分以上

5 検査

- 足関節上腕血圧比（ankle brachial index；ABI）0.9以下に低下（健常者は0.9以上）。ただし下肢動脈の高度石灰化がある場合は、正常値や異常高値を示すことがある。
- 足趾上腕血圧比（toe brachial index；TBI）0.6以下に低下（健常者は0.75以上）。足趾動脈の石灰化はまれのため正確に測定できる。
- 血管エコー：低侵襲で実施可能である。大腿から膝窩動脈の血流評価に適する。
- 3DCT：造影剤を使用するが、手技が簡便で短時間で検査可能である（図4-48）。
- MRA：造影剤を使用する場合も使用しない場合もある。撮影時間が長い。
- 血管造影：得られる情報量が最も多い。側副血管の描出も可能である。

6 重症度分類

フォンテイン（Fontaine）分類が用いられる。

- 1度：冷感、しびれ感
- 2度：間欠性跛行
- 3度：安静時疼痛
- 4度：潰瘍、組織壊死

Fontaine 3度以上を重症下肢虚血（critical limb ischemia；CLI）とよび、血行再建（手術ないしカテーテル治療）の絶対的適応である。

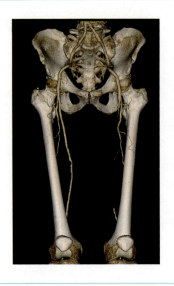
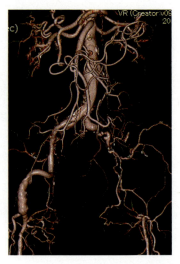

図4-48 下肢動脈の3DCT検査

7 治療

- Fontaine 1度：禁煙，脂質異常症・高血圧・糖尿病などの管理強化を行う。
- Fontaine 2度：薬物治療（抗血小板薬）および運動療法を3〜6か月継続する。症状の改善がなく，日常生活に支障がある場合には血行再建術を行う。
- Fontaine 3, 4度：血行再建術を行う。

❶血行再建法
（1）腹部-腸骨動脈領域
可能な場合は血管内治療（血管形成やステント留置）。困難な場合（閉塞長が長い場合や，両側外腸骨動脈閉塞，腹部大動脈瘤合併）では外科手術（解剖学的バイパス，非解剖学的バイパス）を行う（図4-49）。

（2）腿-膝窩動脈領域
鼠径部以下では血管内治療は再狭窄率が高く，外科治療（大腿動脈-膝窩動脈バイパス術）を行う。膝上までのバイパスでは人工血管でも大伏在静脈でも開存率は同じとされている。最近はステントの改良やステントグラフトの導入もあり，血管内治療も増加している。

（3）下腿動脈領域
膝下以下では血管が細くステント留置が困難なため，血管内治療ではさらに再狭窄率が高い。外科治療（大腿動脈-膝窩動脈バイパス術）を行う。静脈グラフトを用いた場合の開存率は5年で60％であるが，人工血管では5年で30％と低値であるため，静脈グラフトの使用が一般的である。手術はCLIを認める症例に限られる。

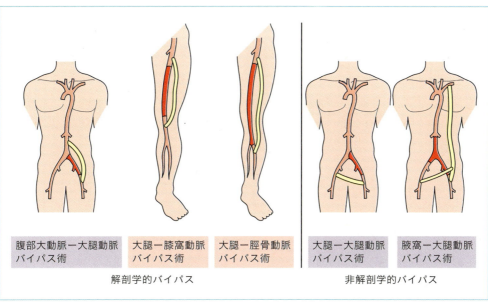

図4-49 ASOに対する血行再建法

8 | 予防

糖尿病や脳・心血管疾患が併存することが多く，これらの併存疾患が予後を左右することが多い。脳血管・冠動脈・大動脈を同時にチェックしておくことが重要である。

2. 急性動脈閉塞

1 | 概念・定義

四肢の切断の可能性を生じ得る，血流の突発的な減少ないし悪化である。

2 | 原因

塞栓症と血栓症がある。

❶塞栓症
心臓や大血管から血栓や粥腫の一部が飛んで腸骨動脈や大腿動脈が閉塞する。

❷血栓症
閉塞性動脈硬化症，バージャー病，ベーチェット病などの血管炎で損傷された動脈内壁に急性に血栓が形成され動脈が閉塞する。

3 | 症状

5P症状（pain 疼痛，paresthesia 感覚異常，pale 蒼白，pulselessness 脈拍の触知不能，paralysis 運動麻痺）を呈する。時間がたつとチアノーゼや浮腫，水疱を生じ，やがて潰瘍，壊死に

進行し皮膚は暗赤色となる。

4 治療

急性動脈閉塞の診断がつき次第，ヘパリン5000〜8000単位を静脈注射し2次血栓形成を防ぐ。直ちに手術室に移動し緊急血栓除去術を行う。動脈を切開しフォガティ（Forgaty）カテーテルを中枢・末梢に挿入しバルーンを膨らませて血栓を引き抜く。発症から**6時間以内**をゴールデンタイムとよび，6時間以内に虚血肢の再灌流を得ることが重要である。24時間経過すると20％が肢切断に至る。

5 治療後の合併症（ゴールデンタイムを過ぎた場合）

❶ コンパートメント症候群
毛細血管の透過性亢進や筋肉浮腫が出現し，筋肉内の毛細血管内圧が30mmHgを超えると下腿筋が虚血を生じる。その場合は筋膜切開を行う必要がある。

❷ 代謝性筋腎症候群（myonephropathic metabolic syndrome：MNMS）
虚血で横紋筋が融解し，遊離したミオグロビンが血中に一気に流入することで高ミオグロビン血症となり，急性腎不全や高カリウム血症により心停止に陥る。その場合は血液透析を行う必要がある。

3. 閉塞性血栓血管炎（バージャー病）

1 概念・定義

主に四肢末梢の中小動脈に閉塞性の**全層性血管炎**を生じる疾患である。大動脈・内臓動静脈・表在静脈にも病変をきたすことがある。

2 原因

明確な病因は不明であるが，喫煙との関係が指摘されている。最近は歯周病菌の関連も指摘されている。発症年齢は20〜40歳であるが，まれに50歳以降で発症する。男女比は9対1で男性に多く発症する。日本や韓国などの東アジア，東南アジアに多く欧米地域に少ない。日本の年間全国推計患者数は約1万人とされるが，減少傾向にある。

3 病態生理

中小動脈で病期により以下のような所見を呈する。
- 急性期：血栓部位を中心に巨細胞や白血球浸潤と微小膿瘍を認める。
- 中間期：血栓が器質化し，その中に小血管が出現する。
- 慢性期：血栓の再疎通や内膜の線維性肥厚が起こり，炎症や感染は認めない。

4 症状

手足の冷感，しびれ感，レイノー現象（寒冷曝露のチアノーゼ），下腿以下の間欠性跛行などが出現する。重症化すると指趾の安静時痛，潰瘍，壊死を認める。

5 検査

動脈造影で末梢の主幹動脈（下肢なら膝以下，上肢なら肘以下）の分節的閉塞を認める。閉塞は途絶状や先細り状閉塞となり，側副血行路が発達している。

6 診断

以下の①～⑤のすべてを満たし，膠原病がない場合に診断される。指定難病の一つで医療費補助が行われている。
① 50 歳未満の発症
② 喫煙歴
③ 膝窩動脈以下の閉塞
④ 動脈閉塞がある，ないし遊走性静脈炎の既往
⑤ 高血圧，脂質異常症，糖尿病がない

7 治療

禁煙厳守が第一となる。指趾に傷をつくらない生活指導や，運動療法を行う。薬物治療としては抗血小板薬，抗凝固薬およびプロスタグランジン E_1，E_2 製剤の投与を行う。重症例では血行再建術が必要となるが，閉塞病変が下腿領域に存在することから手術非適応となる場合も多い。その場合は皮膚血流改善を目的に交感神経切除や神経ブロックを行う。

4. レイノー病，レイノー症候群

レイノー症状（寒冷やストレス下で発作として指趾が蒼白，次いでチアノーゼへと色調の変化を認め，時間とともにもしくは温暖状態で元に戻る一連の症状）を呈する症例のうち，背景疾患がない場合レイノー病と称し，背景疾患がある場合をレイノー症候群と称する（表 4-14）。レイノー症状の多くはレイノー病で，15～40 歳の女性に多い。細動脈の攣縮が原因で生じる。

治療では，禁煙と誘発刺激（寒冷や精神的ストレス）への曝露を予防することが第一である。

表 4-14 レイノー症候群の背景疾患

膠原病	強皮症，全身性エリテマトーデスなど
薬剤	エルゴタミン製剤，β遮断薬など
環境因子	精神的ストレス，塩化ビニルなど
そのほか	振動誘発性（白蝋病）など

疼痛や壊死潰瘍を認める場合は薬物治療（抗血小板薬やプロスタグランジン製剤）を用いる。外科治療は交感神経節ブロックや切除が主体である。

5. 動静脈瘻（後天的）

動静脈瘻は，動静脈が交通する状態をいう。原因としては外傷や医原性（カテーテル治療時の穿刺部合併症）があり得る。所見として，血管雑音（連続性）が聴取される。シャント量が多い場合は心不全症状や患肢の腫脹を呈する。血管エコーでシャント血流を認めることで診断される。血管壁の性状や周囲の血腫などの評価に造影 CT も診断に有用である。

治療には，①圧迫による保存的治療，②外科手術，③血管内治療，がある。外科治療は動脈静脈を剝離し，瘻孔が小さければ直接閉鎖を行うが，大きい場合はパッチ閉鎖や，人工血管置換を行う。動静脈瘻の部位が関節近傍でなければステントグラフト（血管内治療）も適応がある。

C 末梢静脈疾患

1. 血栓性静脈炎（表在性静脈血栓症）

1 概念・定義

主に皮下に存在する表在静脈が**血栓**で閉塞することで起こる病態である。静脈壁の炎症を伴うことが多く，痛みなどの原因となる。上肢や下肢に認められることが多いが，どこにでも発生しうる（図 4-50）。乳房に発生した血栓性静脈炎をモンドール病（Mondor 病）とよぶ。

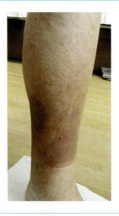

図 4-50 血栓性静脈炎

2 | 原因

上肢では，点滴針やカテーテルの留置が主な原因となる．下肢では，基礎に静脈瘤が存在することが多い．そこに外傷や長期安静などが加わることで発症するとされるが，原因不明のものも多い．

3 | 症状

表在静脈に沿って皮膚の発赤，熱感，疼痛や圧痛を認める．時に皮下に索状の硬結を触れる．悪化すると皮膚のびらんや潰瘍を形成することがある．また治癒期には皮膚の硬結や色素沈着を認めることがある．

4 | 検査

症状や身体所見より通常は検査をしなくても診断可能である．膝より上に存在する場合には，深部静脈血栓症を合併していることがあり，血管の超音波検査を行う．

5 | 治療

治療は，**炎症**を治すこと，再発を予防すること，また下肢の場合には，深部静脈血栓症や肺塞栓症を防ぐことが治療の目的である．圧迫包帯，冷湿布，抗炎症薬あるいは抗菌薬を用い，安静に保つことで局所の症状は短期間で収まることが多い．また低分子ヘパリンやワルファリンなどによる**抗凝固療法**は再発予防に効果的とされる．静脈抜去（ストリッピング）や血栓除去術は深部静脈血栓症や肺塞栓症の予防に効果的である．

2. 深部静脈血栓症

Digest

深部静脈血栓症

概要	定義	● 四肢や身体の深部を走る静脈が血栓で閉塞することにより様々な症状を呈する疾患 ● ロングフライト症候群，エコノミークラス症候群などとよばれることもある．
	原因	● 遺伝子異常，自己免疫疾患など（凝固機能亢進） ● 手術，カテーテル留置など（内皮障害） ● 腫瘍，長時間の同姿勢など（静脈うっ滞）
	病態生理	● 凝固機能の亢進，静脈内皮障害，静脈うっ滞（ウィルヒョウの三徴）により血栓が形成される． ● 静脈内の血栓により血流が障害される．
症状		● 腫脹，疼痛，皮膚の色調変化，静脈性壊死など． ● 急性肺塞栓症を生じると致命的になることもある．
検査・診断		● Dダイマー，超音波検査（ドプラ法），造影CT，静脈造影など．
主な治療		● 抗凝固療法，血栓溶解法，カテーテル治療，下大静脈フィルターなど． ● 抗凝固薬，弾性ストッキング，間欠的空気圧迫装置などで予防する．

1 概念・定義

深部静脈血栓症（deep vein thrombosis；DVT）は，手足や体の深い部分を走る静脈が**血栓**で閉塞し，腫脹や疼痛，皮膚の色調変化などの症状を呈する疾患である。血栓は全身のあらゆる静脈に発生しうるが，骨盤内の腸骨静脈や下肢の大腿静脈にできることが多く，特に下肢に発生したものを深部静脈血栓症とよぶ。

この静脈壁についていた血栓が剥がれ，血流に乗ると，最終的に肺動脈に到達し，肺動脈を閉塞し**急性肺動脈塞栓症**（急性肺塞栓症）を発症することがある。そのため，深部静脈血栓症は放置できない疾患である。この深部静脈血栓症とそれに引き続いて起こる急性肺塞栓症を合わせて**静脈血栓塞栓症**とよぶこともある。入院中や，飛行機による移動時，災害後の自家用車や避難所での生活中に発症することがあり，ロングフライト症候群やエコノミークラス症候群とよばれることもある。もちろん発症はエコノミークラスに限ったことではない。

2 原因

遺伝子異常や自己免疫疾患などにより血液が凝固しやすい状態（凝固機能亢進），手術あるいはカテーテルの留置などによる静脈内皮の損傷（内皮障害），そして腫瘍などによる静脈の圧迫や同じ姿勢を長時間続けることによる静脈血流の停滞（静脈うっ滞）の3つが血栓形成の成因である（ウィルヒョウの三徴，Virchow's Triad）。静脈内血栓の危険因子は多数存在するが，多くは複数の危険因子が重なることで発症する（表4-15）。

3 病態生理

静脈内で血栓が形成されると，静脈の循環障害が生じるため，浮腫の原因となる。さらに静脈の閉塞により血流が障害されると血栓が拡大し，閉塞の範囲が拡大する。静脈の閉塞範囲が広くなると，動脈の血流にも悪影響を及ぼす。このため，組織の虚血から最終的には壊死に至ることになる。

4 分類

▶ **血栓の部位による分類**　中枢型（膝から上の静脈），末梢型（膝から下の静脈）

表4-15 深部静脈血栓症および急性肺塞栓症の危険因子

凝固機能亢進	抗リン脂質抗体症候群，アンチトロンビン欠損症，プロテインC欠損症，プロテインS欠損症，脱水，多血症，外科手術，感染症，熱傷，外傷，薬剤（ステロイド，女性ホルモン），悪性腫瘍，骨折
静脈内皮障害	カテーテル治療や留置，手術操作，外傷，骨折，血管炎
静脈うっ滞	長時間の安静や座位（旅行：船や飛行機の利用，災害時，下肢の麻痺，骨折，手術後），妊娠，心不全，腫瘍による静脈圧迫，肥満，下肢静脈瘤

- ▶ **発症時期による分類** 急性期（発症後 2 週間以内），慢性期（急性期を過ぎた症例）
- ▶ **重症度による分類** 有痛性腫脹，有痛性変色腫脹（白股腫，青股腫），静脈性壊死

5 症状

　血栓の存在部位や範囲，発症時期により症状は異なる。特に急性の中枢型では，腫脹，疼痛，色調変化を認める。さらに広範囲の血栓閉塞の場合には，静脈血流が悪くなることで，動脈血流も悪くなり，壊死につながることがある（静脈性壊死）。

　慢性期では，静脈瘤，皮膚の色素沈着，皮膚炎などを認める。末梢型は無症状のことが多い。

　急性肺塞栓症は致命的となる可能性があるため，手術や骨折などで長期にわたり臥床状態にある患者の足に腫れがある場合，深部静脈血栓症を疑って検査を行う必要がある。

6 分類

- ▶ **D ダイマー** D ダイマーは血中にできた血栓が溶けたときに生じる物質で，血栓が存在することを示す指標となる。一般に深部静脈血栓症では D ダイマー値が上昇する。しかし，D ダイマー値の上昇は他疾患でも認められるため，高値だからと言って確定はできないが，正常域にあれば深部静脈血栓症の可能性は減る。D ダイマー値が正常であった患者が高値になった場合には深部静脈血栓症を念頭に精査を行うべきである。
- ▶ **超音波検査（ドプラ法）** 簡便で非侵襲的であり，血栓や閉塞部位を特定する上で必須となる検査である。四肢末梢の検査では第一選択となる。
- ▶ **造影 CT 検査** 肺血栓塞栓症の有無と血栓の部位を同時に検査できる。造影剤を必要とする。また細い静脈では精度が落ちる（図 4-51）。
- ▶ **静脈造影** 最も確実な検査である。しかし，侵襲が大きいため，他の検査で確定診断がつかない場合に選択される。

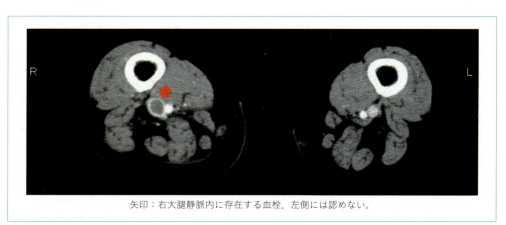

矢印：右大腿静脈内に存在する血栓，左側には認めない。

図 4-51 深部静脈血栓症　下肢造影 CT

Ⅷ 脈管疾患　269

7 治療

- **抗凝固療法** 血栓の進展を予防するため第一選択となる。ヘパリンやワルファリンが主に用いられるが，直接作用型経口抗凝固薬（DOAC）も最近よく使われるようになってきた。
- **血栓溶解療法** 血栓を溶解するウロキナーゼが使用される。**出血性合併症**の危険性があるため，高齢者や術後患者では使用に注意を要する。
- **カテーテル治療** カテーテルを用いて血栓に直接ウロキナーゼを投与し血栓を溶解する方法や，バルーンやステントで狭窄した静脈を広げる方法，あるいはカテーテルで血栓を吸引する方法などが行われている。
- **下大静脈フィルター** 下大静脈に傘状のフィルターを留置する方法。肺塞栓を予防する方法として使用されることがあるが，逆に血栓を誘発することもあり積極的な留置は推奨されない。
- **外科的血栓摘除術** カテーテルで十分な治療ができない場合や，血栓溶解療法を行っても効果が不十分な場合，妊婦や手術後などで抗凝固療法ができない場合に選択される方法である。基本的に急性期の症例に行われる。

8 予防

- **歩行や運動** 下肢の筋肉を動かすことで静脈うっ滞を予防する。入院患者においては**早期離床**を心がけることが重要である。
- **抗凝固薬** 主にワルファリンが使用される。近年ではXa阻害薬などのワルファリン以外の経口の抗凝固薬が認可されており，予防として使用されることが増えてきた。出血性の合併症に注意が必要である。
- **弾性ストッキング** 下肢を外から圧迫することで，深部静脈の血流速度を上昇させる効果がある。着用方法に注意が必要で，丸まってしまうと逆に静脈血流をうっ滞させる場合があることと，装着のみで完全に予防できるわけではないことを患者に教育することが重要である（図4-52）。また，装着による圧迫により皮膚の発赤や潰瘍，また腓骨神経麻痺などの症状の発生に注意が必要である。急性期の深部静脈血栓症の患者では急性肺塞栓症を発症させる可能性があること，閉塞性動脈硬化症の患者では血行障害による症状悪化をきたすことがあることなど，着用に関して注意を要する病態があることを知っておく必要がある。
- **間欠的空気圧迫装置** 術後や心不全のためあまり動けない患者では，間欠的空気圧迫装置の装着が効果的である（図4-53）。

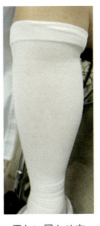
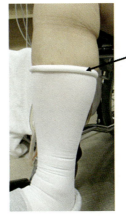

丸まっていることにより，逆に血流を悪くする。

正しい履かせ方　　　誤った履かせ方

図4-52 弾性ストッキング

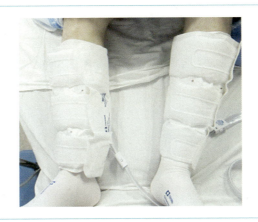

図4-53 間欠的空気圧迫法

3. 肺塞栓症（肺血栓塞栓症）

1 概念・定義

肺動脈が血栓で閉塞することで，胸痛や呼吸苦などの症状や，時に突然死に至ることがある疾患である。特に下肢にできた血栓（深部静脈血栓症）が原因となることが多い。突然症状が出現したものを急性肺血栓塞栓症，肺動脈の閉塞や狭窄によって呼吸苦などの症状が長期（6か月以上）に渡って続く場合を慢性肺血栓塞栓症とよぶ。慢性肺血栓塞栓症は肺高血圧症を合併することが多い。その一つに近年患者数が増加している慢性血栓塞栓性肺高血圧症（chronic thrombo-embolic pulmonary hypertension：CTEPH）とよばれる病態があり，バルーンカテーテルや薬物による治療が進んできており注目されている。

2 原因

深部静脈血栓症と同じく，凝固亢進，静脈うっ滞，静脈の内皮障害（ウィルヒョウの三徴）が原因となる。危険因子については本項-2「深部静脈血栓症」を参照（表4-15）。

3 分類

- **発症時期による分類**　急性，慢性に分けられる。
- **重症度による分類（急性）**　広範型（血行動態が不安定な状態），亜広範型（血行動態は安定しているが，心臓に負荷がかかっている状態），非広範型（心臓に負荷がかかっていない状態）

4 症状

急性では，突然の呼吸困難，胸痛，失神，不安感などが出現する。長期臥床していた入院患者が，リハビリテーションなどで起立，歩行を行ったときに発症することが多い。無症状の場合もあり，胸水貯留や酸素飽和度の軽度の低下などで発見される場合もある。慢性では，労作時の息切れ，動悸，下肢の浮腫，胸痛などが主な症状である。

深部静脈血栓症の項でも挙げたように，長期にわたり臥床状態であった患者が初めて起立，歩行する際に発症することがあるため，注意を要する。

5 検査

- **心電図**　頻脈，右脚ブロック，肺性P（P波の増高）や，S1Q3T3パターンとよばれる変化を認めることがある。
- **動脈血ガス分析**　酸素分圧，二酸化炭素分圧ともに低下し，**呼吸性アルカローシス**が認められる。経皮的動脈血酸素飽和度測定は簡便な方法であるため，経過観察中は常に観察しておく必要がある。
- **心臓超音波検査**　右心系の拡大を認めることが多い。推定肺動脈圧なども計測可能で簡便で有用な検査である。また心内に残存する血栓を認めることがある。
- **造影CT検査**　肺動脈内の血栓の分布や深部静脈血栓の有無などを検索するうえで重要な検査である（図4-54）。
- **肺動脈造影**　カテーテルで肺動脈を造影する方法である。肺動脈の造影欠損や血流減弱を認めれば確定診断に至る。また肺動脈圧の測定も可能である。血行動態が不安定な場合，同時に血栓溶解療法や血栓吸引などが行われることがある。
- **肺シンチグラフィ**　主に血行動態が安定している症例や，慢性期の症例で行われることがある。換気シンチグラフィでは異常はないが，血流シンチグラフィで楔形の欠損像を認める。

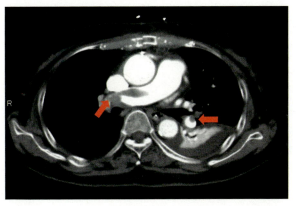

矢印：肺動脈内に認める血栓像

図4-54 急性肺塞栓症　造影CT

6 治療

　急性期を乗り切れば予後は良好であるため，早期診断と早期の治療が重要である．また再発予防も重要である．低酸素血症を認めることが多く，まずは**酸素投与**を行う．続く治療の原則は薬物による**抗血栓療法**であり，抗凝固薬（ヘパリン）や血栓溶解薬が用いられる．さらに重症の場合は，カテーテルによる血栓溶解療法や血栓の破砕，血栓吸引療法などを行う．またカテーテル治療が不成功の場合や困難な症例では，緊急で外科的に治療を行う．手術は胸骨正中切開を行い，人工心肺よる体外循環補助下に肺動脈を切開し，内部の血栓を除去する．深部静脈血栓症が存在する場合には，下大静脈フィルター（本項-2「深部静脈血栓症」参照）を留置しながら血栓溶解療法や手術が行われることもあるが，最近ではフィルターの使用は非常に限定的となっている．血行動態が破綻している場合は救命を目的とした呼吸循環の補助が必要であり，人工呼吸器や経皮的心肺補助装置（percutaneous cardio-pulmonary support：PCPS）が必要となる．

　慢性肺塞栓症では，ワルファリンによる抗凝固療法，血管拡張薬（リオシグアトなど），手術による血栓内膜摘除術，バルーンカテーテルを用いた肺動脈拡張術，低酸素血症に対する在宅酸素療法などが血栓の状態や症状などにより選択される．

4. 下肢静脈瘤

Digest

概要	定義	・下肢の静脈が蛇行，拡張する疾患
	原因	・下肢の静脈弁の機能異常，深部静脈血栓症などによる静脈うっ滞
	病態生理	・静脈弁の機能異常により生じる一次性と深部静脈血栓症が原因で生じる二次性がある。 ・血液の逆流や血流のうっ滞により血管壁が薄い静脈壁に圧力がかかり拡張する。
症状		・血管が浮き出る。 ・だるさ，重さ，むくみ，かゆみ，つり，痛みなどが出現するときもある。
分類		・見た目の形態による，伏在型，側枝型，網目状，クモの巣状。 ・臨床症状，原因，部位などをもとにした CEAP 分類
検査・診断		・視診によりほぼ診断可能。 ・一次性と二次性の診断。触診や理学的検査，エコー検査など。
主な治療		・弾性ストッキングによる圧迫療法 ・静脈を硬化剤で固める硬化療法 ・ストリッピング術，レーザーや高周波により血管を焼灼する血管内治療など

1 概念・定義

　下肢の静脈が**蛇行，拡張**する状態で，特に立位で目立つ疾患である（図 4-55）。下肢の静脈血のうっ滞が原因となる。**静脈弁**（血流が逆流しないようにするために存在する弁）の機能異常により生じる一次性と，深部静脈血栓症が原因で生じる二次性静脈瘤がある。下肢の美容面の悩みのほか，倦怠感，浮腫，疼痛などの症状や，悪化すると潰瘍や色素沈着などを生じることがある。

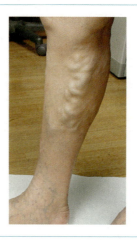

図 4-55 下肢静脈瘤　伏在型

表4-16 下肢静脈瘤の危険因子

| 女性，妊娠，高齢者，遺伝，立ち仕事，欧米人． |

2 原因

下肢の静脈弁の機能異常，深部静脈血栓症などによる静脈うっ滞が原因である．静脈瘤の発生や悪化に関連する危険因子を表4-16に示す．

3 病態生理

静脈弁の異常による血液の逆流や，深部静脈血栓症などによる血流のうっ滞により，もともと血管壁が薄い静脈壁に圧力がかかり拡張していく．立ち仕事が長いと重力の影響を受けやすいため，さらに静脈血流のうっ滞が生じ，悪化していくと考えられる．また妊娠時の黄体ホルモンは，静脈壁を柔らかくする働きがあり，拡張を促すと考えられている．また妊娠により骨盤内の静脈が圧迫されることも静脈うっ滞を助長する要因と考えられている．血流がうっ滞することにより，表層の静脈が蛇行，拡張するため，血管が浮き出て外見的，美容的にも問題となる．また，血流のうっ滞により，易疲労感，浮腫，疼痛などの症状につながる．さらに，うっ滞が強くなると，静脈の還流障害による皮膚の栄養障害が生じることで，皮膚の潰瘍や色素沈着，湿疹などの症状が出現する．

4 分類

見た目の形態により，伏在型，側枝型，網目状，くもの巣状静脈瘤の4つに分類される．後になるほど一般に細い．そのほか，臨床症状，原因，部位などを基にした分類（CEAP分類）がある．

5 症状

血管が浮き出て見える外見上の問題のほか，だるさ，重さ，むくみ，かゆみ，つり，痛みなどの症状が出現することがある．また重症化すると色素沈着や潰瘍が出現することもある．脊柱管狭窄症などの神経症状，閉塞性動脈硬化症，膝関節症，ほかの皮膚疾患など静脈瘤以外の症状を見分ける必要がある．

6 検査

視診でほぼ診断可能である．一次性か二次性を分けることが重要であり，触診や理学的検査などが行われる（トレンデレンブルグ検査など）．原因や治療の決定には静脈の超音波検査が必須である．

7 治療

　基本的には症状が強い症例で，一次性のものが治療の対象となるが，美容面で手術を希望される場合がある。静脈瘤の種類により，弾性ストッキングによる圧迫療法，静脈を硬化剤で固める硬化療法や手術が行われる。手術が必要となるのは，主に**伏在型**で，ストリッピング術（静脈抜去術）やレーザーや高周波（ラジオ波）により血管を焼灼する血管内治療が行われる。

8 予防

　下肢のマッサージ，ウォーキングなどの運動，弾性ストッキングの着用に予防効果があるとされる。

D リンパ系疾患

1. リンパ管炎，リンパ節炎

1 病態と診断

　リンパ管炎は，病原菌が四肢末端から侵入してリンパ管に沿って炎症を起こして蜂巣炎を呈するもので，**リンパ浮腫**に合併する場合が多い。起炎菌としてはレンサ球菌やブドウ球菌のほか，淋菌，大腸菌などがあり，重症例では敗血症となることもある。診断は，リンパ管に沿った有痛性索状発赤が特徴的で，発熱を伴うことがあり，さらにリンパ節炎を合併することも多い。
　リンパ節炎は四肢や隣接臓器から侵入した病原菌あるいは毒素がリンパ節で**炎症**を生じたもので，一種の生体防御反応である。局所リンパ節の有痛性腫脹，熱感のほか，発熱を伴うことがある。いずれも診断は比較的容易である。

2 治療

　リンパ管炎では，患肢の挙上，安静，抗菌薬の投与などが主体であり，感染源が明らかな場合は局所の創傷処置を行う。**リンパ節炎**では，局所の冷湿布や抗菌薬の投与を主体とし，さらに原病巣に対する治療を行う。膿瘍形成例では必要に応じて切開・排膿を行う。また，足先を常に清潔に保つことが予防として有用である。

2. リンパ浮腫

1 病態と症状

　リンパ浮腫は，リンパ輸送路に生じた何らかの通過障害が原因となって起こるものであり，**リンパ液**が組織間に貯留して四肢を中心に浮腫を呈する（図4-56）。先天的あるいは後天的にリンパ管やリンパ節自体に障害を起こす**一次性**のものと，外傷や外科手術，フィラリアや性病感染，放射線治療などが原因となる**二次性**のものとがあるが，多くは乳がんや子宮がんなどのリンパ節郭清を含む根治術後に起こる。浮腫が持続すると，組織圧の上昇により結合組織が増殖性反応を起こして線維化が促進される。その結果，皮下組織だけでなく皮膚も肥厚・硬化を呈し，高度になると**象皮病**と称される状態となる。感染（リンパ管炎）を起こすと，炎症により浮腫が増強し，悪循環となる。

2 診断

　圧痕をあまり残さない浮腫で，炎症を起こしていない限り熱感はなく，さらに特徴的な皮膚変化などのフィジカルアセスメントから，診断は比較的容易である。初期には深部静脈血栓症との鑑別が問題となるが，超音波検査やCT，静脈造影により鑑別できる。

3 治療

　リンパ浮腫の治療の基本は**保存的療法**であり，弾性ストッキングの着用やマッサージ，逐次的に空気で圧迫する空気圧式マッサージ器（ハドマー®，図4-57）で症状の緩和を図る。皮膚や指趾の清潔を保って感染を防止することも重要である。重症例では外科治療の対象

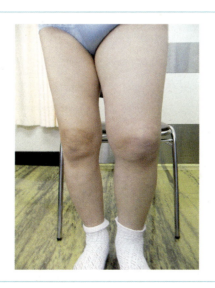

図4-56 リンパ浮腫

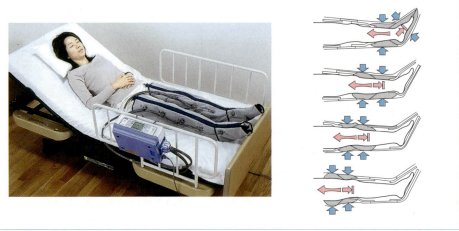

図4-57 逐次型空気圧式マッサージ器（ハドマー®）の外観と原理

となり，拡張したリンパ管が認められる場合には顕微鏡下にリンパ管細静脈吻合術が行われるが，発症後時間が経過した症例では有効性は低い。生命予後は不良ではないが，一般的に難治性で，根治することは少ない。

IX 血圧異常

A 血圧の測定

1 外来での血圧測定

　診察室血圧の測定はマンシェットを心臓の高さに保ち，安静座位の状態で測定する。1〜2分の間隔をおいて複数回測定し，安定した値（測定値の差が **5mmHg 未満を目安**）を示した2回の平均値を血圧値とする。血圧は極めて変動しやすく，通常の測定環境においても，著明な血圧上昇を示すことがある。したがって，高血圧の診断は少なくとも **2回以上の異なる機会における血圧値に基づいて行う**（表4-17）。

▶ **起立性血圧変動**　仰臥位または座位から起立3分以内に収縮期血圧が20mmHg以上減少，あるいは拡張期血圧が10mmHg以上減少するものを**起立性低血圧**と診断する。
　糖尿病，高齢者など起立性低血圧の認められる病態では，立位1分および3分の血圧測定を行い，起立性低血圧の有無を確認する。

表4-17 診察時血圧測定法

1. 装置	a. 精度検定された水銀血圧計，アネロイド血圧計による聴診法が用いられる。精度検定された電子血圧計も使用可[*1] b. カフ内ゴム囊の幅13cm，長さ22〜24cmのカフを用いる （小児上腕周27cm未満では小児用カフ，太い腕［腕周34cm以上］で成人用大型カフを使用）
2. 測定時の条件	a. 静かで適当な室温の環境 b. 背もたれつきの椅子に脚を組まずに座って数分の安静後 c. 会話を交わさない d. 測定前に喫煙，飲酒，カフェインの摂取を行わない
3. 測定法	a. カフ位置は，心臓の高さに維持 b. 急速にカフを加圧する c. カフ排気速度は2〜3mmHg/拍あるいは秒 d. 聴診法ではコロトコフ第Ⅰ相を収縮期血圧，第Ⅴ相を拡張期血圧とする
4. 測定回数	1〜2分の間隔をあけて少なくとも2回測定。この2回の測定値が大きく異なっている場合には，追加測定を行う
5. 判定	a. 安定した値[*2]を示した2回の平均値を血圧値とする b. 高血圧の診断は少なくとも2回以上の異なる機会における血圧値に基づいて行う
6. その他の注意	a. 初診時には，上腕の血圧左右差を確認する b. 厚手のシャツ，上着の上からカフを巻いてはいけない。厚地のシャツをたくし上げて上腕を圧迫してはいけない c. 糖尿病，高齢者など起立性低血圧の認められる病態では，立位1分および3分の血圧測定を行い，起立性低血圧の有無を確認 d. 聴診者は十分な聴力を有する者で，かつ測定のための十分な指導を受けた者でなくてはならない e. 脈拍数も必ず測定し記録

[*1]：最近では水銀の環境への影響，水銀柱の精度管理，アネロイド血圧計の精度の問題などから，電子血圧計の使用が勧められている。
水銀計の代わりに電子式のアナログ柱を用いたハイブリッド血圧計の入手も可能である。
自動巻き付け式血圧計を待合室などで使用する場合，十分な指導と管理のもとで測定されなければ大きな誤差が生じる。
[*2]：安定した値とは，目安として測定値の差がおおよそ5mmHg未満の近似した値をいう。
出典／日本高血圧学会：高血圧治療ガイドライン2014.

2 家庭での血圧測定

家庭血圧は，患者の治療継続率を改善するとともに，降圧治療薬による過度な降圧，あるいは不十分な降圧を評価するのに役立つ。ことに服薬前の測定は，持続時間（morning/evening比，M／E比）の評価に有用である。また，白衣高血圧の診断に有用であり，朝の高血圧や仮面高血圧の診断にも有用である。

家庭血圧測定には，朝は起床後1時間以内，排尿後，座位で1〜2分の安静後，降圧薬服薬前，朝食前に，また晩は就寝前，座位で1〜2分の安静後に測定することが推奨されている（表4-18）。

3 24時間自由行動下血圧測定

高血圧治療において，重要とされている24時間にわたる持続的な降圧を評価するためにも，24時間血圧計（ambulatory blood pressure monitoring：**ABPM**）の利用価値は高い。わが国においても2008（平成20）年4月より保険適用になった。

表4-18 家庭血圧の測定

1. 装置		上腕カフ・オシロメトリック法に基づく装置
2. 測定環境		1）静かで適当な室温の環境[*1] 2）原則として背もたれつきの椅子に脚を組まず座って1〜2分の安静後 3）会話を交わさない環境 4）測定前に喫煙，飲酒，カフェインの摂取は行わない 5）カフ位置を心臓の高さに維持できる環境
3. 測定条件	必須条件	a. 朝：起床後1時間以内，排尿後，朝の服薬前，朝食前，座位1〜2分安静後 b. 晩（就寝前）：座位1〜2分安静後
	追加条件	a. 指示により，夕食前，晩の服薬前，入浴前，飲酒前など。その他適宜。自覚症状のある時，休日昼間，深夜睡眠時等[*2]
4. 測定回数とその扱い[*3]		1機会原則2回測定し，その平均をとる。1機会に1回のみ測定した場合には，1回のみの血圧値をその機会の血圧値として用いる
5. 測定期間		できるかぎり長期間
6. 記録		すべての測定値を記録する
7. 評価の対象		朝測定値5日（5回）以上の平均。晩測定値5日（5回）以上の平均。すべての個々の測定値
8. 評価		高血圧：朝・晩それぞれの平均値≧135/85mmHg 正常域血圧：朝・晩それぞれの平均値 <135/85mmHg

[*1]：特に冬季，暖房のない部屋での測定は血圧を上昇させるので，室温への注意を喚起する。
[*2]：夜間睡眠時の血圧を自動で測定する家庭血圧計が入手し得る。
[*3]：あまり多くの測定頻度を求めてはならない。
注）1：家庭血圧測定に対し不安をもつ者には測定を強いてはならない。
　　2：測定値に一喜一憂する必要のないことを指導しなければならない。
　　3：測定値に基づき勝手に降圧薬の増減をしてはならない旨を指導する。
出典／日本高血圧学会：高血圧治療ガイドライン2014.

表4-19 ABPMが推奨される病態

❶白衣高血圧が疑われる例
❷著しい血圧変動（診察室血圧・家庭血圧）
❸著明な早朝高血圧
❹夜間高血圧が疑われる病態
　　（睡眠時無呼吸症候群，糖尿病，慢性腎臓病，心不全など）
❺臓器障害を合併するハイリスク正常血圧患者（特に家庭血圧正常例）
❻治療抵抗性高血圧
❼降圧療法中の低血圧症状の出現時
❽自律神経障害（起立性低血圧，起立性高血圧など）

　ABPMで測定した血圧は，自由行動下であることから，運動量や精神的ストレスなどの外部環境の影響を大きく受け，診察室血圧や家庭血圧に比較して，日常生活に最も近い血圧と考えられる。24時間にわたり変動する血圧を15〜30分間隔で測定するが，1回の測定で多くの情報が得られる。

　ABPMが適応と考えられる病態を表4-19に示す。このような病態では，ABPMを行うことにより，臨床的に有用な24時間血圧情報が得られる（表4-20, 21）。

表4-20 各血圧測定法の特性

	診察室血圧	家庭血圧	自由行動下血圧
測定頻度	低	高	高
測定標準化	可[*1]	可	不要
再現性	不良	最良	良
白衣現象	有	無	無
薬効評価	可	最適	適
薬効持続時間の評価	不可	最良	可
短期変動性の評価（15〜30分ほどの変動）	不可	不可	可
日内変動性の評価（夜間血圧の評価）[*2]	不可	可[*2]	可
日間変動性の評価	不可	可	不可
長期変動性の評価（季節変動，受診間変動等）	可	最良	不可

*1：診察室血圧は標準化された測定によりその臨床的価値は上昇する。臨床現場では標準化された測定は多くの場合行われていない。標準化された診察室血圧の測定が強く推奨される。
*2：夜間睡眠時測定可能な家庭血圧計が入手可能である。
出典／日本高血圧学会：高血圧治療ガイドライン 2014.

表4-21 異なる測定法における高血圧症基準（mmHg）

		収縮期血圧		拡張期血圧
診察室血圧		≧ 140	かつ/または	≧ 90
家庭血圧		≧ 135	かつ/または	≧ 85
自由行動下血圧（ABPM）	24時間	≧ 130	かつ/または	≧ 80
	昼間	≧ 135	かつ/または	≧ 85
	夜間	≧ 120	かつ/または	≧ 70

出典／日本高血圧学会：高血圧治療ガイドライン 2014.

B 血圧値の分類

　以前の高血圧治療ガイドラインでは血圧レベルの分類を軽症，中等症，重症としていたが，軽症高血圧でも高リスク高血圧である場合があり，混乱を避けるために，日本高血圧学会の高血圧治療ガイドライン 2009（JSH2009）から，軽症をⅠ度に，中等症をⅡ度に，重症をⅢ度に置き換えた。

　これらの血圧値の分類（表4-22）は観察研究に基づく診断の基準であり，必ずしも降圧薬を開始する血圧や降圧目標を意味するものではない。診察室血圧による血圧分類は，降圧薬非服用下で，初診時以後に複数回来院した時に測定した複数回の血圧値の平均値で決定される。収縮期血圧と拡張期血圧はそれぞれ独立したリスクであるので，収縮期血圧と拡張期血圧が異なる分類に属する場合は高いほうの分類に組み入れる。

表4-22 成人における血圧値の分類（mmHg）

分類		収縮期血圧		拡張期血圧
正常域血圧	至適血圧	< 120	かつ	< 80
	正常血圧	120～129	かつ/または	80～84
	正常高値血圧	130～139	かつ/または	85～89
高血圧	Ⅰ度高血圧	140～159	かつ/または	90～99
	Ⅱ度高血圧	160～179	かつ/または	100～109
	Ⅲ度高血圧	≧ 180	かつ/または	≧ 110
	(孤立性) 収縮期高血圧	≧ 140	かつ	< 90

出典／日本高血圧学会：高血圧治療ガイドライン2014.

加齢と血圧の関係

　日本は，65歳以上の高齢者人口が全体の27.7％と超高齢社会を迎えており，75歳以上の人口も13.8％となっている（2017［平成29］年）。高血圧症は加齢とともに増加し，2016（平成28）年の国民健康・栄養調査によれば，60歳代の59.3％，70歳以上の72.3％が高血圧症に罹患している。

　加齢とともに収縮期血圧は上昇し，拡張期血圧はむしろ低下傾向にある。このため**脈圧**の開大が著しくなる。高齢者における収縮期血圧の上昇および脈圧の開大は，心血管病のリスクとして重要である。脈圧の開大は，動脈硬化の進展に伴う大動脈壁の伸展性低下によるウィンドケッセル（ふいご）機能の低下によるものである。高齢者でも，140/90mmHg未満の降圧により予後改善が期待される。

　高齢者高血圧の血行動態的特徴は，動脈硬化と血管の弾性低下，圧受容体反射能の低下，左室壁肥大と拡張能低下，体液量調節障害などがあげられる。これらの結果，主要臓器血流量や予備能が低下する。さらに標的臓器の血流自動調節能（autoregulation）が障害され，血圧下限値（lower limit）が高血圧側にシフトする。そのため，短時間かつ急激に降圧した場合，これらの臓器の血流障害をもたらす可能性があるので，緩徐な降圧が必要となる。しかしながら，降圧による長期イベント抑制や臓器障害進展抑制の効果は明らかであり，高齢者の積極的な降圧治療が求められる。

血圧の異常を伴う疾患

1. 高血圧症

　血圧の調節には中枢神経，末梢神経，腎臓，副腎，甲状腺，血管など多くの臓器・組織が関与しているが，血行動態的に血圧は**心拍出量**と**末梢血管抵抗**の積で規定される。高血圧（hypertension）のうち，本態性高血圧の発症には心拍出量の増加と末梢血管抵抗の可

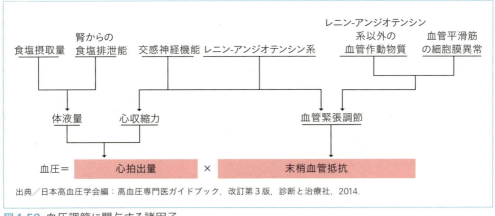

図4-58 血圧調節に関与する諸因子

逆的な収縮が関与する。心拍出量および末梢血管抵抗には食塩摂取量と排泄能で規定される体液量,心収縮力,交感神経機能,レニン-アンジオテンシン-アルドステロン系（RAAS）,脈管作動物質など多くの要因が関与している。これらの要因のなかでも食塩摂取量と腎臓からの排泄能が特に重要である。2次性高血圧は単一の原因により高血圧を示す病態であるが，本態性高血圧の病態は多くの要因が関与した血圧調節の異常であると考えられている（図4-58）。

1 高血圧症の分類

❶本態性高血圧

Digest

本態性高血圧		
概要	定義	●高血圧のうち，原因が明らかでないもの。高血圧症の約90％を占める。
	原因	●多くの要因が関係する。
	病態生理	●多くの要因が影響する血圧調節の異常で，心拍出量の増加と末梢血管抵抗の上昇が関与する。
検査・診断		●Ⅰ度高血圧　収縮期血圧140〜159 mmHg かつ／または拡張期血圧90〜99mmHg ●Ⅱ度高血圧　収縮期血圧160〜179 mmHg かつ／または拡張期血圧100〜109mmHg ●Ⅲ度高血圧　収縮期血圧≧180mmHg かつ／または拡張期血圧≧110mmHg ●2次性高血圧の除外
主な治療		●生活習慣の是正（運動，食事，禁煙など） ●薬物療法（Ca拮抗薬，アンジオテンシンⅡ受容体拮抗薬，アンジオテンシン変換酵素阻害薬，β遮断薬，利尿薬など）

原因が明らかでない高血圧は本態性高血圧（essential hypertension）と定義されている。高血圧症の約90％は本態性高血圧であるが，その診断は2次性高血圧を除外することによってなされる。本態性高血圧のなかには医療機関（診察室）でのみ高血圧を示す白衣高

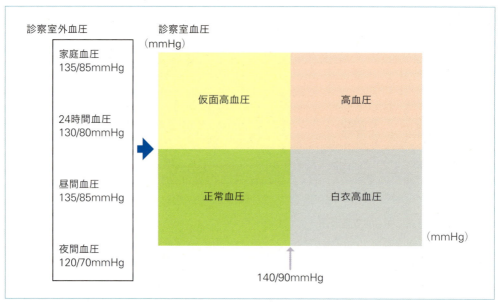

図4-59 診察室血圧（外来血圧）と診察室外血圧（家庭血圧，ABPM）から得られる血圧分類

血圧も含まれる。

（1）白衣高血圧

診察室（外来など）で測定した血圧が常に高血圧で，診察室外で測定した血圧（家庭血圧，ABPM）は常に正常である状態を白衣高血圧（white coat hypertension）または白衣現象という。診断には家庭血圧測定，またはABPMが不可欠である（図4-59）。定義は，複数回測定した診察室血圧の平均が140/90mmHg以上で，かつ家庭血圧計やABPMで複数回測定した昼間血圧の平均が135/85mmHg未満，もしくは平均24時間血圧が130/80mmHg未満とする。

（2）仮面高血圧

仮面高血圧（masked hypertension）は，白衣高血圧とは逆に，診察室血圧は正常であり，診察室外血圧の値が高血圧状態にあるものをいう。治療者，未治療者を問わず認められる。診察室血圧では遮蔽（マスク）された高血圧という意味で仮面高血圧とよばれる。複数回測定した診察室血圧の平均が140/90mmHg未満で，かつ家庭血圧計やABPMで複数回測定した昼間血圧の平均が135/85mmHg以上，もしくは平均24時間血圧が130/80mmHg以上の場合を仮面高血圧とする（図4-59）。

仮面高血圧は診察室の血圧レベルと診察室以外の血圧レベルで定義されるが，その病態は多様である。早朝高血圧，職場高血圧，夜間高血圧は，仮面高血圧を構成する病態で，診察室外血圧が上昇している時間帯が異なる。

仮面高血圧の診療は，家庭血圧を測定することから始める。仮面高血圧の高リスク群は，降圧治療中のすべての高血圧症患者，正常高値血圧（130〜139/85〜89mmHg），喫煙者，アルコール多飲者，精神的ストレス（職場，家庭）が多い者，身体活動度が高い者，心拍数

の多い者，起立性血圧変動異常者（起立性高血圧，起立性低血圧），肥満・メタボリックシンドロームや糖尿病を有する患者，臓器障害(特に左室肥大)や心血管疾患の合併例などである。これらの対象者には診察室血圧にかかわらず，積極的に家庭血圧や ABPM を測定することが重要である。

❷ 2次性高血圧

概要	定義	・高血圧のうち，高血圧をきたす原因が明らかなもの。
	原因	・慢性糸球体腎炎，多発性嚢胞腎，原発性アルドステロン症，クッシング症候群，褐色細胞腫，大動脈炎症候群など
症状		・血圧高値のほか，原因疾患による諸症状。
分類		・腎実質性高血圧，腎血管性高血圧，内分泌性高血圧
検査・診断		・原因疾患検索のための血液検査，生化学検査
主な治療		・原因疾患の治療および血圧コントロール

2次性高血圧（secondary hypertension）は高血圧をきたす原因が明らかなもので，多くの種類があり，主要なものを以下に示す。

(1) 腎実質性高血圧

腎実質性高血圧（renal parenchymal hypertension）は，腎実質性疾患に基づく高血圧であり，2次性高血圧のなかで最も頻度が高く，高血圧全体の2～5%を占める。原因疾患として，慢性糸球体腎炎や多発性嚢胞腎などの腎疾患によるもので，腎機能低下を伴う場合が多い。

(2) 腎血管性高血圧

腎血管性高血圧（renovascular hypertension）は，腎動脈の狭窄あるいは閉塞により発症する高血圧であり，高血圧患者の約1%に認める。中・高年者では，粥状動脈硬化，若年者では線維筋性異形成が主な成因となる。粥状動脈硬化性腎血管性高血圧は，末梢動脈疾患や冠動脈疾患などのほかの血管病変を合併することが多い。

▶ 検査　血漿レニン活性（PRA），腎シンチスキャン（レノグラム），カプトプリル負荷 PRA などの機能的診断と，腎動脈超音波，腹部血管造影（CTA），腹部 MRA などの形態学的診断がある。

▶ 治療　治療は多くの場合，降圧薬で開始される。目標血圧を達成するまで，RA 系阻害薬，カルシウム拮抗薬，利尿薬，β遮断薬などを用いて多剤併用を行う。線維筋性異形成には，降圧効果が得られ長期予後が良好な経皮的腎血管形成術（PTRA）が施行される。

(3) 内分泌性高血圧

内分泌性高血圧（endocrine hypertension）は，内分泌臓器からホルモンが過剰分泌され，高血圧を呈する疾患群である。

①原発性アルドステロン症

副腎から分泌される**アルドステロン**過剰により，高血圧，低カリウム血症，低マグネシウム血症を呈する。高血圧全体での頻度は約5％を占める。近年，正常カリウム血症の例が多いことがわかり，本態性高血圧との鑑別のため，スクリーニングが重要となる。

▶**検査** 血漿レニン活性（PRA）と血漿アルドステロン濃度（PAC）の比をスクリーニングとして用いる。スクリーニング検査が陽性の場合，カプトプリル試験や経口食塩負荷試験などの機能確認検査を施行し，局在診断として副腎CT検査を施行する。

▶**治療** 一側性病変では，腹腔鏡下副腎摘出術が第1選択である。手術適応のない例や両側例などでは，アルドステロン拮抗薬およびほかの降圧薬により高血圧と低カリウム血症を治療する。

②**クッシング症候群**

コルチゾールの自律性かつ過剰分泌による，クッシング徴候，高血圧，糖尿病などを呈する。中心性肥満，満月様顔貌，野牛様脂肪沈着，多毛，挫瘡などの身体的特徴に注目する。副腎偶発腫瘍の約8％を占める。

▶**検査** 血中コルチゾール測定，デキサメタゾン抑制試験などを行い，副腎CT，下垂体MRIにより，副腎病変，下垂体病変を探索する。

▶**治療** 副腎腺腫では，腹腔鏡下副腎摘出術，クッシング病では，経蝶形骨洞下垂体摘出術，異所性ACTH産生腫瘍では，原因病巣の外科的摘出術を行う。

③**褐色細胞腫・パラガングリオーマ**

副腎髄質由来の褐色細胞腫と傍神経節由来のパラガングリオーマがある。カテコラミン過剰による高血圧や耐糖能異常を合併する。頭痛，動悸，発汗，顔面蒼白などの症状や発作性高血圧を呈する。

▶**検査** 血中カテコラミン，24時間尿中カテコラミン排泄量を測定する。局在診断としてCTやMRIを行うが，造影剤はクリーゼ誘発の可能性があるため原則禁忌である。

▶**治療** 腫瘍摘出術が原則である。術前の血圧管理と循環血漿量補正および術中のクリーゼ防止のため，ドキサゾシンメシル酸塩などのα_1遮断薬を投与する。

(4) 血管性（脈管性）高血圧

①**大動脈炎症候群（高安動脈炎）**

大動脈炎症候群（高安動脈炎）は，原因不明の非特異的大型血管炎である。わが国では女性に頻度が高い。比較的まれな疾患であり，確定診断まで年月を要することがある。本症の約4割に高血圧を認め，約2割に腎血管性高血圧がみられる（本章Ⅷ A-3参照）。

②**大動脈縮窄症**

大動脈弓に狭窄を認め，狭窄は限局性から広範な大動脈弓低形成まであり，その程度は様々である。本症も2次性高血圧の原因となり得る。狭窄部位より近位では血圧が高く，遠位では血圧が低い。外科的あるいは血管内治療を行う。

2 検査・診断

高血圧症患者の検査・診断にあたっては，以下の点に注意が必要である。

①本態性高血圧か 2 次性高血圧かを診断する。
②心疾患リスク因子（特にメタボリックシンドロームと慢性腎臓病に関する）の存在を確認する。
③その背景となる生活習慣を把握する。
④心血管疾患の合併や臓器障害の有無を確認する。
⑤家庭血圧を参考にして，高血圧の重症度を考慮する。

3 治療

本態性高血圧の発症，進展には遺伝要因と環境要因が複雑にからみ合っている。そのため，治療法を考えるときには，環境要因の多くを占めている**生活習慣**の修正を抜きにすることができない。生活習慣の修正はそれ自体で軽度の降圧が期待されるだけでなく，降圧薬減量の一助となる。原則としてすべての高血圧症患者に対して生活習慣修正の教育・指導を行う。

❶ 生活習慣の修正（表4-23）

▶ **減塩**　食塩過剰摂取が血圧上昇と関連があることは，以前より様々な観察研究によって指摘されてきた。大規模臨床試験の成績をみると，6g/日前半まで食塩摂取量を落とさなければ有意な降圧は達成できていない。これを根拠に高血圧治療ガイドライン 2014（JSH2014）でも減塩目標値を 6g/日未満としている。安全性のエビデンスがあるのは，食塩摂取 3.8g/日までである。わが国において，平均食塩摂取量は依然 10g/日前後であり，食塩摂取量がより少ない欧米に比べると，目標値の達成には努力を要する。患者の食塩摂取量は個人差が非常に大きいが，減塩はその程度に応じて降圧が期待できるの

表4-23　生活習慣の修正項目

1.	減塩	6g/日未満
2a.	野菜・果物	野菜・果物の積極的摂取*
2b.	脂質	コレステロールや飽和脂肪酸の摂取を控える。魚（魚油）の積極的摂取
3.	減量	BMI＝体重（kg）÷身長（m）^{2} が 25 未満
4.	運動	心血管病のない高血圧患者が対象で，有酸素運動を中心に定期的に（毎日 30 分以上を目標に）運動を行う
5.	節酒	エタノールで男性 20〜30mL/日以下 女性 10〜20mL/日以下
6.	禁煙	（受動喫煙の防止も含む）

生活習慣の複合的な修正はより効果的である
＊重篤な腎障害を伴う患者では高カリウム血症のリスクがあるので，野菜・果物の積極的摂取は推奨しない。糖分の多い果物の過剰な摂取は，肥満者や糖尿病などのエネルギー制限が必要な患者では勧められない。
出典／日本高血圧学会：高血圧治療ガイドライン 2014.

で，少しずつ食塩摂取量を減らすべく長期的な指導を行うことが重要である。

▶ **食塩以外の栄養素**　欧米でDASH（dietary approaches to stop hypertension）という，野菜，果物，低脂肪乳製品などを中心とした高血圧予防食（飽和脂肪酸とコレステロールが少なく，カルシウム，カリウム，マグネシウム，食物繊維が多い）の臨床試験が行われ，有意な降圧効果が報告されている。この**DASH食**はナトリウム利尿作用を有し，メタボリックリスクを軽減する可能性が指摘されている。また，わが国では，魚の摂取が多い人ほど心筋梗塞の発症が少ないことが報告されている。

▶ **適正体重の維持**　肥満は高血圧の重要なリスク因子である。肥満者は体格指数（BMI＝体重［kg］÷身長［m］^{2}）で25未満を目指し，非肥満者はそのレベルを維持する。肥満を伴う高血圧症患者は，まず**減量**を進めるべきだが，4～5kgの減量で有意な降圧が得られることを考慮して，長期的計画を立て，無理のない減量を行うようにする。

▶ **運動**　運動の降圧効果はよく知られている。中等度の強さの**有酸素運動**で，血圧低下のみならず，体重，体脂肪，腹囲の減少，インスリン感受性やHDLコレステロールレベルの改善が報告されている。高血圧症などの生活習慣病の予防や治療には，ウオーキング（脈がやや速くなる程度の速歩）のような有酸素運動が優れている。しかし，運動療法の対象者は，中等度以下の血圧値で，心血管病のない高血圧症患者である。リスクの高い患者には事前にメディカルチェックを行い，必要に応じて運動の制限や禁止などを行うようにする。

▶ **節酒**　長期にわたる飲酒は血圧上昇の原因となる。飲酒量を80％ほど制御すると，1～2週間のうちに降圧を認めるとされている。エタノール換算で男性は20～30mL（日本酒1合，ビール中瓶1本，焼酎半合弱，ウイスキー・ブランデーのダブル1杯，ワイン2杯弱に相当）/日以下，女性は10～20mL/日以下に制限するべきである。

▶ **禁煙**　喫煙は一過性の血圧上昇を引き起こす。その持続時間はたばこ1本を吸った場合，15分以上といわれ，ヘビースモーカーは高い血圧値が持続する可能性があるといわれている。喫煙はがんなどの非循環器疾患のみならず，虚血性心疾患や脳卒中などの強力な危険因子である。喫煙者には繰り返し**禁煙指導**を行い，必要に応じて禁煙補助薬の使用なども考慮し，禁煙を推進すべきである。

❷ **降圧薬治療**

薬剤の選択に関しては，カルシウム拮抗薬，アンジオテンシンⅡ受容体拮抗薬（angiotensin Ⅱ receptor blocker：ARB），アンジオテンシン変換酵素（angiotensin-converting enzyme：ACE）阻害薬，利尿薬，β遮断薬，α遮断薬，中枢性交感神経抑制薬が使用可能である。JSH2014では第1選択薬として，カルシウム拮抗薬，ACE阻害薬，ARB，利尿薬のなかから選択することを推奨している。降圧目標（表4-24）は年齢・合併疾患などにより異なる。各種降圧薬の禁忌・慎重投与，積極的適応について表4-25，26に示す。

▶ **カルシウム拮抗薬**　ジヒドロピリジン（DHP）系とベンゾチアゼピン（BTZ）系およびフェニルアルキルアミン（PAA）系薬剤に分類されるが，わが国では主にDHP系カルシウ

表4-24 降圧目標

	診察室血圧	家庭血圧
若年，中年，前期高齢者患者	140/90mmHg 未満	135/85mmHg 未満
後期高齢者患者	150/90mmHg 未満（忍容性があれば 140/90mmHg 未満）	145/85mmHg 未満（目安）（忍容性があれば 135/85mmHg 未満）
糖尿病患者	130/80mmHg 未満	125/75mmHg 未満
CKD 患者（たんぱく尿陽性）	130/80mmHg 未満	125/75mmHg 未満（目安）
脳血管障害患者 冠動脈疾患患者	140/90mmHg 未満	135/85mmHg 未満（目安）

注）目安で示す診察室血圧と家庭血圧の目標値の差は，診察室血圧 140/90mmHg，家庭血圧 135/85mmHg が，高血圧の診断基準であることから，この二者の差をあてはめたものである
出典／日本高血圧学会：高血圧治療ガイドライン 2014.

表4-25 主要降圧薬の禁忌や慎重投与となる病態

	禁忌 *	慎重使用例
カルシウム拮抗薬	徐脈（非ジヒドロピリジン系）	心不全
ARB	妊娠，高カリウム血症	腎動脈狭窄症*
ACE 阻害薬	妊婦，血管神経性浮腫，高カリウム血症，特定の膜を用いるアフェレーシス/血液透析	腎動脈狭窄症*
利尿薬（サイアザイド系）	低カリウム血症	痛風，妊娠，耐糖能異常
β遮断薬	喘息，高度徐脈	耐糖能異常，閉塞性肺疾患，末梢動脈疾患

＊両側性腎動脈狭窄の場合は原則禁忌
出典／日本高血圧学会：高血圧治療ガイドライン 2014.

表4-26 主要降圧薬の積極的適応

	カルシウム拮抗薬	ARB/ACE 阻害薬	サイアザイド系利尿薬	β遮断薬
左室肥大	●	●		
心不全		●*1	●	●*1
頻脈	●*2			●
狭心症	●			●*3
心筋梗塞後		●		●
CKD（たんぱく尿ー）	●	●		
CKD（たんぱく尿＋）		●		
脳血管障害慢性期	●	●	●	
糖尿病/MetS *4		●		
骨粗鬆症			●	
誤嚥性肺炎		●*5		

＊1：少量から開始し，注意深く漸増する　＊2：非ジヒドロピリジン系　＊3：冠攣縮性狭心症には注意　＊4：メタボリックシンドローム　＊5：ACE 阻害薬
出典／日本高血圧学会：高血圧治療ガイドライン 2014.

ム拮抗薬が用いられている。

　DHP系薬剤は急速・強力降圧型で，心抑制作用は臨床用量域ではほとんどみられない。非DHP系薬剤は，降圧作用はより緩徐で弱く，心抑制作用を伴う。DHP系カルシウム拮抗薬は，現降圧薬のなかで降圧の有効性が最も高く，かつ臓器血流が保たれるので臓器障害合併例や高齢者でも良い適応となり，多くの症例で第1選択薬として用いられている。

　副作用として，動悸，頭痛，ほてり感，浮腫，歯肉増生や便秘などがあげられる。

▶ **アンジオテンシンⅡ受容体拮抗薬（ARB）**　わが国ではカルシウム拮抗薬に次いでよく使用されている。腎臓においては，輸出細動脈を拡張して糸球体内圧を低下させ，たんぱく尿を減少させ，長期的には腎機能の悪化を抑制する。また，脳循環調整改善作用や抗動脈硬化作用も報告されており，インスリン感受性改善作用を有し，糖尿病の新規発症を抑制する。そのため，心，腎，脳の臓器合併症や糖尿病などを有する症例で第1選択薬として用いられる。

　用量にかかわらず，副作用は低頻度である。ただし，妊婦や授乳婦への投与は禁忌で，重症肝障害患者には慎重投与，血中クレアチニンが2.0mg/dL以上の場合は投与量を減らすなどの配慮が必要である。

▶ **アンジオテンシン変換酵素（ACE）阻害薬**　ARBと同じく，組織アンジオテンシン抑制によって降圧とは独立して臓器障害の改善や進展予防が期待できる。

　副作用で最も多いのは空咳で，投与1週間から数か月以内に20〜30％に出現するが，中止により速やかに消失する。

▶ **利尿薬**　降圧薬としては，サイアザイド系利尿薬が主に用いられる。利尿薬は低ナトリウム血症，低カリウム血症や耐糖能低下，高尿酸血症などの副作用があり，このことがわが国での高血圧症に対する利尿薬の使用頻度が10％未満である主な要因である。しかし，少量（1/4〜1/2錠）の使用にとどめることにより，降圧効果の大きな減弱を伴わずにこれらの欠点を最小化することができる。特に高齢者，低レニン血症，腎疾患，糖尿病，インスリン抵抗性などの食塩感受性が亢進した病態において降圧効果が期待できる。

　またループ利尿薬は，サイアザイド系に比べて利尿効果は強いが降圧効果は弱く持続時間も短い。

▶ **β遮断薬**　心拍出量の減少，レニン産生の抑制，中枢での交感神経抑制作用などにより降圧する。初期には末梢血管抵抗は上昇するが，長期的には元に戻る。交感神経活性が認められる若年者の高血圧や，労作性狭心症，心筋梗塞後，頻脈合併例，甲状腺機能亢進症などを含む高心拍出型症例，高レニン性高血圧，大動脈解離などに適応がある。

　気管支喘息などの閉塞性肺疾患，徐脈，Ⅱ度以上の房室ブロック，レイノー現象，褐色細胞腫に対しては禁忌ないし慎重投与となる。

▶ **α遮断薬**　交感神経末端の平滑筋 $α_1$ 受容体を選択的に遮断することによって降圧する。

初回投与現象として，起立性低血圧によるめまい，動悸，失神がある。

- **中枢性交感神経抑制薬** 眠気，口渇，倦怠感，レイノー様症状，インポテンスなどの副作用が多いため，通常他剤を用いることができない場合に使用する。早朝の高血圧には眠前投与される。

- **アルドステロン拮抗薬，カリウム保持性利尿薬** アルドステロンは心血管系に障害作用を及ぼすため，アルドステロン拮抗薬は臓器保護作用がある。アルドステロン拮抗薬の一つで，カリウム保持性の利尿作用を示すスピロノラクトンは性機能障害，女性化乳房，月経痛などの副作用がある。選択的アルドステロン拮抗薬であるエプレレノンは副作用が少ないが高カリウム血症にはやはり注意を要する。

 この薬はサイアザイド系利尿薬とよく併用される。レニン‐アンジオテンシン（RA）系阻害薬との併用や腎障害例では高カリウム血症を生じることがある。

- **直接的レニン阻害薬**（図4-60） レニン‐アンジオテンシン‐アルドステロン（RAA）系の起点に位置するレニンを，直接的に阻害する新規の降圧薬で，わが国において2009年に認可された。特徴として，半減期が23～36時間と長く，1日1回投与で安定した効果が得られるとされている。

❸ **患者・家族への服薬指導**

治療の目的は，高血圧症による心血管病の発症，進展，再発を抑制して，高血圧症患者が充実した日常生活を送れるように支援することである。降圧治療は生活習慣の修正（第1段階）と降圧薬治療（第2段階）により行われる。生活習慣の修正は，食塩摂取量の制限，減量，運動療法，アルコール摂取量の制限，果物や野菜の摂取の促進，飽和脂肪酸摂取量や総脂肪摂取量の制限，禁煙などである。

高血圧症の治療は，患者の苦痛や自覚症状が乏しく長期にわたるため，どうすれば患者に生活習慣の修正と，服薬を指示どおり継続してもらえるかを工夫することが重要である。

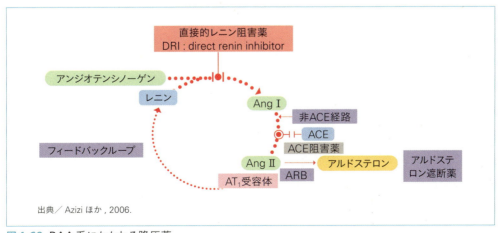

図4-60 RAA系にかかわる降圧薬

治療を良好に継続するためには，十分なコミュニケーションを図りながら，高血圧症という病気，治療法，治療によって期待される効果，予想され得る降圧薬の副作用などを十分に説明し，良好な医療機関 - 患者関係を保つことが大切である。また，患者は降圧薬による血圧の低下を高血圧症の治癒と勘違いして，自己判断で治療を中断してしまう場合があるので，十分な説明が必要である。

2. 低血圧

　低血圧（hypotension）とは，動脈圧が低いものをいう。明確な診断基準はないが，一般に収縮期血圧が 100mmHg 未満が低血圧とされている。ただし，症状のないものは治療の対象にならない。低血圧は主に，明らかな原疾患を認めないが持続的に血圧が低い状態のものを本態性低血圧，原因疾患が明確なものを 2 次性低血圧と分類する。また，本態性低血圧にも 2 次性低血圧にも認められる症状に，起立性低血圧がある。

1 低血圧の分類

❶ 本態性低血圧

　本態性低血圧（essential hypotension）は，原因は明らかではないが，多因子遺伝と生活習慣（食習慣，運動習慣など）が重なって発症すると考えられている。成人の 3 〜 7％に認められ，女性に多い。低血圧による症状は，各種臓器の灌流不全・機能不全と，代償性の過剰反応によって生じる（表 4-27）。脳の灌流低下による症状が最も多い。症状がある場合は，運動，水分摂取，規則正しい生活の励行などの生活指導を行い，効果がなければ交感神経刺激薬などを用いる。患者の自覚症状は，就学や就労に支障をきたすほど切実なので，治療により血圧値のみならず，QOL（クオリティ・オブ・ライフ）改善が重要となる。

❷ 2 次性低血圧

　2 次性低血圧（secondary hypotension）は，種々の疾患により 2 次性に血圧が低下した状態である。その原因には，神経疾患，心血管疾患，内分泌・代謝疾患，薬剤性，その他があげられる（表 4-28）。

表 4-27　低血圧によると考えられる症候

脳の還流低下	立ちくらみ，めまい，失神，痙攣，耳鳴り，頭痛，認知機能低下
心臓の還流低下	胸痛，前胸部圧迫感，息切れ
腎臓の還流低下	乏尿
筋の還流低下	肩こり，頸部痛，腰痛
非特異的症状	脱力感，易疲労感，不眠・眠気，意欲低下，食思不振
代償性の過剰反応	動悸，四肢の冷感，悪心・嘔吐

出典／日本高血圧学会編：高血圧専門医ガイドブック，診断と治療社，2009．

表4-28 2次性低血圧をきたす原因

神経疾患	シャイ-ドレイガー症候群，オリーブ橋小脳萎縮症，パーキンソン病，ギラン-バレー症候群，アミロイドニューロパチー
心血管疾患	アダムス-ストークス症候群，心タンポナーデ，頸動脈洞症候群
内分泌・代謝疾患	糖尿病，アジソン病，副腎皮質機能不全，甲状腺機能低下症，褐色細胞腫
薬剤性	降圧薬，硝酸薬，三環系抗うつ薬，ジギタリス，キニジン，精神安定薬
その他	栄養失調，アルコール依存症，ビタミン欠乏

出典／福井次矢，他編：内科診断学，第2版，医学書院，2008，p.821-822.

❸ 起立性低血圧

概要	定義	●臥位や座位から立位に体位変換した際に生じる低血圧。
	病態生理	●重力により血液が下半身に移動するため心臓への還流血液量が減少し，心拍出量が減少することで生じる。
症状		●立ちくらみ，めまい，ふらつき，失神など。
検査・診断		●仰臥位または座位から起立3分以内に収縮期血圧が20mmHg以上，あるいは拡張期血圧が10mmHg以上減少。
主な治療		●急激な起立の回避，食事療法，弾性ストッキング，昇圧薬など。

　起立性低血圧は，本態性低血圧にも2次性低血圧にも認められる。

　臥位または座位から立位に体位変換すると，重力により血液が下半身に移動し，心臓への還流血液量が減少するために心拍出量が減少し，血圧は低下する。血圧低下により，頸動脈洞，大動脈弓，心肺，そして大静脈にある圧受容体を介し，迷走神経（求心路）から血管運動中枢（延髄孤束核，頭側延髄腹外側野）へのインパルスが送られ，交感神経（遠心路）が賦活化され，心収縮力や心拍数が増加し，末梢動静脈が収縮する。さらにバソプレシン，カテコラミンやレニン-アンジオテンシン（RA）系も増加し，血圧の過度の低下を抑制する。この反射系のどこかに異常をきたすと，心拍出量が減少し，その結果，血圧低下を起こし，**脳血流量**が減少して，立ちくらみ，めまい，ふらつき，ひどいときには失神などの症状を呈する。

❹ 食事性低血圧

　食事性低血圧（postprandial hypotension；PPH）は，食後2時間以内に収縮期血圧が20mmHg以上低下もしくは100mmHg以上ある血圧が90mmHg以下に低下する場合をいう。

　高齢者に多くみられる血圧異常で，施設入居者などを対象とした研究では，25〜38％と指摘されている。高齢者における，失神，転倒骨折，脳梗塞の原因となり，降圧薬内服中の食後の過度な降圧が問題となる。診断は失神や脱力，めまいなどの症状とABPMにより行われる。

表4-29 起立性低血圧の治療

原因・誘因の除去	1）急激な起立の回避 2）誘因となる薬剤の中止・減量：降圧薬，利尿薬，前立腺治療薬（α遮断薬） 3）過食，脱水，飲酒の回避
一般療法	1）過労，睡眠不足，便秘を防ぐ 2）水分補給，塩分摂取量増加 3）弾性ストッキング 4）上半身を高くした睡眠
薬物治療	循環血漿量の増加 1）貧血の治療 2）フルドロコルチゾン
昇圧薬	1）塩酸ミドドリン 2）インドメタシン
その他	1）エルゴタミン 2）オクトレオチド

出典／日本高血圧学会編：高血圧専門医ガイドブック，診断と治療社，2009．

2　検査・診断

　前述のとおり，一般に収縮期血圧が100mmHg未満を低血圧とする。また，仰臥位または座位から起立3分以内に収縮期血圧が20mmHg以上，あるいは拡張期血圧が10mmHg以上減少するものを，起立性低血圧と診断する。

3　治療

　2次性低血圧の治療は，原因疾患の治療を行う。

　起立性低血圧の治療を表4-29に示す。食事療法として食塩摂取量を増やすことが試みられる。下肢への血液貯留や静脈環流障害を防ぐため，弾性ストッキングなどの治療方法もある。

　薬物療法としては，α受容体刺激薬，内因性ノルアドレナリン増強薬，鉱物コルチコイドなどが用いられる。

X 先天性心疾患

A 左-右短絡疾患

1. 動脈管開存症

概要	定義	・出生後何らかの理由で動脈管が閉鎖せず，肺動脈と大動脈間に血流が残存する先天性の心疾患
	病態生理	・動脈管を介して大動脈から肺動脈へ血液が流入する左-右短絡を呈す。血流量が多い場合には心臓の容量負荷が生じる。 ・血流量が多い場合には，アイゼンメンジャー症候群へ進展して右-左短絡となる場合がある。
症状		・収縮期雑音（動脈管が細い場合），連続性心雑音（動脈管が太い場合） ・容量負荷による易疲労感，息切れなど。
検査・診断		・胸部X線写真・心エコー図などでの左室肥大や上行大動脈・大動脈弓の拡大などの所見。 ・造影CTやカテーテルを用いた大動脈造影での動脈管の描出。
主な治療		・動脈管の径が2〜3mm以下ではコイル塞栓術，それ以上の径のPDAではアンプラツァー（Amplatzer）閉鎖栓を用いた治療。 ・心不全がある場合には利尿薬などの内科的治療。

1 概念・定義

　胎盤で酸素化された胎児の血液は下大静脈を経て右心房に流入し，その大半は右心室に流入せずに心房中隔に開口している卵円孔を介して，左心房→左心室→大動脈→全身へと送られる。胎児の肺は機能していないので，右心房から右心室→主肺動脈へ流入した血液も，その大半は大動脈弓部付近で肺動脈と大動脈とを結合している**動脈管**を通って大動脈へ流入する。胎児は出生すると肺が機能を開始し，動脈管はその役割を終えて自然に閉塞する。動脈管開存症（patent ductus arteriosus：PDA）は，動脈管が出産後も何らかの理由で閉鎖せず，肺動脈と大動脈間に血流が残存する先天性の心疾患である（図4-61）。

2 病態生理

　動脈管が開存していると，血圧の高い大動脈から血圧の低い肺動脈へ血液が流入する（**左-右短絡**）。動脈管の径が太いと多量の血液が肺動脈へ流入するので，左心房・左心室への血流量が増えて心臓の容量負荷が生じる。さらにこの状況が持続すると肺の血管が傷害されて肺動脈圧が上昇し，一部の例では肺動脈圧と大動脈圧が逆転して，血液は肺動脈か

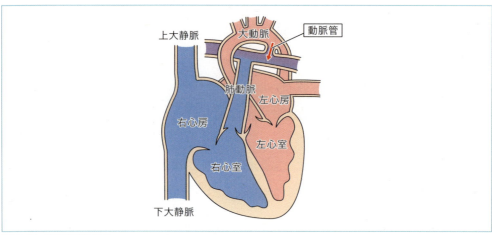

図4-61 動脈管開存症

ら大動脈に流れ（右-左短絡），酸素濃度の低い静脈血が全身に流れるようになる。この状態の患者をアイゼンメンジャー症候群という。

3 症状・身体所見

　PDAの症状は，動脈管を通過する血液の量と方向に依存する。動脈管が細い場合には短絡血液量は少なく収縮期雑音が存在するのみの場合も多い。しかし径の太いPDAでは特徴的な**連続性雑音**が存在し，左室容量負荷による易疲労感や息切れなどの心不全症状が認められるようになる。また左-右短絡量が極めて多い場合には肺高血圧が生じ，聴診ではⅡ音が亢進し右心不全症状もみられるようになる。アイゼンメンジャー症候群となると心雑音はかえって減少するが，右-左短絡のため下半身へ向かう動脈血の酸素飽和度が低下しチアノーゼが生じる。

4 検査

　胸部X線写真・心エコー図では，左室肥大や上行大動脈・大動脈弓の拡大などの所見が存在する。造影CTやカテーテルを用いた大動脈造影で動脈管を描出できれば，診断は確定する。

5 治療

　PDAの治療は，以前は開胸手術により動脈管を結紮・切離，またはクリップで遮断する方法が行われてきた。しかし現在はカテーテルを用いた，より侵襲の少ない治療法が主に行われている。動脈管の径が2〜3mm以下ではコイル塞栓術，それ以上の径のPDAでは**アンプラツァー**（Amplatzer）**閉鎖栓**を用いた治療が行われ，開胸手術と同等以上の治療成績が得られるようになっている（図4-62）。治療前に心不全がある場合には利尿薬などの内科治療を行う。

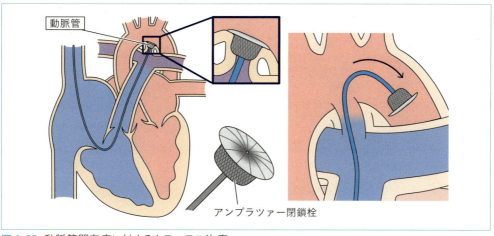

図4-62 動脈管開存症に対するカテーテル治療

2. 心室中隔欠損症

心室中隔欠損症

概要	定義	・心室中隔の一部が欠損し開口部が存在する先天性心疾患
	病態生理	・欠損孔を介して左心室から右心室へ血液が流入する左-右短絡を呈す。 ・新生児の先天性心疾患では最も頻度が高い。自然に閉鎖することもある。 ・重症では肺高血圧を合併し，アイゼンメンジャー症候群を呈すこともある。
症状		・小欠損では心雑音のみで自覚症状はないことが多い。中欠損以上では血流量の多寡に応じて種々の心不全症状を呈するようになる。
検査・診断		・胸部 X 線，心電図，心エコー図検査など。ドプラ心エコー法により短絡血流を描出できれば欠損孔の存在と位置が診断できる。
主な治療		・開胸により欠損孔を閉じる心内修復術。 ・アイゼンメンジャー症候群を合併すると心内修復術の適応はなくなり，心臓移植の適応となる場合がある。

1 概念・定義・病態生理

心室中隔欠損症（ventricular septal defect：VSD）は，左心室と右心室間に存在する心室中隔の一部が欠損し開口部がある先天性心疾患である（図4-63）。本症の頻度は新生児1000人中2人程度とされ，最も頻度が高い先天性心疾患である。しかし成長に伴い欠損孔が自然閉鎖する例があるので患者数は減少し，成人に限定すれば心房中隔欠損症（ASD）に次いで2番目の頻度の先天性心疾患となる。VSDは，欠損孔を介して圧の高い左心室から圧の低い右心室へ血液が流入する圧負荷を基本的な病態とする疾患である。短絡性の先天性心疾患では，一般に欠損孔を通過する血流量が多いほど重症である。そこで，体血流量（Qs）と肺血流量（Qp）の比である肺体血流量比（Qp/Qs）がVSDの重症度の主要な

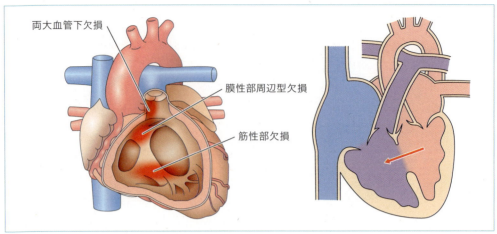

図4-63 心室中隔欠損症（基本病態[左]と欠損の起こりやすい部位[右]）

評価指標となる。欠損孔が小さい場合には Qp/Qs は 1.3～1.5 以下で，心負荷は軽度である。しかし，中等度以上の大きさの欠損孔例では，Qp/Qs は 2.0 以上となる。より重症の VSD では増加した肺血流量のため肺高血圧症を合併するようになり，最終的には右室圧が左室圧より高くなって，血液の流れは左-右短絡から右-左短絡へ逆転する。この場合 Qp/Qs は逆に小さく 1.0 以下となり，このような病態はアイゼンメンジャー症候群といわれている。

2 分類

VSD は欠損孔の場所により膜様部周囲欠損，漏斗部（円錐部）欠損，筋性部欠損に大きく分類する Soto 分類が用いられる場合が多い。日本人では肺動脈弁下部に欠損孔が存在する患者が多い。

3 症状・身体所見

Qp/Qs が 1.3～1.5 以下の小欠損では心雑音が聴取されるだけで，自覚症状はないことが多い。VSD の心雑音は II～IV/VI 度の汎収縮期雑音で，最強点は第 3～4 肋間左縁である場合が多い。Qp/Qs が 2.0 以上の例でも自覚症状は比較的少ないが，大欠損の場合には欠損孔を通過する血流ジェットが胸壁に伝播するようになる。肺高血圧症を合併すると II 音が亢進し，心雑音は逆に小さくなる。VSD では時に大動脈弁閉鎖不全症を合併し，このため拡張期灌水様雑音を聴取する場合もある。

4 検査

胸部 X 線写真では正常から軽度心拡大が存在する。心電図では左心室容量負荷により左室肥大となる。アイゼンメンジャー症候群では右室肥大の所見を合併する。心エコー図でも左心房と左心室が拡大しているのがみられるが，肺高血圧症を合併した場合には右心

系の拡大を認める。ドプラ心エコー法により短絡血流を描出できれば，欠損孔の存在と部位が診断できる。心臓カテーテル検査を用いた左室造影では，心室中隔を介するジェット状の短絡血流が記録できる。

5│治療

VSDの治療では基本的には開胸して欠損孔を閉じる**心内修復術**が行われる。Qp/Qsが1.3〜1.5以下の左−右短絡が少ない例では，自然閉鎖する例もあり経過観察のみの場合も多い。Qp/Qsが2.0以上では経過とともに不整脈や心不全を発症するので，心内修復術の対象となる。また左−右短絡量の多寡にかかわらず，感染性心内膜炎や大動脈弁閉鎖不全症を合併した場合には手術の対象となる。アイゼンメンジャー症候群を合併すると心内修復術の適応はなくなり，心臓移植の対象となる場合がある。

3. 心房中隔欠損症

Digest

心房中隔欠損症		
概要	定義	・左右の心房を隔てる心房中隔に開口部（欠損孔）が存在する先天性疾患。
	病態生理	・欠損孔を介して左心房から右心房へ血液が流入する左-右短絡を呈す。 ・まれに肺高血圧からアイゼンメンジャー症候群を合併する。
症状		・小児期には無症状のことが多い。加齢とともに労作時呼吸困難や不整脈による動悸などの訴えが生じてくる。
検査・診断		・心電図，胸部X線，心エコー図検査，心臓カテーテル検査など。 ・近年は確定診断や治療法決定のために経食道エコーが行われる。
主な治療		・カテーテル（アンプラツァー閉鎖栓など）を用いた欠損孔の閉鎖。 ・静脈洞型などでは開胸手術。

1│概念・定義・病態生理

心房中隔欠損症（atrial septal defect：ASD）は，左右の心房間にある心房中隔に開口部（欠損孔）が存在する先天性疾患である（図4-64）。肺で酸素化されて左心房に返ってきた動脈血は，正常ならば左心室から大動脈・全身へと流れる。しかしASDではその血液の一部が心房中隔の欠損孔を通って再び右心房→右心室→肺動脈へと流れ（**左-右短絡**），もう一度左心房に返ってくるために，右心系に容量負荷が生じる。短絡血液量の多い例では，右心不全や肺高血圧症を発症する。ASDは成人で最も多い先天性心疾患である。

2│原因・分類

ASDは欠損孔の位置により一次孔欠損型（心内膜床欠損型），二次孔欠損型，静脈洞型に分類される。ASDの大半は二次孔欠損型であり，欠損孔は心房中隔のほぼ中心の卵円孔の位置にある。静脈洞型はさらに上大静脈と右心房が付着する部位付近に存在する上位型

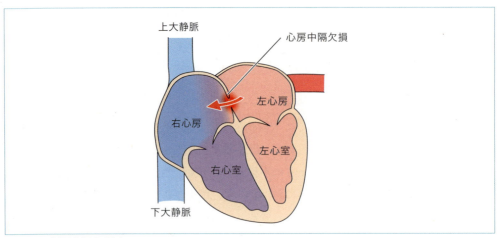

図4-64 心房中隔欠損症

と，下大静脈のすぐ上で右心房に開口する下位型に分けられる。静脈洞型 ASD の頻度は少なく，肺静脈還流異常などほかの先天異常を合併する場合が多い。

3 症状・身体所見

　ASD は小児期には無症状の場合が多く，成人になって初めて健診時などに心雑音や心電図異常などから発見されることが多い。未治療の ASD では，加齢とともに労作時呼吸困難などの心不全症状や不整脈による動悸などを訴えるようになってくる。さらに稀ではあるが高度の肺高血圧症を合併し，血流が左‐右短絡から右‐左短絡へ逆転したアイゼンメンジャー症候群を合併する場合もある。左‐右短絡のみの典型的な ASD では，Ⅱ音の固定性分裂と相対的肺動脈弁狭窄による駆出性収縮期雑音を胸骨左縁第 2 肋間に，相対的三尖弁狭窄による拡張期ランブルを胸骨左縁第 3〜4 肋間に聴取する。

4 検査

　心電図は右脚ブロックとなることが多い。胸部 X 線写真では右心系の拡大と，左‐右短絡血液量の多い例では肺動脈の拡大が目立つことが特徴である。心エコー図で心房中隔に欠損部が確認されれば診断が確定する。右心系が著明に拡大すれば三尖弁閉鎖不全も合併する。心臓カテーテル検査で血液の酸素飽和度を測定することにより短絡血流の量を計算し，重症度の判定が可能となる。確定診断や治療法決定のため経食道心エコー法が行われることが多い。

5 治療

　ASD 治療の基本は欠損孔を閉じることにある。欠損孔が小さく左‐右短絡が小さい場合には経過観察のみの場合もあるが，一定以上の大きさの欠損孔で治療が必要であれば，以前は開胸手術が行われていた。しかし現在は静脈洞型 ASD など特殊な場合を除き，カ

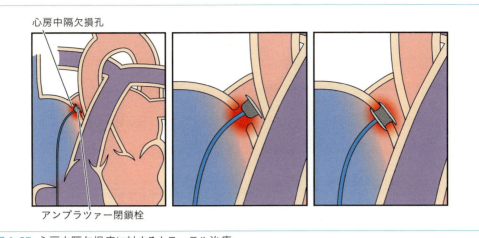

図4-65 心房中隔欠損症に対するカテーテル治療

テーテルを用いて特殊なデバイス（**アンプラツァー閉鎖栓**など）で孔を閉鎖する，より負担の少ない治療法が主となっている（図4-65）。本法の治療成績は開胸手術と比較してほぼ同等とされ，予後も良好である。

B 右-左短絡疾患

1. ファロー四徴症

ファロー四徴症		
概要	定義	①心室中隔欠損，②肺動脈狭窄，③大動脈騎乗，④右室肥大の4つの異常の合併を特徴とする複雑心奇形
	病態生理	・左→右および右→左の両方向性の短絡が生じるが，多くの例では右→左が優位の右-左短絡を呈する。 ・動脈血中の酸素含量が減少し，低酸素血症が生じる。
症状		チアノーゼとそれに伴う諸症状。啼泣時や運動時に発作性にチアノーゼが生じる無酸素発作，労作時に息切れで苦しくなるとうずくまる蹲踞など。
検査・診断		胸部X線，心電図，心エコー図，心臓カテーテル検査，MDCTなど。
主な治療		重症例では新生児期，乳児期の生後3～6か月で体肺動脈シャント手術（ブロック-トーシッヒ短絡術，BTシャント術）や右室流出路拡大手術などの姑息手術が行われる場合がある。また3か月～1歳頃までに心内修復術手術が行われる。

1 概念・定義・病態生理

ファロー四徴症（tetralogy of Fallot：TOF）とは，①**心室中隔欠損**（ventricular septal defect：VSD，右心室と左心室に存在する孔），②**肺動脈狭窄**（pulmonary artery stenosis：PS，正

X 先天性心疾患

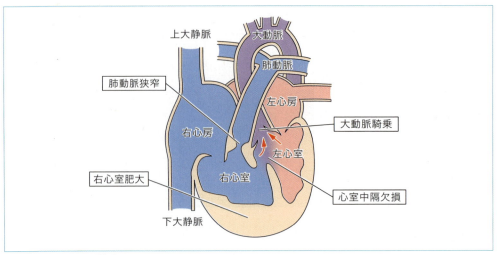

図4-66 ファロー四徴症

確には右室流出路の狭小化)，③**大動脈騎乗**(本来，左心室から出ている大動脈が右心室と左心室の両方にまたがって出ている状態)，④**右室肥大**(右心室壁の肥厚)の4つの異常の合併を特徴とする複雑心奇形である(図4-66)。大きなVSDのため右室圧と左室圧はほぼ等しく，両心室は1つの心室として機能し，左→右および右→左の両方向性の短絡が生じている。さらに肺動脈狭窄のため本来は肺動脈に流れるべき静脈血の多くが右心室→左心室→大動脈へと流れ，動脈血中の酸素含量が減少し，低酸素血症(**チアノーゼ**)が生じる。本症はチアノーゼ性の先天性心疾患としては最も頻度が高い。

2 分類

肺動脈狭窄の程度により，短絡血流には左→右優位から右→左優位まで種々の程度の重症度例が存在する。狭窄の程度が軽症ならば左→右の血流が優位となり，チアノーゼは軽度でピンクファローとよばれる。しかし大半のTOFは**右-左短絡**が優位でチアノーゼが存在し，特に重症例では，高度の右室流出路狭窄のため肺動脈が低形成となり，肺血流は動脈管に依存している病態となる。

3 症状・身体所見

TOFの主症状はチアノーゼとそれに伴う諸症状である。小児では啼泣時や運動時に発作性にチアノーゼが生じる無酸素発作(anoxic spell)や，労作時に息切れで苦しくなるとうずくまる(蹲踞，squatting)などの症状がある。成人では，慢性のチアノーゼによって成長不良となり，口唇や爪がチアノーゼを示しバチ状指もみられる。軽労作でも高度の呼吸困難が生じる。聴診では，胸骨左縁第2〜3肋間に肺動脈狭窄による駆出性収縮期雑音が存在し，Ⅱ音は単一である。

4 検査

　胸部X線写真では心陰影は正常かやや小さく，左第2弓の陥凹と心尖部挙上により特徴的な**木靴形**といわれる形となる。心電図では右軸偏位，右室肥大を認める。心エコー図では大動脈騎乗，大きなVSD，右室流出路の狭小化などの特徴的な所見がある。心臓カテーテル検査では右室収縮期圧は，左心室・大動脈圧収縮期圧と等しい。肺動脈圧は正常または低圧である。右室造影で肺動脈と大動脈が同時に造影されるのが特徴である。最近では多列検出器CT（multidetector computed tomography：MDCT）装置により診断が容易になってきている。

5 治療

　治療は開胸手術が行われる。重症例では新生児期，乳児期の生後3～6か月で無名動脈または鎖骨下動脈と肺動脈とを人工血管を用いてバイパスする体肺動脈シャント手術（ブラロック-トーシッヒ短絡術，BTシャント術）や右室流出路拡大手術などの**姑息手術**が行われる場合がある。またおおむね3か月から1歳頃までに**心内修復術**（右室流出路形成術と心室中隔欠損パッチ閉鎖術）が行われる。

C 複雑心奇形

1. 完全大血管転位症

1 概念・定義

　大血管転位症（transposition of the great arteries：TGA）とは，本来なら左心室から起始する大動脈が右心室から，右心室から起始する肺動脈が左心室から起始し，大動脈と肺動脈が入れ替わった先天性心疾患である（図4-67）。左心房と左心室，右心房と右心室はおのおの正しくつながっている。このため右心系→大動脈→全身→右心系と流れる回路と，左心系→肺動脈→肺→左心系の回路の2つの独立した血液回路が存在し，肺で酸素化された血液が全身に流れない状態となっている。したがって，生命維持のためには心房中隔欠損，心室中隔欠損，動脈管などで左右双方向性の血液短絡が合併することが必要となる。TGAは先天性心疾患全体の約4～8％とされ，約2：1で男性に多い。

2 分類

　TGAは，心室中隔欠損と肺動脈狭窄の有無により3つの病型に分類される。心室中隔欠損のない例をⅠ型，心室中隔欠損を合併する例をⅡ型，心室中隔欠損にさらに肺動脈狭窄を合併する例をⅢ型と分類している。

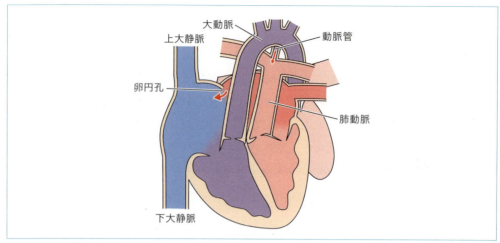

図4-67 大血管転位症

3 症状・身体所見・検査

症状は合併する心奇形によりそれぞれ異なる。Ⅰ型TGAは生直後からチアノーゼが強く，酸素を吸入しても改善しない。Ⅱ型TGAではチアノーゼは軽いが心不全症状が強く，Ⅲ型TGAは，肺動脈狭窄が適度であればチアノーゼも心不全症状も比較的軽度の場合がある。心音ではⅡ音が単一で亢進しているが心雑音は聴取しない場合もあり，胸部X線写真では心基部は狭小で右心系の心拡大がある。心電図では特徴的な所見は少ないが右軸偏位・右室肥大がある。心エコー図で心房と大血管の位置関係より本症の診断はほぼ可能であるが，正確な診断には心臓カテーテル検査が必要である。

4 治療

TGAの自然歴は極めて不良で，治療介入が行われない場合には生後1か月で50％が，6か月で85％が死亡するといわれ，未治療で成人まで達することは非常に少ない。治療は，Ⅰ型TGAとⅡ型TGAでは，入れ替わっている大血管を正常に戻す大血管スイッチ術（ジャテーン手術）が新生児期に行われる。肺動脈狭窄を伴っているⅢ型TGAにはジャテーン手術が適さないので，鎖骨下動脈と肺動脈との間に短絡（シャント）を作成するブラロック-トーシッヒ短絡術などで肺への血流を増やし肺血管が成長した後に，幼児期（3～5歳）になってラステリ手術（右心室と肺動脈間に心室外導管を作成し静脈血を流し，左心室からVSDを通して大動脈に心室内導管を作成し動脈血を流す）が行われる。これらの手術により成人期まで達した例でも，難治性の不整脈，右心機能低下や三尖弁閉鎖不全が生じ，治療が必要となる場合が多い。

国家試験問題

1 急性左心不全の症状はどれか。 （103回 PM33）

1. 肝腫大
2. 呼吸困難
3. 下腿浮腫
4. 頸静脈怒張

2 開心術後1日、心タンポナーデの徴候はどれか。2つ選べ。 （99回 PM82）

1. 脈圧増加
2. 血圧上昇
3. 尿量増加
4. 中心静脈圧上昇
5. 胸部エックス線写真での心拡大像

▶答えは巻末

文献

1) The Task Force for the diagnosis and treatment of acute and chronic heart failure of the European Society of Cardiology (ESC): 2016 ESC Guidelines for the diagnosis and treatment of acute and chronic heart failure, Eur J Heart Fail, 18(8): 891-975, 2016.
2) 日本循環器学会／日本心不全学会合同ガイドライン：急性・慢性心不全診療ガイドライン（2017年改訂版）．http://www.j-circ.or.jp/guideline/pdf/JCS2017_tsutsui_h.pdf（最終アクセス日：2018年11月19日）

参考文献

- 日本循環器学会ホームページ：不整脈薬物治療に関するガイドライン（2009年改訂版），http://www.j-circ.or.jp/guideline/pdf/JCS2009_kodama_h.pdf（最終アクセス日：2018/7/20）
- 日本循環器学会ホームページ：不整脈の非薬物治療に関するガイドライン（2011年改訂版），http://www.j-circ.or.jp/guideline/pdf/JCS2011_okumura_h.pdf（最終アクセス日：2018/7/20）
- 日本循環器学会ホームページ：QT延長症候群（先天性・二次性）とBrugada症候群の診療に関するガイドライン（2012年改訂版），http://www.j-circ.or.jp/guideline/pdf/JCS2013_aonuma_h.pdf（最終アクセス日：2018/7/20）
- 日本循環器学会，他：循環器病の診断と治療に関するガイドライン；ST上昇型急性心筋梗塞の診療に関するガイドライン（2013年改訂版）
- 日本循環器学会，他：循環器病の診断と治療に関するガイドライン；虚血性心疾患の一次予防ガイドライン（2012年改訂版）
- 日本腎臓学会編：CKD診療ガイド2012，東京医学社，2012
- 日本糖尿病学会：糖尿病治療ガイド2018-2019，文光堂，2018，p.33

国家試験問題 解答・解説

1章 1　　解答 4

血液循環回路には体循環と肺循環の2つがある。
体循環は，全身に血液を供給する回路のことで，左心室→大動脈→全身の各組織→大静脈→右心房という経路である。左心室から動脈血を全身に送り，静脈血を右心房に送る。
肺循環は，肺に血液を供給する回路のことで，右心室→肺動脈→肺→肺静脈→左心房という経路である。右心室から静脈血を肺に送り，肺から動脈血を左心房に送る。

×1，2，3　○4

1章 2　　解答 3

×1：副交感神経の興奮により，心拍数が低下するので，血圧の上昇は起きない。
×2：循環血液量の減少により，心拍出量が減少するので，血圧が低下する。
○3：末梢血管抵抗の増大により，血圧は上昇する。
×4：血液の粘稠度が低下すると，血液の血管の通りがよくなるので，末梢血管抵抗が低下する。よって，血圧は低下する。
×5：動脈血酸素分圧の上昇による血圧変動への影響はない。

2章 1　　解答 4

×1：心原性ショックとは，心筋障害（急性心筋梗塞など）や弁膜症，不整脈が原因で生じるショックである。
×2：出血性ショックとは，外傷や消化管出血による大量出血，熱中症などによって，循環血液量が不足して生じるショックである。
×3：神経原性ショックとは，疼痛などによる血管迷走神経反射や，脊髄損傷などによって交感神経が弛緩して，末梢血管が拡張して生じるショックである。
○4：アナフィラキシーショックとは，抗原・抗体反応が起こることが原因で生じるショックである。血管平滑筋拡張や毛細血管透過性亢進，気管支平滑筋攣縮，粘膜浮腫，血圧低下などが短時間に発現する。

2章 2　　解答 4

チアノーゼとは，皮膚や粘膜が青紫色を呈する状態をいう。血液中の還元ヘモグロビン濃度が5g/dL以上になると出現する。

×1，2，3　○4

3章 1　　解答 1，2

これは心房細動の心電図波形である。

○1：心電図波形の最も高い点Rの間隔が不規則になっている。心房細動ではR-R間隔が不整になる。
○2：基線に沿って細かい揺れのような波形がみられる。これを細動波（f波）という。心房細動では，規則的なP波が消失して，細動波が出現する。
×3：QRS波は，はっきりと出現している。心房細動ではP波が消失する。
×4：明らかなSTの上昇はみられない。STは虚血性心疾患（心筋梗塞や狭心症，心膜炎など）の鑑別に有用である。
×5：明らかな陰性T波はみられない。陰性T波は虚血性心疾患や筋肥大症，電解質異常のときに現れることがある。

3章 2　　解答 2

冠動脈の形態の観察や左室造影のために行うカテーテル検査のことを左心カテーテルという。カテーテルは動脈を介して挿入する。

×1，3，4：総頸動脈，尺骨動脈，鎖骨下動脈では，カテーテル挿入の手技・操作が難しいので，穿刺には適さない。
○2：解剖学的に冠動脈にカテーテルを挿入しやすい大腿動脈や上腕動脈，橈骨動脈を使用する。特に橈骨動脈では，大腿動脈へ穿刺するよりも検査後の安静時間が短くなるので，患者の

負担が少なくなる。

4章 1　　　　　　　　　解答 **2**

×**1，3，4**：肝腫大や下腿浮腫，頸静脈怒張は，右心不全の症状である。右心不全は，肺の後方に循環障害が起きているので，肺うっ血や呼吸困難は起こりにくいが，主に静脈系のうっ滞による症状として，食欲低下や悪心などが生じる。
○**2**：呼吸困難は，左心不全の症状である。左心不全は，肺よりも前方の循環異常をきたす。うっ血による症状として，労作性呼吸困難や起座呼吸，喘鳴などが起こる。このほか，腎動脈への血流量の減少による乏尿なども左心不全の症状である。

4章 2　　　　　　　　　解答 **4，5**

血液が心嚢内に充満して，心臓の拡張が妨げられている状態を心タンポナーデという。特に心臓手術後にみられる合併症である。ベックの三徴（血圧低下，心音微弱，頸静脈怒張）のほか，中心静脈圧上昇，頻脈，X線心陰影拡大などがみられる。

×**1，2，3**　○**4，5**

略語一覧

* **略語** ▶ 欧文表記／和文表記

A

ABI ▶ ankle-brachial index／足関節上腕血圧比
ABPM ▶ ambulatory blood pressure monitoring／24時間血圧計
ACE ▶ angiotensin-converting enzyme／アンジオテンシン変換酵素
ACT ▶ activated coagulation time／活性凝固時間
AF ▶ atrial fibrillation／心房細動
AFL ▶ atrial flutter／心房粗動
AHA ▶ American Heart Association／アメリカ心臓協会
ANP ▶ atrial natriuretic peptide／心房性ナトリウム利尿ペプチド
APTT ▶ activated partial thromboplastin time／活性化部分トロンボプラスチン時間
ARB ▶ angiotensin II receptor blocker／アンジオテンシンII受容体拮抗薬
ASD ▶ atrial septal defect／心房中隔欠損症
ASO ▶ arteriosclerosis obliterans／閉塞性動脈硬化症
ATP ▶ adenosine triphosphate／アデノシン三リン酸
AV node ▶ atrio-ventricular node／房室結節
AVNRT ▶ atrioventricular nodal reentrant tachycardia／房室結節リエントリー性頻拍
AVRT ▶ atrioventricular reentrant tachycardia／房室リエントリー性頻拍

B

BMI ▶ body mass index／体格指数
BMS ▶ bare metal stent／金属ステント
BNP ▶ brain natriuretic peptide／脳性ナトリウム利尿ペプチド
BUN ▶ blood urea nitrogen／血中尿素窒素

C

CABG ▶ coronary artery bypass grafting／冠動脈バイパス術
CAG ▶ coronary angiography／冠動脈造影
CCS分類 ▶ Canadian Cardiovascular Society classification／カナダ心臓血管学会分類
CCU ▶ coronary care unit／冠動脈疾患集中治療室
CI ▶ cardiac index／心係数
CKD ▶ chronic kidney disease／慢性腎臓病
CLI ▶ critical limb ischemia／重症下肢虚血
CO ▶ cardiac output／心拍出量
CPX ▶ cardiopulmonary exercise testing／心肺運動負荷試験
CRT ▶ cardiac resynchronization therapy／心臓再同期療法
CS ▶ clinical scenario／クリニカルシナリオ
CTEPH ▶ chronic thromboembolic pulmonary hypertension／慢性血栓塞栓性肺高血圧症
CVP ▶ central venous pressure／中心静脈圧

D

DAPT ▶ dual antiplatelet therapy／抗血小板薬の2剤併用療法
DASH ▶ dietary approaches to stop hypertension／高血圧を防ぐための食事療法
DBP ▶ diastolic blood pressure／拡張期血圧
DES ▶ drug eluting stent／薬剤溶出性ステント
DOAC ▶ direct oral anticoagulant／直接経口抗凝固薬
DRI ▶ direct renin inhibitor／直接的レニン阻害薬
DVT ▶ Deep Vein Thrombosis／深部静脈血栓症

E

ECG ▶ electrocardiogram／心電図
EF ▶ ejection fraction／左室駆出率
EPS ▶ electrophysiologic study／心臓電気生理学的検査

F

FH ▶ familial hypercholesterolemia／家族性高コレステロール血症

H

HFpEF ▶ heart failure with preserved ejection fraction／駆出率の保たれている心不全
HFrEF ▶ heart failure with reduced ejection fraction／駆出率が低下した心不全

I

IABP ▶ intra-aortic balloon pumping／大動脈内バルーンパンピング
ICD ▶ implantable cardioverter defibrillator／植込み型除細動器
ICU ▶ intensive care unit／集中治療室
INR ▶ international normalized ratio／国際標準比
IVUS ▶ intravascular ultrasound／血管内超音波法

L

LQT ▶ long QT syndrome／QT 延長症候群
LVEF ▶ left ventricular ejection fraction／左室駆出率

M

MDCT ▶ multidetector computed tomography／多列検出器CT
MICS ▶ minimally invasive cardiac surgery／低侵襲心臓手術
MNMS ▶ myonephropathic metabolic syndrome／代謝性筋腎症候群
MOF ▶ multiple organ failure／多臓器不全

N

NO ▶ nitricoxide／一酸化窒素
NSTEMI ▶ non ST-elevation acute myocardial infarction／非ST上昇型急性心筋梗塞
NYHA ▶ New York Heart Association／ニューヨーク心臓協会

O

OCT ▶ optical coherence tomography／光干渉断層法
OPCAB ▶ off-pump coronary artery bypass grafting／オフポンプバイパス術

P

PAC ▶ premature atrial contraction／心房期外収縮
PAD ▶ peripheral arterial disease／末梢動脈疾患
PCI ▶ percutaneous coronary intervention／経皮的冠動脈インターベンション
PCPS ▶ percutaneous cardiopulmonary support／経皮的心肺補助装置
PCWP ▶ pulmonary capillary wedge pressure／肺動脈楔入圧
PDA ▶ patent ductus arteriosus／動脈管開存症
PEEP ▶ positive end expiratory pressure／呼気終末陽圧
PET ▶ positron emission tomography／ポジトロン断層法
PPH ▶ postprandial hypotension／食事性低血圧
PRA ▶ plasma renin activity／血漿レニン活性
PS ▶ pulmonary artery stenosis／肺動脈狭窄
PSVT ▶ paroxysmal supraventricular tachycardia／発作性上室頻拍
PTA ▶ percutaneous transluminal angioplasty／経皮的血管形成術
PT-INR ▶ international normalized ratio of prothrombin time／国際標準化プロトロンビン時間
PTMC ▶ percutaneous transluminal (transvenous) mitral commissurotomy／経皮的（経静脈的）僧帽弁交連切開術
PVC ▶ premature ventricular contraction／心室期外収縮
PWV ▶ pulse wave velocity／脈波伝播速度

Q

QOL ▶ quality of life／生活の質

R

RAAS ▶ renin-angiotensin-aldosterone system／レニン-アンジオテンシン-アルドステロン系

S

SBP ▶ systolic blood pressure／収縮期血圧
S-ICD ▶ subcutaneous implantable cardioverter defibrillator／皮下植込み型除細動器
SSS ▶ sick sinus syndrome／洞不全症候群
STEMI ▶ ST-elevation acute myocardial infarction／ST上昇型急性心筋梗塞

T

TAO ▶ thromboangitis obliterans／閉塞性血栓性血管炎
TAVI ▶ transcatheter aortic valve implantation／経カテーテル大動脈弁留置術
TBI ▶ toe brachial index／足趾上腕血圧比
TGA ▶ transposition of the great arteries／大血管転位症
TOF ▶ tetralogy of Fallot／ファロー四徴症
t-PA ▶ tissue plasminogen activator／組織型プラスミノーゲンアクチベータ

V

VAD ▶ ventricular assist device／補助人工心臓
VF ▶ ventricular fibrillation／心室細動
VSD ▶ ventricular septal defect／心室中隔欠損症
VT ▶ ventricular tachycardia／心室頻拍

W

WPW症候群 ▶ Wolff-Parkinson-White syndrome／ウォルフ-パーキンソン-ホワイト症候群

索引

欧文

ABI…35, 78
ABPM…279
ACE阻害薬…95
AF…190
AFL…187
ARB…95
ASD…299
ATP…13
baPWV…78
BMI…222
Bモード…81
CABG…208
CAG…85
CCS分類…205
CKD…223
CPX…159
CT検査…83
DASH食…288
ETA法…156
^{18}F-FDG…85
F波…187
IABP…121
LQT…201
MNMS…157, 264
MRI検査…84
Mモード…81
New York Heart Association 機能分類…168
PAC…180
PCI…109, 207
PCPS…123
PDA…295
PET…85
PPH…293
PQ間隔…15, 73
PSVT…182
PVC…177
PWV…29
P波…15, 71
QRS波…73
QRS幅…15
QT延長症候群…201
QT間隔…74
QT時間…15

RAAS…39
SSS…194
ST部分…74
TAVI…114, 232
TGA…303
TOF…301
T波…15, 74
U波…74
VF…189
VT…185
WPW症候群…192
α_1遮断薬…99
β遮断薬…99, 175, 290

和文

あ

アイゼンメンジャー症候群…296
アクチン…12
足関節上腕血圧比…78
圧-容積ループ…18
アデノシン三リン酸…13
アドリアマイシン心筋症…242
アナフィラキシーショック…50
アルコール性心筋症…242
アンジオテンシンⅡ受容体拮抗薬…95
アンジオテンシン変換酵素阻害薬…95
アンプラツァー閉鎖栓…296

い

イオンチャネル…10
意識障害…47
Ⅰ音…66
1度房室ブロック…196
一価不飽和脂肪酸…106
一期的根治手術…129

う

ウィルヒョウの三徴…268
植込み型除細動器…118, 176
植込み型補助人工心臓…126

ウェンケバッハ型…196
ヴォーン-ウイリアムズ分類…103
右脚…9
右心カテーテル検査…90
右心室…5
右心不全…165
右心房…5
運動療法…159

え

永続性心房細動…190
エントリー…256
塩分制限…108

お

横隔膜…20
オフポンプバイパス術…147

か

カーリー線…81
ガイディングカテーテル…110
外膜…24
過換気症候群…47
拡張型心筋症…241
拡張期…14
拡張期血圧…220
拡張機能…18
拡張不全…166
下行大動脈…20
下肢静脈瘤…274
下大静脈…20
活動電位…10
家庭血圧…279
カテーテルアブレーション…111
カテコラミン…100
仮面高血圧…284
カラードプラー…81
カルシウムイオン…12
カルシウム拮抗薬…93
カルシウムポンプ…13
間欠的空気圧迫装置…270
間欠的空気圧迫法…271
観血的動脈圧モニタリング…92
還元ヘモグロビン…55
感染症…145
感染性心内膜炎…235
完全大血管転位症…303
完全房室ブロック…197
冠動脈…6, 85

冠動脈CT…83
冠動脈インターベンション…207
冠動脈硬化危険因子…218
冠動脈ステント…110
冠動脈造影法…85
冠動脈バイパス術…146, 208
冠攣縮性狭心症…208
関連痛…42

き

期外収縮…143
機械的合併症…214
機械弁…152, 153
木靴形…303
偽性心室頻拍…193
喫煙…218, 221
機能的根治術…129
ギャロップリズム…66
急性右心不全…169
急性冠症候群…209
急性心筋梗塞…210
急性心原性肺水腫…169
急性心不全…167, 174, 214
急性心膜炎…247
急性動脈閉塞…263
急性肺塞栓症…268
急性肺動脈塞栓症…268
急性非代償性心不全…169
胸郭…4
胸郭変形…63
胸管…21
胸骨正中切開…131
狭心症…204
狭心痛…42
強心薬…100
胸痛…42
胸部X線検査…79
胸部症状…42
局所性浮腫…55
虚血性心疾患…204
鋸歯状波…187
起立性血圧変動…278
起立性低血圧…48, 278, 293
禁煙…288
緊急手術…130
筋性動脈…26
近赤外線…89

く

駆出期…14
グラフト…146

け

経カテーテル的大動脈弁留置術
　…114, 150, 151, 152, 232
経静脈的心房中隔穿刺法…111
経静脈的挿入電極…118
頸静脈怒張…56
経食道心エコー…82
経皮的冠動脈インターベンション
　…109, 213
経皮的心肺補助装置…123
経皮的僧帽弁交連切開術…227
血圧…31
血圧異常…278
血圧測定…67
血圧値…281
血液性チアノーゼ…56
血液分布異常性ショック…50
血管性高血圧…286
血管抵抗…27
血管内超音波法…88
血管平滑筋…36
血管壁…24
血行動態モニタリング…90
血栓除去術…156
血栓溶解薬…101
減塩…287
ケント束…192

こ

5P症状…263
高LDLコレステロール血症…219
降圧目標…288, 289
抗アルドステロン薬…98
交換血管…29
恒久型ペーシング…117
抗凝固薬…101
抗凝固療法…153
高血圧…220
高血圧症…282
高血圧性急性心不全…169
抗血小板薬…101
抗血栓療法…127
合剤…103
好酸球性心疾患…245

膠質浸透圧…30
恒常性…2
拘束型心筋症…243
高トリグリセリド血症…219
高拍出性心不全…169
抗不整脈薬…103
呼吸困難…43
呼吸不全…144
姑息手術…129
後負荷…16
固有心筋…10
固有心筋細胞…8
コロトコフ音…69
コンパートメント症候群…264

さ

サイアザイド系利尿薬…98
再灌流障害…157
細動波…191
再分極…12
左脚…9
鎖骨下動脈…20
左室流出路狭窄…239
左心室…5
左心不全…165
左心房…5
Ⅲ音…66
三尖弁…5
三尖弁閉鎖不全症…234
酸素飽和度…93
3度房室ブロック…197

し

シース…86
ジギタリス…101
刺激伝導系…9
脂質…106
脂質異常症…107, 219
視診…63
持続性心房細動…190
失神…47
自転車エルゴメーター試験…76
シャント…19
縦隔…4
縦隔陰影…80
収縮期…14
収縮期血圧…220
収縮性心膜炎…249
収縮不全…166

肢誘導…70
充満期…14
手術療法…128
術後管理…140
術後出血…143
術後せん妄…145
術前管理…136
術前検査…137
術中管理…138
循環器…2
循環血液量減少性ショック…50
循環調節機構…35
準緊急手術…130
昇圧薬…100
上行大動脈…20
硝酸薬…94
上室頻拍…182
小循環…19
上大静脈…20
静脈…19
静脈角…21
静脈血栓症…53
静脈血栓塞栓症…268
静脈弁…31
静脈瘤手術…156
食事性低血圧…293
食事療法…104
触診…64
ショック…50
徐脈性不整脈…143, 144, 194, 214
徐脈頻脈症候群…195
心アミロイドーシス…242, 243
心陰影…80
心因性呼吸困難…44
心エコー図…81
心音…66
心音図…82
心外閉塞・拘束性ショック…50
心外膜…8
心外膜電極…118
心筋炎…245
心筋シンチグラム…84
心筋層…8
心腔…5
心腔壁…8
神経原性ショック…50
心係数…15
神経性調節…35

神経調節性失神症候群…48
心血管系…4
腎血管性高血圧…285
心原性失神…49
心原性ショック…50, 169, 214
人工血管…154, 254
人工血管置換術…153
人工心肺装置…133
人工弁…152
人工弁置換術…149
心雑音…66
診察時血圧測定法…279
心サルコイドーシス…242, 244
心時相…14
心室…5
心室期外収縮…177
心室細動…189
腎実質性高血圧…285
心室中隔…5
心室中隔欠損症…297
心室内伝導障害…198
心室頻拍…185
心周期…14
滲出性浮腫…55
深静脈…20
新生児期手術…129
真性大動脈瘤…251
心尖拍動…4, 64
心尖部…4
心臓…4
心臓核医学検査…84
心臓カテーテル検査…85
心臓カテーテル治療…108, 115
心臓血管麻酔専門医…138
心臓再同期療法…118, 119, 175, 176
心臓腫瘍…237
心臓超音波検査…81
心臓電気生理学的検査…89
心臓リハビリテーション…157
心タンポナーデ…143, 248
心電図…15, 69
心内修復術…299
心内膜…8
心内膜心筋生検…90
心囊…6
心肺圧受容器…38
心肺運動負荷試験…76, 159
心拍出量…15

心ファブリー病…242
深部静脈血栓症…267
心不全…164, 240
心房期外収縮…180
心房細動…190
心房性ナトリウム利尿ペプチド…103
心房粗動…187
心房中隔…5
心房中隔欠損症…299
心房頻拍…183, 184

す
スターリングの仮説…30
スタンフォード分類…256, 257
ステント…111
ステントグラフト…155
ステントグラフト治療…153
スワン・ガンツカテーテル…90

せ
生活習慣…287
静止電位…11
成人先天性心疾患…129
生体弁…152, 153
生理的ペースメーカー…10
節酒…288
絶対的心濁音界…65
前胸部誘導…70
浅静脈…20
全身状態…63
全身性浮腫…55
前負荷…15

そ
造影剤…83, 87
双極肢誘導…70
総頸動脈…20
相対的心濁音界…65
総腸骨動脈…20
象皮病…277
僧帽弁…5
僧帽弁狭窄症…225
僧帽弁疾患…225
僧帽弁閉鎖不全症…227
組織間質液…54

た
体液性調節…36

体外式ペーシング…115
体外循環技術認定士…133
体外循環用遠心ポンプ…125
体外設置型補助人工心臓…126, 127
待機手術…130
代謝性筋腎症候群…264
体循環…19
大循環…19
大動脈炎症症候群…258
大動脈解離…255
大動脈弓…20
大動脈内バルーンパンピング…121
大動脈二尖弁…232
大動脈弁…5
大動脈弁狭窄症…230
大動脈弁閉鎖不全症…232
大動脈瘤…251
多価不飽和脂肪酸…106
打診…65
田原の結節…9
単極肢誘導…70
弾性ストッキング…270
弾性線維…24
弾性動脈…26

ち

チアノーゼ…55, 302
逐次型空気圧式マッサージ器…278
致死的不整脈…189
中心血圧…34
中枢性チアノーゼ…56
中膜…24
超音波発信トランスデューサー…88
聴診…65
聴診器…65
チルト試験…48
陳旧性心筋梗塞…217

つ

通常型心房粗動…187

て

低HDLコレステロール血症…219
低血圧…292
抵抗血管…28
低酸素血症…44

低侵襲手術…132
低心拍出…165
低心拍出量症候群…142
適正体重…288
デュシェンヌ型筋ジストロフィ…242
デルタ波…192
電解質イオン…10
電気的活動…10
電気的除細動…190
電極…70
伝導血管…28

と

動悸…46
洞結節…9
動静脈瘻…266
洞徐脈…195
洞性頻脈…181
洞調律…73
洞停止…195
糖尿病…219
洞不全症候群…194
洞房ブロック…195
動脈…19
動脈圧受容器…38
動脈管…295
動脈管開存症…295
動脈血液ガス分析…92
等容性弛緩期…14
等容性収縮期…14
特殊心筋細胞…8
特発性心筋症…238
ドプラー心エコー図…81
ドベーキーI型…256
ドベーキー分類…257
トレッドミル試験…75

な

内皮細胞…24
内分泌性高血圧…285
内膜…24
ナトリウムポンプ…13

に

II音…66
2次性高血圧…285
二次性心筋症…243
2次性低血圧…292
24時間血圧計…279

2度房室ブロック…196
ニトログリセリン…95
乳児期手術…129
乳び槽…21

ね

粘液腫…237

の

脳梗塞…144
脳出血…144
ノーリア-スティーブンソン分類…169

は

バージャー病…53, 264
敗血症性ショック…50
肺血栓塞栓症…271
肺循環…19
肺塞栓症…271
肺動脈カテーテル…90
肺動脈弁…5
バイパス…146
バイパス枝数…146
ハイブリッド手術室…150
肺野陰影…80
白衣高血圧…284
バソプレシン受容体拮抗薬…98
バルサルバ手技…184
パルスドプラー…82
半月弁…5

ひ

皮下植込み型除細動器…120
光干渉計…89
光干渉断層法…89
ヒス束…9
肥大型心筋症…238
左回旋枝…6
左前下行枝…6
左-右短絡…295
非通常型心房粗動…187
肥満…218, 222
ヒュー-ジョーンズ分類…44
標準12誘導心電図…70
頻脈性不整脈…143, 177, 214

ふ

ファロー四徴症…301

不安定狭心症…214
フォレスター分類…173
フォンテイン分類…261
負荷心電図…75
複雑心奇形…303
腹部大動脈…20
服薬指導…291
浮腫…54
不整脈…143, 177, 240
物質交換…2, 29
物質輸送…2
ブラウンワルド分類…215
フラップ…256
フランク-スターリング機序…16
ブルガダ症候群…203
プルキンエ線維…9
吻合…20

へ

閉塞性血栓血管炎…264
閉塞性動脈硬化症…260
ペーシング法…116
ペースメーカー…115, 117, 118, 119
ベックの三徴…249
ベッドサイド心電図モニター…76
ベル型…65
ベルヌーイの定理…32
弁形成術…149
弁置換術…149
ベントール手術…258
弁膜…5
弁膜症…225
弁輪拡大…232

ほ

房室結節…9
房室結節リエントリー性頻拍…183
房室伝導時間…73
房室ブロック…196
房室弁…5
房室リエントリー性頻拍…183
放射性同位元素…84
飽和脂肪酸…106
補助循環用心内留置型ポンプカテーテル…126

補助循環療法…120
補助人工心臓…125
ホスホジエステラーゼIII阻害薬…100
歩調とり…8
発作性上室頻拍…182, 192
発作性心房細動…190
ホルター心電図…74
本態性高血圧…220, 283
本態性低血圧…292
奔馬調律…66

ま

マイナス電位…10
膜型…65
マスター2階段試験…75
末梢化学受容器…38
末梢性チアノーゼ…56
末梢動脈疾患…53
マルファン症候群…259
マンシェット…68
慢性腎臓病…219, 223
慢性心不全…167, 174

み

ミオシン…12
右冠動脈…6
右-左短絡…301
脈波…29
脈波検査…78
脈波伝播速度…29, 78

め

メタボリックシンドローム…219, 222

も

モビッツII型…196
問診…62
門脈…19

や

薬物療法…93

ゆ

誘導法…70

よ

容量血管…30
IV音…66

り

リードレスペースメーカー…120
リウマチ性大動脈弁狭窄症…230
リウマチ性大動脈弁閉鎖不全症…232
リエントリー…256
利尿薬…97
両心室ペーシング…118
両心不全…166
良性腫瘍…237, 238
リンパ管…21
リンパ管炎…276
リンパ球…21
リンパ系…21
リンパ節炎…276
リンパ組織…21
リンパ浮腫…277

る

ループ利尿薬…98
ルーベンスタイン分類…195

れ

レイノー症候群…265
レイノー症状…265
レイノー病…265
レニン-アンジオテンシン-アルドステロン系…39
レバイン分類…67
連合弁膜症…234
連続波ドプラー…82

ろ

労作性狭心症…205
漏出性浮腫…55
ローン分類…177

わ

腕頭動脈…20

新体系看護学全書

疾病の成り立ちと回復の促進❺　疾病と治療2

循環器

2018年12月14日　第1版第1刷発行　　　　　　　　　定価（本体2,500円＋税）

編　集	石坂　信和Ⓒ	〈検印省略〉
発行者	小倉　啓史	
発行所	株式会社メヂカルフレンド社	

http://www.medical-friend.co.jp
〒102-0073　東京都千代田区九段北3丁目2番4号　麹町郵便局私書箱48号
電話　(03) 3264-6611　振替　00100-0-114708

Printed in Japan　落丁・乱丁本はお取り替えいたします
ブックデザイン｜松田行正＋日向麻梨子
DTP｜日本ハイコム（株）　印刷｜大日本印刷（株）　製本｜(有)井上製本所
ISBN 978-4-8392-3330-3　C3347　　　　　　　　　　　　　　　　　000691-073

本書の無断複写は，著作権法上での例外を除き，禁じられています．
本書の複写に関する許諾権は，(株)メヂカルフレンド社が保有していますので，
複写される場合はそのつど事前に小社（編集部直通 TEL 03-3264-6615）の許諾を得てください．

新体系看護学全書

専門基礎分野

- 人体の構造と機能❶ 解剖生理学
- 人体の構造と機能❷ 栄養生化学
- 疾病の成り立ちと回復の促進❶ 病理学
- 疾病の成り立ちと回復の促進❷ 微生物学・感染制御学
- 疾病の成り立ちと回復の促進❸ 薬理学
- 疾病の成り立ちと回復の促進❹ 疾病と治療1 呼吸器
- 疾病の成り立ちと回復の促進❺ 疾病と治療2 循環器
- 疾病の成り立ちと回復の促進❻ 疾病と治療3 消化器
- 疾病の成り立ちと回復の促進❼ 疾病と治療4 脳・神経
- 疾病の成り立ちと回復の促進❽ 疾病と治療5 血液・造血器
- 疾病の成り立ちと回復の促進❾
  疾病と治療6 内分泌／栄養・代謝
- 疾病の成り立ちと回復の促進❿
  疾病と治療7 感染症／アレルギー・免疫／膠原病
- 疾病の成り立ちと回復の促進⓫
  疾病と治療8 運動器
- 疾病の成り立ちと回復の促進⓬
  疾病と治療9 腎・泌尿器／女性生殖器
- 疾病の成り立ちと回復の促進⓭
  疾病と治療10 皮膚／眼／耳鼻咽喉／歯・口腔
- 健康支援と社会保障制度❶ 現代医療論
- 健康支援と社会保障制度❷ 公衆衛生学
- 健康支援と社会保障制度❸ 社会福祉
- 健康支援と社会保障制度❹ 関係法規

専門分野Ⅰ

- 基礎看護学❶ 看護学概論
- 基礎看護学❷ 基礎看護技術Ⅰ
- 基礎看護学❸ 基礎看護技術Ⅱ
- 基礎看護学❹ 臨床看護総論

専門分野Ⅱ

- 成人看護学❶ 成人看護学概論／成人保健
- 成人看護学❷ 呼吸器
- 成人看護学❸ 循環器
- 成人看護学❹ 血液・造血器
- 成人看護学❺ 消化器
- 成人看護学❻ 脳・神経
- 成人看護学❼ 腎・泌尿器
- 成人看護学❽ 内分泌／栄養・代謝
- 成人看護学❾ 感染症／アレルギー・免疫／膠原病
- 成人看護学❿ 女性生殖器
- 成人看護学⓫ 運動器
- 成人看護学⓬ 皮膚／眼
- 成人看護学⓭ 耳鼻咽喉／歯・口腔
- 経過別成人看護学❶ 急性期看護：クリティカルケア
- 経過別成人看護学❷ 周術期看護
- 経過別成人看護学❸ 慢性期看護
- 経過別成人看護学❹ 終末期看護：エンド・オブ・ライフ・ケア
- 老年看護学❶ 老年看護学概論／老年保健
- 老年看護学❷ 健康障害をもつ高齢者の看護
- 小児看護学❶ 小児看護学概論／小児保健
- 小児看護学❷ 健康障害をもつ小児の看護
- 母性看護学❶
  母性看護学概論／ウィメンズヘルスと看護
- 母性看護学❷
  マタニティサイクルにおける母子の健康と看護
- 精神看護学❶ 精神看護学概論／精神保健
- 精神看護学❷ 精神障害をもつ人の看護

統合分野

- 在宅看護論
- 看護の統合と実践❶ 看護実践マネジメント／医療安全
- 看護の統合と実践❷ 災害看護学
- 看護の統合と実践❸ 国際看護学

別巻

- 臨床外科看護学Ⅰ
- 臨床外科看護学Ⅱ
- 放射線診療と看護
- 臨床検査
- リハビリテーション看護
- 生と死の看護論
- 病態と診療の基礎
- 治療法概説
- 看護管理／看護研究／看護制度
- 看護技術の患者への適用
- ヘルスプロモーション
- 機能障害からみた成人看護学❶
  呼吸機能障害／循環機能障害
- 機能障害からみた成人看護学❷
  消化・吸収機能障害／栄養代謝機能障害
- 機能障害からみた成人看護学❸
  内部環境調節機能障害／身体防御機能障害
- 機能障害からみた成人看護学❹
  脳・神経機能障害／感覚機能障害
- 機能障害からみた成人看護学❺
  運動機能障害／性・生殖機能障害

基礎分野

- 基礎科目 物理学
- 基礎科目 生物学
- 基礎科目 心理学
- 基礎科目 社会学
- 基礎科目 教育学